U0219714

一个阿尔茨海默病人的回忆录

On Pluto: Inside the Mind of Alzheimer's

【美】Greg O'Brien 著

王晓波 译

中国轻工业出版社

图书在版编目（CIP）数据

一个阿尔茨海默病人的回忆录／（美）格雷格·奥布莱
恩（Greg O'Brien）著；王晓波译. —北京：中国轻工业出
版社，2018.10

ISBN 978-7-5184-2051-3

Ⅰ.①一…　Ⅱ.①格…　②王…　Ⅲ.①阿尔茨海默
病－防治　Ⅳ.①R749.1

中国版本图书馆CIP数据核字（2018）第168685号

版权声明

总 策 划：石　铁

策划编辑：高小菁　　　　　　责任终审：杜文勇

责任编辑：高小菁　　　　　　责任监印：刘志颖

出版发行：中国轻工业出版社（北京东长安街6号，邮编：100740）

印　　刷：三河市鑫金马印装有限公司

经　　销：各地新华书店

版　　次：2018年10月第1版第1次印刷

开　　本：710×1000　1/16　印张：23.00

字　　数：241千字

书　　号：ISBN 978-7-5184-2051-3　　　定价：78.00元

读者服务部邮购热线电话：010-65125990，65262933　　传真：010-65181109

发行电话：010-85119832　传真：010-85113293

网　　址：http://www.wqedu.com

电子信箱：1012305542@qq.com

如发现图书残缺请直接与我社读者服务部（邮购）联系调换

180493Y2X101ZYW

《一个阿尔茨海默病人的回忆录》是一份珍贵的礼物：它让我们全方位地看到了一位正在忍受阿尔茨海默症煎熬的患者的真实世界。他的记叙坦诚、风趣，令人心碎又生动鲜活。他心甘情愿让自己陷入到一场精神龙卷风中，这样他就能告诉我们他在里面看到了什么。你一定没有见过这样一本书，而且恐怕今后也不可能再见到。

——威廉·马丁，著有纽约时报畅销书《科德角》《后湾》《林肯的信》

《一个阿尔茨海默病人的回忆录》一书充满着诚实、智慧和爱的光芒，作者格雷格·奥布莱恩作为一名阿尔茨海默症患者，克服了内心的恐惧，勇敢地带领读者经历这种疾病带给人的折磨和痛苦，同时也为我们提供了许多非常翔实的知识和信息。这本书可以引发人们对精神世界重新进行深入的思考。

——安妮·勒克莱尔，著有畅销书《倾听喧嚣过后的声音》《离开伊甸园》《薰衣草时刻》

大多数阿尔茨海默症患者都会想方设法不让人知道自己得了这种病，有时他们甚至对自己也不愿意承认。但是格雷格·奥布莱恩却选择了直面这头怪兽，并且坦诚而勇敢地告诉读者他整个家族在这方面遭遇的不幸，以及他自己绝不会不战而败的坚定决心。

——史蒂夫·詹姆斯，著名纪录片《篮球梦》《生活本身》《死亡之门》制片人阿尔茨海默症选错了对象。如果有一个人敢于凭借其口才、愤怒和坦诚与这一可怕的病魔作斗争的话，那就非桀骜不驯又知识渊博的格雷格·奥布莱恩莫属。这本书对任何一个可以读或听的人来说都是一座希望的灯塔。

——大卫·申克，著有纽约时报畅销书《遗忘》，发起制作了"与阿尔茨海默症共存"系列电影

格雷格·奥布莱恩亲自带我们走进阿尔茨海默症这种疾病，以及那些走在这条险恶之路上备受折磨的人们的经历。他一方面坚强地与命运抗争，另一方面也理智地接受命运的安排。我们从书中目睹他患上这种大脑功能日渐衰退的疾病后如何与病魔对峙，在生和死之间维持微妙的平衡。他的脑子不能再高速运转，可他却变得更加睿智了。

——丹尼尔·奎恩，著有《阿尔茨海默症的初期阶段：家人、朋友和看护人员应采取的首要措施》

在阅读本书之前，我们从来没有这样清楚地知道阿尔茨海默症对患者日常生活的影响。格雷格·奥布莱恩用自己的亲身经历促使每个人重新思考应当怎样关爱这样的病人，这对专业人员和家庭护理人员来说都是一件重要的工具。

——苏珊妮·菲斯，"希望－痴呆和阿尔茨海默症服务机构"的临床主任

译者序

译完《一个阿尔茨海默病人的回忆录》一书已经有一段时间了，但我仍会常常想起它。而且一旦想起，翻译过程中的感受和体会就长时间挥之不去，这是在翻译专业书籍、教材及其他作品时不曾有过的经历。特别是此刻，应出版社之邀写这篇译者序时，翻译期间有过的感动、心痛、困扰和本书所引发的自己对生命的思考全都再次涌现出来，竟让我一时间不知该怎样动笔。

这本书的作者格雷格·奥布莱恩是一位早早被确诊的阿尔茨海默病人，随着时间的推移，他的症状越来越明显。而他写这本书的目的就是要记录下自己的患病经过，包括他的家人——特别是他母亲——晚年也患上这种病时的处境；他的成长和生活经历；他在病情发作时的表现；因他患病给家人正常生活造成的影响；他为克服这一尚未找到医治办法的疾病所做的努力；以及他身边许多和他一样患上这种病的朋友们的遭遇。书的最后一部分则是他的妻子和孩子们写的文章，他们分别从自己的视角叙述了在格雷格患病后和他一起生活所发生的事情和内心的感受。

阿尔茨海默症就是我们俗称的老年痴呆症。从前，由于许多患者和他们的家人都不愿意公开承认病情，因此我们对它知之甚少。这些年，借着公众观念的进步和互联网的传播效力，我们开始逐渐对它略知一二。但对它的成因、患病率、症状及发展等仍说不上十分了解。至于说走近患者，感受他们的生活，特别是亲身体会这类疾病对他们心理、情绪、性格等造成的严重影响和破坏就更谈不上了。但是，格雷格在这本书里告诉了我们所有这一切。这不仅因为他本人和他母亲就是阿尔茨海默病人，他可以把发生在自己身上的事以及他照料母亲晚年生活的经历都如实地写下来，即便它们有时令他深感羞耻和不堪；而且也得益于他具备一名优秀调查记者应当具备的一切素养，虽然身心都受到疾病的折磨，但仍能像勇士一样与命运顽强地抗争。为了让公众增强对阿尔茨海默症的认知，为了能够早日攻克它，他亲自到美国各地甚至国外发表演讲，以得到各界人士的支持，并且为有关的医学研究机构捐款。他在这样做的过程中又结识了许多病友，其中许多人像他一样出色、勇敢，而且同样遭受着病魔的摧残。格雷格把他们的经历也记录了下来，让我们明白阿尔茨海默症早已不是什么罕见的疾病，我们应该对它有更多的认识和了解，并且力所能及地做点什么，因为它随时可能会出现在我们自己的生活中。这就是格雷格不顾及自己的体面、克服疾病的侵扰艰难写成这本书的目的所在。

表面看来，这本书是一位阿尔茨海默病人对其患病经历的真实记录，许多内容都是一些生活中非常琐碎的细节，但在根本上，它处处蕴藏着对生命的拷问。作者在叙述发生在自己身上的各种事件时，时而充满了温情、爱意，时而又满怀着愤怒、沮丧，这些情绪都体现出他对生命的强烈眷恋和不舍。疾病的折磨让他变得越来越无奈、无助，可他始终没有放弃。在深感愧对家人的同时，他仍能想到要通过自身的努力让更多的人了解这种病，让这种病尽早得到医治，这样的使命感和责任感令我深感敬佩，也让我在翻译时常常唏嘘不已。相比格雷格所处的绝境，许多人在生活中偶然遭遇到挫折或打击时，大可不必发出"生无可恋"的怨叹，流行文化中"丧""佛系"等悲观、虚无的论调也被反衬得有些"为赋新词强说愁"。作为身体和头脑都健全的正常人，我们实在应该读读这本书，跟随格雷格的经历重新思考一下我们的人生价值和对待生活的态度。

罗曼·罗兰有句名言：世上只有一种英雄主义，那就是在认清生活的真相后依然热爱生活。在我看来，本书的作者格雷格·奥布莱恩用自己的亲身经历完美地诠释了这句话，可以说，他就是一位英雄。我非常幸运能与英雄的作品相遇，它让我得到了许多翻译以外的收获，对我的个人生活产生了深刻的影响。

翻译本书对译者是一个思考人生的机会，也是一次相当大的挑战。格雷格在写作本书期间持续经受着疾病的折磨，影响到了他的构思、成文。因此书中有不少地方意思都不易理解，有些地方甚至十分晦涩，许多比喻、联想也很难懂。对此，我根据书中提到的线索尽力查找相关资料，试着去理解格雷格的想法，然后用比较清楚的中文把意思表达出来；与此同时，我也尽可能保留原文的说法，即使有些地方这样翻译出来可能会让读者觉得不够明白。这是因为，后一种情形，恰好体现了阿尔茨海默症对人类正常思维和表述能力的破坏，也映衬出格雷格在这样的状况下写出整体上清晰、真实、感人，而且还带着许多风趣幽默之处的作品，需要克服多少困难、具备多么顽强的毅力。希望读者在阅读时如果遇到一些不解之处，能够体谅作者的处境，以及译者有限的水平。此外，由于格雷格出身于天主教家庭，是一位虔诚的信徒，并且患此绝症后更加需要精神支撑与安慰，因此书中有些地方涉及宗教、奇迹、神明等。但这些都是他的特定成长环境塑造而成的主观看法，相信我国读者能够客观看待。

最后，我由衷地希望公众能更多地理解和关爱阿尔茨海默病人和他们的家人，期待科学家早日找到医治这种疾病的办法，也祝福每一位读者都能从格雷格身上获得直面生命本质的勇气和力量。

王晓波

2018 年 3 月

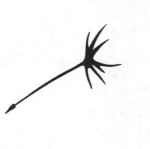

谨将此书献给

　　我的母亲维吉尼亚·布朗·奥布莱恩，她在应对阿尔茨海默症时表现出的勇气鼓舞让我在同样的病魔来袭时也能保持坚强、镇定。

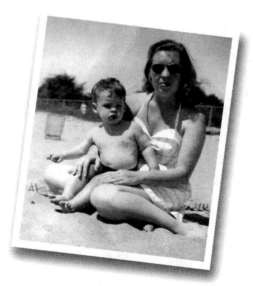

　　纯真年代（1953）：维吉尼亚·布朗·奥布莱恩与儿子格雷格在纽约州韦斯特切斯特郡的拉伊海滩。

序言

丽萨·吉诺瓦

每个故事都是由开始、过程和结尾组成的，我与格雷格·奥布莱恩相遇时应该说已经是故事的过程阶段了。2011 年 3 月底，我收到了他的一封邮件。他在邮件开头自我介绍说自己是一个记者。他说他认识我丈夫，并且看过他拍摄的纪录片，同时也非常喜欢我写的《依然爱丽丝》。

读到这里时我以为这封邮件意在讨好我，或者给我留下一些印象，但没想到他接下来却写道："请不要在意这封邮件上下文衔接的地方，因为我花了差不多两个小时来完成它。要是在从前，我可能用不了 5 分钟就能写完。但花这么长的时间还是值得的。"

与他的母亲和外祖父一样，格雷格被诊断出患上了早发性阿尔茨海默症，他想知道我们能否见面谈谈。这样的邮件我收到过许多，通常我都会尽量满足对方的要求，倾听他们讲述自己的遭遇，再给予他们一些鼓励和建议，也会提供他们一些后续可能有帮助的联系方式。我对他们真诚相待，但同时关系持续的时间也很短，大多数时候通过几次邮件之后就没再来往了。因此当我答应见格雷格时，我完全没有想到从此以后他会每天都出现在我的脑海中。他不仅成了我亲密的朋友，而且在我心目中，他是个英雄。

从我认识格雷格以来，他一直在克服一切困难写作《一个阿尔茨海默病人的回忆录》这本书。他会时常陷入痴呆的状态，但仍坚定地继续，并且充分利用自身的优势——一位出色的记者、一个爱家顾家的好男人、一个慷慨大方又招人喜欢的爱尔兰人，而且他非常幽默，讲故事的本领超强。格雷格曾写过 4 本与科德角有关的书，并在其 30 多年的记者生涯中多次获奖，但我认为《一个阿尔茨海默病人的回忆录》是他最杰出的作品，也是他对社会做出的最大贡献。虽然这本书并不能治愈阿尔茨海默症（至少不能对治愈该病起到直接作用），但它对我们应当怎样与阿尔茨海默病人相处，怎样关爱他们，非常有帮助。

用他自己的话讲："我在写作这本书时，我实际上是想告诉那些有一天可能会患上此病的人和那些陪在他们身边深爱他们的人，只要治疗方法得当，生活安排合理，坚定信念，乐观应对，就可以尽可能长时间地享受有品质、有意义的生活。"

科学认知阿尔茨海默症的病理，对于影像诊断、找到更有效的治疗手段甚至发现最终治愈它的方法都是极其重要的。因此了解这一病症的成因（淀粉样蛋白和 Tau 蛋白增多）、分辨遗传中的风险因素并搞清楚 NMDA 受体调节机制都非常必要，不过这些无疑需要耗费大量的时间和金钱。

而对于研究找出未来治愈此病症的方法，充分了解阿尔茨海默病人的切身体验同样重要。患上阿尔茨海默症究竟是一种怎样的感觉？这方面的信息很有价值，然而它需要的是另外一种投入，即患者的勇气和共情能力。

我们都对阿尔茨海默症怕得要命，它带给人们的恐惧、羞愧、耻辱、疏离和孤立一点也不亚于四五十年前我们听到癌症时的感觉。那时候我们甚至都不敢说出"癌症"（cancer）这个单词，而是小声称它为"大写的 C"。但是现在情况已经发生了改变，我们不仅可以公开谈论癌症，而且还会在手腕处系上丝带，沿街普及有关癌症的知识，并为癌症病人募捐。在社区生活中，我们会主动与患上癌症的邻居聚会，为他们提供做饭、拼车等帮助。我们逐渐认为，人类可以与癌症共处，我们也找到了治疗某些癌症的方法，并且有人已经幸存下来了。

但是，目前还没有阿尔茨海默症的幸存者。我们需要找到一些人，有勇气讲出自己的患病体验，并且不要等到病程的末期，而是在开始和整个过程中提供尽可能多的细节。我们还需要纠正大众对这种病的认知，因为人们通常以为只有老年人才会得这种病，而且认为那些因阿尔茨海默症去世的患者，生前就已经是一个"空壳"了。这样的看法会把数百万已经患上阿尔茨海默症的人排除在外，他们可能只有四十、五十、六十或七十来岁。他们中有的人刚被查出来，有的已经患病一段时间了——他们就是一些像格雷格这样的人。

患上阿尔茨海默症会有怎样的感受？得了这种病究竟是怎样一回事？

这就是格雷格以一种非常勇敢、亲切、美好的方式与我们所分享的。他在书中记录下了对母亲和外祖父的回忆、自己刚被诊断出患病的那些日子、失去指向感的症状（symptoms of disorientation，指无法想起自己是谁、身在何处、此刻是哪年哪月哪日等症状）、忘记他人名字和面孔（甚至包括他的妻子）的经历，这一切他都写得极为坦诚、风趣，又不失尊严。他在与我们分享患上阿尔茨海默症的感受的同时，也希望公众能对这种病有更多的理解。因为唯有理解，才能带来共情，而共情是人与人之间彼此联结的基础。

我与格雷格在两年前见面并讨论了阿尔茨海默症。见面之前我以为我只是听这个陌生人讲述他的遭遇，告诉他我所知道的一切，并在自己能力范围内给予他一些帮助，然后我们就会回到各自的生活里。但是没有想到，坐在我面前的这个男人是那么的真挚、坦诚，他依然努力活在当下，力争把每一天都活到极致，而且还努力从那些最不堪、最恐怖的时刻中找出幽默之处。我不仅被他迷住了，同时也深受鼓舞。这真是完全出乎我的意料！

那天见面后，格雷格的阿尔茨海默症一直在发展，但他仍保持着两年前的坚强、风趣、慷慨、不可思议的智慧和勇敢，并且依然是那么真诚和坦率。他全身心地爱着他的家人和朋友，还有科德角。我为自己能结识这样一位英雄感到无比荣幸。

格雷格曾多次对我说，他把自己的体验写下来，就是为了帮助无数有着同样际遇的患者以及他们的挚爱亲朋，希冀他们的生活品质能有所改善。

我深信他能做到这一点。

目录

引言

与阿尔茨海默症共处

我回溯自己肆意挥霍的青年时代，发现自己越来越确信，从事新闻报道对我来说比其他任何事情都更有趣，简直是国王般的享受。

——亨利·路易斯·门肯

缺乏记录的叙述是毫无分量的。这些年来，作为一名进入阿尔茨海默病人内心世界的记者，我做了大量翔实的笔记，记录下了病魔不断发展的细节。在一次严重的脑部受损后，我得知自己患上了这种病，而且情况非常糟糕。就在那一刻，作为记者的本能驱使我决定将接下来的一切都记录下来，包括我应对疾病的措施、我持守的信念以及我怎样用幽默化解它带来的沮丧和折磨。

当我找不到恰当的措辞时，我会以最宽泛的搜索条件，借助搜索引擎找出尽可能多的词语。状态好一点的日子里，我会一个一个去读，经过漫长的筛选，找出我想要的那个词。状态不好的日子里，我就只能碰运气了。我用长达几千页的日常症状记录写成了这本书。我的记录聚焦在每一天如何与它共处，而不是与它一同慢慢死去。我希望能让人们在看似无望的状态下仍感受到希望的存在。

字典说"希望"是指对未来的信心。无论怎样，与阿尔茨海默症做斗争的时候，任何一点一滴希望对我们来说都非常宝贵。这种疾病夺走了我的外祖父、我的母亲、我的舅舅，而我因循环系统疾病而去世的父亲，在临终前的一段时间里也被诊断出了痴呆。现在，它来找我了。我总觉得，被它找上的人就好像蒲公英——起初盛开似花，随后散落如杂草，最终从头部开始向下枯萎。

全世界阿尔茨海默病人的真实数量难以估计。根据国际阿尔茨海默症协会（Alzheimer's Association International）的计算，全球平均每 3 秒钟就有一人患上痴呆。国家疾病预防与控制中心（The Centers for Disease Control and Prevention）的报告显示，从 1999 年到 2014 年，美国阿尔茨海默症的死亡率增加了 55%，并且在未来几年里还会继续上升。美国国内被诊断出患有阿尔茨海默症的人数已达 550 万，而从未因有关症状去求医的病人数量则不得而知。目前，全世界共有 3000 万阿尔茨海默病人。预计到 2050 年，美国阿尔茨海默病人的人数将会翻番，达到 1380 万，而全世界将有 1 亿 3500 万人患上某种形式的痴呆类疾病。

统计数据显示，这种疾病对美国女性以及拉美裔、非裔、亚裔等的影响大于白人男性。从 1999 年到 2014 年，阿尔茨海默症的死亡率，在白人男性中增长了 43%，在女性中则增长了 62%，在非裔中增长了 99%，在拉美裔中增长了 107%，在亚裔中增长了 151%。

阿尔茨海默症缓慢侵蚀着患者的自我，摧毁我们的心理和生理功能，是美国人的前 6 大死亡原因之一，并且是其中唯一一个找不到任何治愈或缓解方法的杀手。在英格兰和威尔士，阿尔茨海默症等痴呆类疾病即将胜过目前占据第一位的杀手——心脏病，其他一些国家和地区也报告了类似的趋势。

随之而来的是费用问题。阿尔茨海默症及其他痴呆类患者的长期看护或住院开支在 2017 年为 2590 亿美元，预计到 2050 年时，将增加至 1.1 万亿美元。护理人员的数量也同样紧张至极。如果家中有一人患上了阿尔茨海默症，整个家庭都会备受煎熬。国家疾病与预防控制中心的报告称，护理包括阿尔茨海默症在内的痴呆类病人，每年要耗费护理人员数十亿小时——这些时间并不会产生报酬。无私的护理者在这种难以言喻的重压之下，很有可能陷入抑郁，免疫力也会极大地受损。

为了提升人们的认识，我们需要新的视野去深入难以想象的地方，就像NASA发射的"新视野号"（New Horizons）飞船一样。2015年7月，新视野号前所未有地近距离飞越了冥王星，并继续向着柯伊伯带[1]深处前进。它会穿过星群，带着希望在无边的宇宙之海里漂流，也许，最终会落在上帝的掌心。在我看来，阿尔茨海默症与冥王星有许多共同点：这里的孤独密集而沉重，这里的安静锥心刺骨，这里的环境严酷恶劣，这里的剧烈反差让人难以置信。

我是一个善于观察的记者，而《一个阿尔茨海默病人的回忆录》根植于我身患阿尔茨海默症的体验。新版的内容涵盖了病情的发展，其他患者的叙述，以及来自家人和护理人员的有关与阿尔茨海默病人怀着希望共同生活下去的第一手信息。关于死亡的部分，将随后而来。新版分为三个部分，第1部分主要是初版的内容，深入解说了阿尔茨海默症这一疾病及其令人难堪的后果。第2部分和第3部分都是新的内容。其中，第2部分认真挖掘了与这种疾病共处的策略以及其他人的回忆，第3部分则由家人亲自讲述了与疾病斗争的历程，以及他们无条件的关爱带来的安详。

就像著名动画角色兔八哥所说，"别对生活太认真，反正谁也不会活着出局"。在这条路上，我把自己看作讲故事的人。作为一个即将老去的人，我的故事也是我们这一代美国人的故事，我们这一代美国人的故事就在我个人的故事里。新闻行业有句老话：如果你不讲自己的故事，别人就会来替你讲。许多年来，医生、研究者、药物学家一直在讲述阿尔茨海默症的故事，现在，该轮到我们这些病人自己发声了。就像诗人亨利·沃兹沃斯·朗费罗所写的

---

[1] 由许多小型天体组成的中空圆盘状区域，位于海王星轨道之外。有天文学家认为，由于冥王星的体积与柯伊伯带中的小行星差不多，因此它应被归入柯伊伯带小行星。但冥王星的发现早于柯伊伯带，因此人们还是习惯于将冥王星看作太阳系的行星。（译者注）

那样：

> 暗夜里传来了语声，有人在敲门
>
> 让这个单词反复回响，直到永恒！

人终有一死。虽然我们无法掌控死亡发生的时间和地点，但我们可以选择对待它的态度。列奥纳多·达芬奇在 16 世纪时就发出过这样的感慨："当我以为我一直在学习如何面对生活的时候，其实我是在学习怎样迎接死亡。"如果我们对自己足够坦诚的话，是不是也都会同意这样的说法呢？

于是，我们都会寻求榜样的力量来激励自己。在带给我最多鼓舞的人当中，有一位被大家唤作"宝贝儿"（Sweetness）的男人，他教会我在橄榄球比赛中怎样保持不屈不挠。他就是沃尔特·佩顿，芝加哥熊队的传奇人物，被列入了该队的名人堂。他曾 9 次入选全美橄榄球职业联赛，是美国橄榄球大联盟历史上最有名的后卫之一。但是很遗憾，他在 45 岁时就死于癌症。在他辉煌的职业生涯即将结束时，一位体育评论员曾在电视直播中充满敬佩地告诉观众："沃尔特·佩顿已经跑了 9 英里了！"这时与他同时解说的另一位评论员马上说："是的，而且这是在他每跑不到 4.6 码就被撞倒又起来重新跑，累加在一起的距离！"[1]

在抗击阿尔茨海默症的过程中，表现最勇敢的当数格伦·坎贝尔。他在 2011 年时被诊断出患上了这种病，但是他没有被病魔击垮，作为美国最伟大的歌词作者，同时也是著名的乡村音乐和流行音乐歌手，他顽强地凭借着自己的肌肉记忆，教会所有人如何在人生舞台逐渐暗淡时仍然让自己闪耀光芒。

---

[1] 9 英里约合 14484 米，4.6 码约合 4.2 米。（译者注）

在他尚能记住歌词的时候，坎贝尔举办了他的"巡回告别演唱会"，他的三个孩子也参加了乐队的伴奏。不幸的是，2014 年 4 月，在他 78 岁时，终于不得不住进了长期护理机构。

坎贝尔在我年轻时就是我心目中的巨星，从我离开纽约去亚利桑那大学上大学开始，我就被他的音乐深深吸引。当我开着自己那辆黄色欧宝行驶在路上时，他那甜美、质朴、略带沙哑的嗓音和从磁带中传出的回声都令我专注。作为榜样，他至今仍然帮助着我集中注意，安全行驶。

在长时间的旅途中，我会反复播放他在 1971 年发行的精选辑，我几乎可以记住里面的每句歌词。当我行驶过堪萨斯时，我会听他唱的《威奇托前锋》（Wichita Lineman）；当我穿过亚利桑那州东北部的石化森林时，我会播放他的《我到达凤凰城的时候》（By the time I Get to Phoenix），那通常是在凌晨 2 点，月光照在半荒漠的灌木丛和多彩的荒地上闪闪发光；而当我途经图森郊外优美的圣卡塔利娜山脉时，我耳边会响起《温柔待我心》（Gentle On My Mind）的歌声。时至今日，他的声音仍萦绕在我耳边。

获奖导演詹姆斯·基彻和特雷弗·阿尔伯特在其拍摄的著名纪录片《格伦·坎贝尔……我还是我》中富有感染力地呈现出了坎贝尔在音乐方面的成就、他对家庭的热爱以及他与阿尔茨海默症斗争的过程。对于任何一位想了解阿尔茨海默症的人，和那些饱受疾病折磨但仍希望"保持自我"的患者，这部纪录片非常值得一看，它能开启人们深沉的思考。基彻在片中评价坎贝尔是"背着吉他的洛奇[1]"。

此外还有帕特·萨米特。她是田纳西女篮的传奇教练。在宣布自己被诊断出患上了早发性阿尔茨海默症后，她对媒体说："我不需要同情，我会安排好一切……当然，我知道我的生活会受到一些限制，日子可能会时好时坏。"

---

[1] 指著名电影演员史泰龙在《洛奇》一片中扮演的角色，坚韧不屈的拳击手洛奇。该片在 1977 年第 49 届奥斯卡金像奖上荣获 9 项大奖，是美国社会文化中的重要作品。（译者注）

慢性病都是这样，时好时坏。你被击倒，然后站起来，一次又一次。但是你仍然可以找到取胜的方法——就像新英格兰爱国者队主教练比尔·贝利奇克所坚持的那样，无论是在赛场、办公室、家里，还是对待癌症、心脏病、艾滋病、帕金森症、自闭症、抑郁症、糖尿病、痴呆症以及其他任何可怕的疾病，你都可以顽强战斗。躺在球场上和躺在摔跤场上一样，只是失败的表现，不是我们应该采取的做法。就像20世纪70年代初波士顿东南高速公路旁为波士顿棕熊队竖着的一个著名广告牌上所写的那样："靠耶稣拯救我们，但埃斯波西托一定能在反弹中得分！"

我现在也患上了早发性阿尔茨海默症，等待我的是一段慢慢走向死亡的过程。阿尔茨海默症及它的前兆动脉硬化夺走了我外祖父和我母亲的生命，现在又轮到我了。

医生告诉我，我会渐渐失去自己后天建立的"认知储备"，而只能依靠遗传下来的储备智力来应对生活。他们让我把生活的节奏放慢，这样储备的智力保存的时间就可以长久一些。他们还警告我，一旦储备的智力枯竭了，我的生命也就燃尽了，就像我母亲一样。用外行的话讲，我大脑的"右半边"——就是负责创造和保持平衡的区域——大部分依然完好，然而，现在我写作和与人交流要耗费的时间比以往多太多。而我的大脑左半球，即负责行动、判断、平衡、节制、短期记忆、财务分析以及识别朋友和同事的区域，其功能将直线下降。医生建议我坚持写作和与人交流，不过表达的清晰程度会逐渐减退，直至此种能力完全丧失；与此同时，我身体的其他功能也在不断衰退。每天坚持锻炼和写作对我是有益的，因为它们能帮助我一遍又一遍重启记忆和减少混乱。如同一个瞄准了目标的导弹，我尽量让自己保持不受影响的状态。可事实上，"一动不动"同样是一种病，患上这种病的病人由于瘫痪无法说话，只能靠眨眼来与人交流。有时候，我发现自己各种情况都遇到了——为了与人交流，我不得不调动所有的记忆功能和技巧，无论是借助大脑还是用手比划。

母亲曾教育我说，无论多么黑暗的地方，也无法隐藏一支蜡烛的光亮。我认识那个黑暗的地方，我将它比喻成"冥王星"。这是我早年当调查记者时，用来描述信息来源绝对不会泄露的一个词。每当遇到需要高度保密的情况时，我就会说："咱们去冥王星吧，在那里没人会看到你，也不会听到你。"

冥王星的比喻现在仍适用于我，甚至可以说，更适合了，因为我正在适应与世隔绝带来的安静，同时也试图在阿尔茨海默症侵袭的间歇短暂地摆脱它。冥王星是迷失自我的最佳地点。以前它被看作太阳系中的第九大行星，距离地球大约 50 亿千米，可是现在它却被降为"矮行星"。冥王星的轨道也与阿尔茨海默症一样，一片混乱。它的体积很小，这使得它对太阳系中许多较小的天体也十分敏感，无法预知的因素会逐渐扰乱它运行的轨道。这几年来，我常常会把自己的家人、同事和客户带到"冥王星"，在那个没有氧气的地方听他们谈及一些无法言说的秘密。终有一天，我会与我的外祖父和母亲一样，不能再从那个黑暗、冰冷的地方返回。当那一天到来的时候，我希望自己的家人和朋友知道我在那里。

我们爱尔兰人常说："永远不要生气，但可以报复。"因此，现在我要跟阿尔茨海默症算账——不过不是为我自己，而是为我的孩子们，为你们和你们的孩子们，为婴儿潮[1]出生的一整代美国人以及他们所爱的人，为所有需要面对这一病魔的人——它就像地狱里的魔鬼一样四处钻营，危害人类。

《一个阿尔茨海默病人的回忆录》一书并不希望得到人们的怜悯，也不是充斥着痛苦的日记本。它只是一位亲历者的心路历程，旨在告诉那些有同样经历的人和他们的亲人们怎样与这个狡猾的杀手做长期斗争。要与敌人做斗争，首先必须对它进行仔细研究，然后才能找到应对的策略。就像中国古代

---

[1]　指第二次世界大战结束后至 20 世纪 60 年代初期，美国人口出生率显著较高的一段时间。（译者注）

经典军事著作《孙子兵法》中所言的那样："没有战略的战术不过是失败前的虚张声势。[1]"

现在围绕着阿尔茨海默症，也是虚的多，实的少，没有明显的进展，也缺乏足够的资金支持，因此离治愈它还道路漫长。

阿尔茨海默症是用阿洛伊修斯·阿尔茨海默（Aloysius Alzheimer）医生的名字命名的。他在 1906 年首次发现淀粉样蛋白斑块与神经纤维纠缠在一起，夺取了大脑的识别能力，造成了一种最常见的痴呆。现在它已成为一个涵盖性术语，用来指不可逆转的认知衰退疾病。阿尔茨海默症的进展缓慢，它一点一点地吞噬着大脑中的神经元。在患病的早期阶段，患者的习得记忆和短期记忆会逐渐出现损害，语言表达能力也会开始遇到挑战。到了中期，恶化的速度会加快，一些日常功能或能力会渐渐丧失，包括：短期记忆严重丧失，无法识别颜色，暴怒，有时记不清自己原本熟悉的地方和人，大小便失禁，有时还会出现"错觉性失认"，而对此，一些不明就理的人会不负责任地说患者已经出现了幻觉。

医生说，我现在处于中期，但我仍然能做许多事情。等到了晚期，患者的认知和身体功能完全丧失，他只能生活在游离和混沌中。总体来讲，从发病确诊到死亡，可能长达 20 年甚至更久，而这种病很可能在诊断前的 10 到 15 年里已经潜伏在患者身上了。但是对于其中一些患者，由于某些尚未查明的原因，病情的发展会比其他患者快。

这并不是一种只有像你祖父那么大年纪的人才会得的病，越来越多还很年轻或者心态很年轻的人也被诊断出患上了这种病。有人形容说，阿尔茨海

---

[1] 原文为 "Tactics without strategy is the noise before defeat."《孙子兵法》英文译本甚多，翻译质量参差不齐，其所对应的中文原句往往难以查证。（译者注）

默症就像是每天把你的大脑刮掉薄薄的一层。

史蒂芬·金[1]也设计不出比这更令人恐怖的情节。

如果你经常找不到钥匙，你会感到害怕吗？或许这没什么，只是暂时遗忘而已；但也可能它反映出了一些迹象。要知道，忘记把车停在哪儿了与忘记你的车是什么样子的、忘记把眼镜放哪儿了与忘记你有没有眼镜、因为胡思乱想而在熟悉的路上走错了地方与因为你大脑里的储存功能严重丧失而迷路是截然不同的。

《一个阿尔茨海默病人的回忆录》一书中所记录的情况或许有一天会发生在你、你的朋友或亲人身上，不要以为这不可能。书中的一些言辞也许粗糙、充满愤怒，它们是笔者痛苦和恐惧的真实反映。如果我们所有人都能对这种病多一些了解，为患者多提供一些求助的渠道，并且大家共同致力于找到治疗这种疾病的方法，那我们就给予了子孙后代很大的帮助。我希望我们都能静下来多听听与这种病相关的信息，因为一颗石子扔进平静的池塘所溅起的涟漪远远超过掉进浑浊的水域。在接下来的篇章中，我将带你最近距离地观察这一令人感到神秘的病症，让你的心灵体验一次前往冥王星的旅程。

要准确地理解这一疾病，你必须置身其外，才能对其一窥究竟。

海明威曾经写道："这个世界击垮了每个人，而最终，废墟里仍有坚强者。"

请在废墟里保持坚强……

---

[1] 美国当代作家、编剧，尤擅恐怖题材小说，曾获得美国国家图书奖终身成就奖。（译者注）

第 1 部分

在冥王星上：阿尔茨海默病人的内心世界

第 1 章

一个充满回忆的地方

　　大风把科德角吹得几乎变了模样。谷仓山墙端的风向标上一个生锈的铁制鳕鱼指向了西南，警告人们从东北而来的恶劣天气正在快速接近。用新英格兰雪松搭成的 9 英寸（约合 23 厘米）高的屋顶早已饱经风霜，笼罩在薄雾当中。在侧门附近，一只白色的简陋小船充当了花箱，里面种满了各种颜色的植物，而门框上装饰着从海里漂上来的龙虾浮标。谷仓给人一种沙丘小屋的感觉，仿佛是作家在海滩尽头的休憩和静思之地——周围的一切都是天然的，身居其中的人和他的回忆也沉浸在温暖和惬意当中。

　　门是开着的，能够窥见里面，像一间文物收藏所，有报纸和杂志的剪报、堆满书架的书、名人们曾拍下的光鲜的或狼狈的照片以及其他各类纪念品。我与屋子的主人以及他的回忆必然有些联系。我记得，他刚过六十岁，身材保持得很好，这是他坚持每天跑 4 英里（约合 6.4 千米）的结果。他戴着黑框眼镜，灰色的头发留得很长，这使他看上去像是一位大学教授。我觉得他的样子有点厉害，却又很有魅力。我认识他，可这会儿我想不起他是谁了，我实在不记得了。

　　爱因斯坦曾经说过，"记忆是会骗人的，它受当下发生事情的影响"。

　　当下发生的事情对我来说一掠而过，全都进入不到我的记忆里。它们就像是一些毫无关联的图片。当我极力想辨认其中一幅闪烁的画面时，我需要让自己拼命地聚焦在它上面，如同以前不停地调整老式黑白电视机的天线来获取最佳的收看效果那样。人类的大脑是一个脆弱的器官，但生命在子宫里的第一周它就开始了发育。它包含有 1000 亿个神经元——这个数量相当于地球人口的 16 倍——平均每个神经元又与其他神经元形成 10000 多个突触联结，因此整个大脑中储存记忆的联结处超过了 1 万亿。如果把大脑的工作能力比作数字录像机的话，它可以存储超过 300 万小时的电视节目，也就是一个 24 小时全年无休的电视频道 300 多年的节目内容。一个体积只有一棵白菜大小的大脑能够储存这么多信息，而且还能排序、搜索和做出判断，真是不简单啊。事实上，平时它的大部分功能我们都没有用上。

可是为什么现在我竟然连一件事情都记不住呢？我也无法集中注意力。我大脑的状况发生了变化，呈现出的画面都是混沌不清的。我拼命确认着信息。

这间屋子的主人是婴儿潮时期出生的，因此身上具备了那一代人的特质：追求成功，对人生有明确的目标，同时也喜欢交际。他出生在一个爱尔兰裔的天主教家庭，是家里 10 个孩子中的长子。他有 3 个孩子和一位陪伴了他 37 年的贤惠妻子，还有 44 个侄子（外甥）和侄女（外甥女）。他始终认为未来的生活会更美好，即使到了现在也仍这么想。婴儿潮出生的这代美国人普遍有这样倔强的性格，因为他们的祖父母那一代经历过第一次世界大战，父母那一代又经历过大萧条时期和世界末日前的最后一次大战——第二次世界大战。1946 年至 1964 年出生的这代人大约有 7500 万，他们在生活中先是遵循既有的规则，然后又打破了那些规则，最后建立起了新的规则，应该说，他们的成长经历是一帆风顺的。

我环顾四周的墙面，试图将那些碎片联系起来。这里的这位作家成长于 20 世纪 50 年代，那个时候爱因斯坦仍在思考，海明威仍在写作，西纳特拉也仍在歌唱。与婴儿潮时期出生的其他孩子一样，他的童年充满着当时历史的印记：富兰克林·罗斯福日渐衰老的身影、投在广岛和长崎的原子弹、朝鲜战争、艾森豪威尔、约翰·肯尼迪、约翰逊和理查德·尼克松相继当选美国总统、古巴导弹危机、越南战争、伍德斯托克音乐节、性自由开始流行、性纯洁变得过时……那是一个颠覆性的时代，文化方面发生的翻天覆地的变革比任何一个时代都多，诞生了许多作家、艺术家和音乐家，他们的作品至今仍发生着深远的影响。

就像披头士乐队的歌中所唱："他是不是有点像你和我？"环顾房间四周，可以看到墙上到处是剪报，装在画框里，简直就是"有声图画"。它们都有着自己的历史，主要是一些头版故事和杂志封面，来自《纽约时报》《纽约客》《华盛顿邮报》《每日新闻》《洛杉矶时报》，以及老版的《波士顿先驱旅行报》和《波士顿记录》等，还有一张1861年7月12日出版的《雅茅斯登记簿》，上面刊登着亚伯拉罕·林肯对国会发表的内战宣言。这间屋子有点像个新闻博物馆，里面保存的新闻剪报包括：萨姆特堡开战、约翰·肯尼迪遇刺、尼克松辞职、安瓦尔·萨达特被暗杀、教皇约翰·保罗二世遭枪击、航天飞机爆炸、"9·11"恐怖袭击，等等。在墙壁的一角，陈列着一张1969年7月21日出版的《博灵顿自由报道》，报纸已经破损了，上面刊登着人类登上月球的消息。而在这张报纸的最下方，还有一张照片，拍摄的是玛莎葡萄园附近的一次交通事故，照片下方的说明文字告诉读者，在这一不幸事件中，爱尔兰人泰德·肯尼迪死里逃生，而玛丽·乔·科佩奇尼的讣告见报纸的第6版。

墙上还有屋子的主人数年前撰写并发表的新闻报道和刊登在杂志上的评论文章，它们涉及奥尼尔、吉米·卡特、肯尼迪家族、比尔·克林顿、联邦法院制度、政治腐败和有关黑帮的调查。挨着墙的一把藤椅上有一幅凤凰城前高等法院法官桑德拉·戴·奥康纳的肖像，她毕业于斯坦福大学法学院，在亚利桑那州一个养牛的牧场长大。她在七十多岁时还亲自指导当时在《亚利桑那共和》杂志任职的这间屋子的主人怎样进行法庭报道。几年后，她获得唐纳德·里根总统的任命，成为了美国最高法院历史上的首位女性大法官。奥康纳法官在前往华盛顿赴任前还反复告诫她的学生，一定要善于追问。

她对他们说："要不停地问，直到你得到真正的答案！"

他今天仍在这样做。

这个房间里的每样东西都有一个故事，有历史事件的纪念品、家庭照片以及其他值得留念的物品，它们凝结着对过往的回忆。陈列特意按照年代顺序进行了布置，为的是提醒主人它们发生的时间节点。这些陈列中有个有趣的现象，墙上的相框里既可以看到有关新英格兰爱国者、红袜队、凯尔特人队和棕熊队等波士顿体育家族的头条新闻，也可以看到米奇·曼托、约吉·贝拉、迪马·吉欧和卢·格里格等纽约体育名人年轻时的经典黑白照片。一个架子下面有一张贝比·鲁斯拍摄于1917年的照片，照片上的他身穿波士顿红袜队队服，脸色阴沉地望着远方。照片下方是他的一句名言："永远不要让对失败的恐惧迷惑你前进的方向。"

贴在相邻墙壁上的一个故事更有意思，它讲述了一位爱尔兰老人试图实现自己的临终愿望时遭遇失败的经历。

不知名的作者是这样讲述的：

一位上了年纪的先生躺在床上，生命即将走到尽头。就在他感受着死亡带给他的痛苦时，突然闻到了自己最喜欢吃的巧克力曲奇的香味。味道是从楼下飘上来的。他使出全身的力气下了床，靠着墙，慢慢地奋力向前挪。他用双手紧紧抓住栏杆爬到了楼下。他喘着气，倚靠在厨房的门框上向里面张望。如果不是死亡的痛苦仍折磨着他，他几乎要以为自己已经进了天堂，因为他看到餐桌上铺着蜡纸，纸上有数百个刚刚出炉的巧克力曲奇。

莫非他真的进了天堂？还是结婚六十年的妻子为了让他快快乐乐地离开人世，最后一次向他表达满满的爱意？

老人用尽力气朝餐桌挪去，而等他到达桌边时，人已经膝盖着地，瘫坐在地上了。他张开干裂的嘴唇，仿佛舌尖已经品尝到曲奇的美味，自己似乎即将重获新生。

就在他举起苍老、颤抖的手试着去拿曲奇时，他妻子竟用铲子朝他打去——

滚开！这些是为葬礼准备的！

此刻，还没有葬礼，有的只是对前路的觉知。如果幸运的话，或许还有一些热气腾腾的巧克力曲奇。不过随着时间的逝去，抗拒终将屈服于现实。史蒂芬·斯蒂尔斯说得对："珍爱与你在一起的人。"

　　我是这么做的。

　　我必须这么做。

　　因为这屋子的主人，就是我。

第 2 章

薯头先生

春天，谷仓外的蒲公英被吹向海湾，泛起一片金黄。我被它们深深吸引了。蒲公英（dandelion）这个词是从法语"dent de lion"衍生出来的，法语原意是"狮子的牙齿"，因为它那黄色的叶子很锋利。据说这种植物已经有3000万年的历史了。起初它是花朵的模样，后来成为杂草，最后从头顶开始慢慢枯萎。其蓬松的白色种子，也就是那些柔弱的绒球，在遗传上与其亲本株完全相同，它们最终会被吹落，将花粉播撒在尘世。

阿尔茨海默症也是如此。

拉尔夫·沃尔多·爱默生在名作《共和国的财富》中写道："杂草是什么？它只是益处尚未被发现的植物。"或许爱默生也经受过类似阿尔茨海默症的症状折磨，由此开始了对蒲公英的深度思考，并最终认为它具有自由精神，是勇气和希望的象征，同时与医学、传奇和基督教有关。在中世纪时，蒲公英这种略带苦味的草药，被当作耶稣受难的象征。

而阿尔茨海默症的益处也是带给人获得救赎的希望——这种救赎并非在此时此地，而在别处。

我独自坐在办公室里，望着窗外杂草丛生的草地，蒲公英一望无际。在各种长期记忆的混乱中，我获得了瞬间的清晰和幽默。我忽然记起一位常年拒绝检查身体的老人勉强接受了一次体检的故事：

经过一系列检查，医生对他说："我有个坏消息要告诉你，你得了癌症！"

老人回答说："这太可怕了。"

医生又说："还有比这更糟的，你还患上了阿尔茨海默症！"

这位老人停顿了一会儿，整理了一下自己的思绪，然后充满自信地说："谢天谢地，我没有得癌症！"

我笑了。但这与其说是一个笑话，不如说是一个令人费解的谜。

有些人一出生就继承了许多股票和大把的现金，另一些人生下来时却只有一堆二手衣服。而我，则是继承了父母的病史：我的父亲弗朗西斯·萨维尔·奥布莱恩是从爱尔兰来到美国的第二代移民，出生在纽约北端的布朗克斯区，性格倔强。他得了前列腺癌，后来患上了严重的循环系统疾病，临终前又饱受痴呆症的折磨。我的母亲维吉尼亚·布朗·奥布莱恩也是爱尔兰裔的第二代移民，她是我心目中的英雄，她在与阿尔茨海默症顽强抗争多年后死于该病，而她自己的父亲几十年前同样因患此病死去。

我被诊断出同时患上了这两种病——癌症和阿尔茨海默症。

现在我已经放弃了癌症的治疗，因为只要还能够选择，没有人会想去养老院。我曾亲眼目睹阿尔茨海默症怎样夺去我外祖父和我母亲的生命，而且我很早就从纽约和波士顿那些经验丰富的风险投资家们那里学到了"退出战略"。对我来说，阿尔茨海默症远比癌症更令人痛苦，我正在寻找针对它的退出战略。

可是你无法去除自己的大脑。

每天我都会去位于科德角的办公室，在那里找寻与我的过去而不是现在或未来相关的东西。在那里，当我置身于历史、幽默和信念这些我生命中的基石时，我会感受到无比的平静。我还能够透过墙上陈列的各种剪报和照片，获得生活下去的勇气和力量，因为这些作品都出自优秀的编辑和作者，比如：《科德角》的著名编辑马尔科姆·霍布斯，他在我心目中有着父亲一般的形象；《玛莎葡萄园公报》的编辑亨利·比托·哈夫；还有我的邻居约翰·海伊，他被认为是可以比肩亨利·戴维·梭罗的当代最杰出的自然文学作家之一。就如同一位大师能用简单的画笔绘制出一幅优美的画作，海伊也可以用打字机敲出同样令人赞叹的文字。我很幸运曾与他们共处，能像海绵一样从他们身上学习各种写作的技巧。在我看来，他们都拥有作为一位好作家和一个坚强的人所必不可少的特质。霍布斯曾对我说，真正的艺术家最不可缺少的是不屈不挠的精神。对待生活也应如此，你需要奋力前行。

我的书桌旁有一本畅销书，书名是《完美风暴》，它记录了 1991 年万圣节时美国东北部的大风暴。这本书的作者是塞巴斯蒂安·琼格，我第一次见到他时，他还只是个崭露头角的年轻人，不过很快就名声大噪。我那时担任《科德角》的编辑，同时辅导独立记者怎样撰写新闻报道。我告诫他们，要让事实自己说话。琼格的表现非常出色，远远超出了我的期望。而今，我发现自己也处在一场完美风暴之中——被恐惧的巨浪裹挟着，人生不再充实。

在书柜的一角有我的三个孩子布兰登、科琳、康纳以及我妻子玛丽·凯瑟琳的照片，它们都在提醒我过往发生的一切和一掠而过的当下。其中有一张近照非常珍贵，是科琳在波士顿参加为阿尔茨海默病人筹款的马拉松比赛时拍摄的。照片上是一顶白色的运动帽和两个紫色的手环，这些颜色是与阿尔茨海默症抗争的象征。帽子和手环放在一块亚麻桌布上，她戴着它们参加了比赛。

帽子上绣着一行字："为了爸爸。"

我们家有痴呆症的遗传史，尤其是家族中的某些分支。我的外祖父乔治·布朗几十年前死于"动脉硬化"，它是阿尔茨海默症的前兆之一，如今已被看作阿尔茨海默症或血管性痴呆（vascular dementia）的同义词。那时我还是个孩子，外祖父的去世让我感到很恐惧。之后我又经历了我母亲患上这种病以及它缓慢的发展过程。我的父亲在离世前最后几个月里也被诊断出患上了痴呆症，而他唯一的弟弟，也就是我的叔叔，现在也在忍受一种特殊类型的阿尔茨海默症的折磨。这一幕幕，实在令人不寒而栗。

2009 年，我被诊断出患上了早发型阿尔茨海默症。在那之前的几年里，我已经有了一些初期症状。在那以前许多年，我曾因一次自行车事故受到严重的颅脑损伤。医生认为，是脑部损伤使得我的阿尔茨海默症浮出水面。专家表示，对于带有阿尔茨海默症及其他痴呆类疾病遗传倾向的人群来说，颅脑损伤会加速病情的发展。多年后，我又在一次车祸中伤到了头部。更不用提，中学到大学时代里，我在棒球和橄榄球运动中累积起来的无数次不起眼的脑震荡。

学者们认为，遭遇脑部损伤后，一个人患上痴呆、阿尔茨海默症或慢性创伤性脑病（Chronic traumatic encephalopathy）的风险最高，如果还伴随着其他风险因素（比如家族病史、携有阿尔茨海默症的标志性基因、发生过运动伤害），则更甚。例如，最近有一项研究发现，在那些自愿在死后捐献大脑供科学研究使用的全美橄榄球大联盟运动员当中，99% 都存在慢性创伤性脑病，并且有一位生前多次遭遇头部损伤的运动员，出现了神经退化性脑病。美国有线新闻网对此报道说，"此病的病理特征是 tau 蛋白异常累积，阻断了正常的神经通路，从而引发包括丧失记忆、失认、判断力缺陷、攻击性变强、抑郁、焦虑、冲动甚至自杀在内的多种临床症状"。

愚蠢的是我，发生自行车事故时没戴头盔。多次临床检查、核磁共振和脑部扫描都证实了医生给我的诊断。脑部扫描显示"双侧颞叶顶部和枕叶存在大面积受损"，这样的叙述出现在我厚达 80 页的病历中。这意味我该收拾东西回家去了。另一项检查则显示我携带着 ApoE4 基因。带有这种基因的人约占人口总数的 14%，它与患上阿尔茨海默症的遗传风险有关。事实上，遗传的内容五花八门。医生告诉我，我现在是在使用自己的"认知储备"，也就是所有我继承而来的智力，而且未来我也得依靠它们。因此他们建议我放慢节奏，让储备能使用的时间再长一些。我不知道我的储备还剩下多少，我猜想，我得弄清楚我母亲的智力水平，但愿她是个天才，这样我继承的大脑也许相当于一个旧的保时捷发动机。它必须高速运转，否则就会噼啪作响然后熄火。当有一天汽油耗尽时，我希望自己能把汽车停在一个看得见水景的地方。不过就目前来说，我会脚踩底板，驾驶这辆车继续前行。

我正在全神贯注地想办法与阿尔茨海默症一起活过今天，而不是与它一同死去。

但许多时候这样的想法很难实现。我大脑的右半球——负责创造的完美区域——大部分依然健康，只是现在写作和与人交流要用去的时间比以往多了许多。但大脑左半球——负责判断决策、执行功能和财务分析的区域——的功能水平在某些糟糕的日子里则自由落体。医生说，我仍可以继续写作和与人交流，不过我的表达能力会逐渐减弱，直至完全丧失；与此同时，我身体的其他功能也会不断衰退。我感觉自己得的是白痴学者综合征。

医生建议我："要做好思想准备。"

但是，正如美国最伟大的棒球运动员班比诺曾说过的那样，"一个人只要自己不放弃，别人就无法把他打垮。"

因此我一直对自己说："这些恶魔，难道不知道它们的对手是谁吗？"

许多年前，我认为自己很像伪装成记者的超人克拉克·肯特，但现在我觉得我更像他受困的同事吉米·奥尔森。在我陷入混沌状态时，则和麻古先生差不多，它是创作于1949年的一个卡通人物。麻古先生的视力有问题，看不见前面的东西，可他也特别固执，坚决不肯承认自己的毛病。又或者，我是那个名叫"薯头先生"的玩具，它是天才投资家乔治·勒纳在20世纪50年代初发明的。这是美国第一款在电视上做广告的玩具，当时的售价只有98美分。它需要你自己用图钉把塑料的手、脚、耳朵、两张嘴、两双眼睛、四个鼻子、三顶帽子、一副眼镜、一只烟袋和八片代表头发的毛毡类东西组装在一起。50年前，考虑到人们对腐烂蔬菜的抱怨，哈斯布罗公司又提供了一个用塑料做成的土豆身体。

我觉得自己现在就是那个"薯头先生"，大脑正在腐烂，身体各个部位都像是被黏在一起的，只能凭靠情绪和日渐衰弱的脑力指挥自己的日常行为。

在被诊断出患上阿尔茨海默症以前，我认为自己的大脑就像一个大仓库、一片堆积场或者一只硕大的集装箱，贮存着各种的政治事件、时事评论、体育消息、琐碎的小事和五花八门的观点。它们对别人来说或许无关紧要，但我很在意。患上阿尔茨海默症后，我的大脑开始萎缩，而且萎缩得非常快，主要是脑组织的萎缩。我曾以为，人只有在冰冷的海水中长时间浸泡后才会出现脑萎缩。

了不起的女演员贝蒂·戴维斯说过："胆小鬼才害怕变老呢。"她一针见血。无论男女，我们都得勇敢点。

我现在每天服药，以便我内在的发动机能保持运转的节奏，并减缓疾病的发展速度。我服的药有：每天 23 毫克的安理申，这是阿尔茨海默症的常规药，但用量已经达到极限；20 毫克的盐酸美金刚，这两种药一起服是为了不停地重启大脑；50 毫克的曲唑酮，这是安眠药；还有 20 毫克的喜普妙（西酞普兰），它有助于我控制自己愤怒的情绪。因为有时候我会因为忘记怎样拨打电话而一气之下穿过房间将电话摔进水池里，或者因为想不起来怎么用草地喷灌器而把它砸到后院橡树上。我还曾推开家中柴炉炽热的玻璃门，想徒手把火拨旺一点，因为我以为这是个不错的办法，结果却导致手部三度烧伤。有时候我还会一个人像个孩子似的大哭，因为我害怕没人在意我了，我没用了，只能孤独终老。

要明白，我并不是白痴，数以百万计的阿尔茨海默病人也不是，我们只是生病了。

但是，在那些最糟糕的日子里，也就是那些抓不住注意焦点的时候，我感觉自己有点像《三个臭皮匠》里那个卷毛霍华德的替身，思绪不停地兜兜转转。阿尔茨海默症就是这样一种病，在兜转或迂回中渐渐走向死亡。它有点类似那个电子游戏"吃豆人"。在这个游戏中，长着一张圆圆脸的小黄人需要在充满挑战的迷宫里穿行，同时还要尽可能多地吃掉出现的豆子以保证自己有能量进入下一个级别。这个游戏没有设计结局。可是，阿尔茨海默病人没有足够的"力量豆"来与那些鬼怪、妖精和怪物抗争。因此，像我们这样的吃豆人只能缓慢地消耗掉一个又一个自己的脑细胞……

游戏结束。

在一次早发型阿尔茨海默病人互助小组活动中，一位顾问称赞我的演讲："你带了个好头。"这个互助小组里有律师、工程师、建筑师，他们都算是成功人士，可也都患上了这种病。顾问鼓励大家："好好记下来。"

我一直在记。

经历过家人因患此病离世，也曾亲眼目睹养老院里病人遭受的痛苦，同时还切身感受到了因痴呆造成与亲人的疏离，因此我不想再保持沉默，而愿将真相公布出来。以前我有过顾虑，担心家人、朋友、同事和客户会怎么看待或怎么评价。但现在我不再顾忌这些了。我想有人可能会觉得我已经走出自我了。伟大的作家戈尔·维达尔曾说："所谓风格就是明白自己是怎样的人、想说怎样的话，而且对此不在意。"

如果那就是我说出真相要付的代价，我毫不在意。

从事写作的人都知道，令人信赖的报道需要依据大量的事实和知识。我对大脑进行了长时间认真的研究，了解到它是人体中最消耗能量的器官。它虽然只占人体重的 2%，但其计算能力却是地球人口总数的 160 亿倍。因此有人认为，如果脑力不足的话，我们就会像在太空行走时被切断救生索的宇航员，向宇宙尽头漂流，比方说，向着冥王星。

婴儿潮出生的这一代人中许多人最终会走进漂流的结局，因为阿尔茨海默症和与其类似的痴呆症发展的速度惊人，据说罹患此类疾病的人数已经是癌症或心脏病患者的 7 倍，而用于癌症和心脏病的研究经费却是阿尔茨海默症的 10 倍还要多。目前，全世界被诊断出患有阿尔茨海默症或痴呆类疾病的患者大约是 3500 万，其中美国有约 500 万人饱受阿尔茨海默症的折磨。据专业机构（www.alz.org）预测，到 2050 年，美国的患病人数将达到 1380 万。

没错，我知道这是我第二次提到这些数据，但亲爱的读者，它们值得重视。

研究人员试图找出对抗这种疾病的新方法，而医生则认为应在阿尔茨海默症对大脑造成损害前对其进行预防。研究表明，一旦某个人开始失去突触（一个神经元将电信号或化学信号传递给另一个神经元的连接部位），或者一旦神经元开始逐个死去，大脑就无法复原了。阿尔茨海默症的潜伏期很长，可能在其症状显现前十多年大脑就开始发生变化了。因此如果能实现早期诊断，并在失去突触或神经元前就采取措施的话，那即使不能完全遏制，至少也可以放慢其发展速度。

要与阿尔茨海默症共处并减缓其发展过程，需要我们制订日常训练方案，加速突触的运转。想想我们在高中生物课上学过的神经元的模样吧，想想那些长得像树枝一样的突起，它们负责接收来自其他神经元的信号。专家认为，坚持锻炼你的大脑，有助于神经元长出新的树突，这就等于为突触提供了可替代的路径，从而帮助阿尔茨海默病人在其他神经元死去的情况下，延长脑功能运转的时间。简而言之，我认为患者至少可以在一段时间内帮助大脑建立新的神经通路，以接收和传输信息，从而减轻这种病带来的一些可怕症状。不过，最终神经元还是会彻底死去的。

我现在就处于这样的境地，在神经元全部死去之前，每天奋力争夺渐渐失去的突触。很少有普通人愿意主动了解阿尔茨海默症，把它当回事——直到有一天发现家人或朋友因此病住进养老院，躺在自己的便溺上，或是对着墙壁谈话。既然我们已经预料到阿尔茨海默症会在婴儿潮一代及其后代中激增的话，那么公众对这种病在科学、医学和精神层面的认识都需要做出重大改变。换言之，阿尔茨海默症不是一种典型的晚期绝症，它是一段从发病到死亡的漫长之旅。

当然，患上这种病也是有好处的：你可以马上逃出纽约的陪审团啦！[1]

　　大脑功能的丧失会导致人失去自我吗？当智力开始衰退时，我们能在精神层面得到更好的成长吗？当大脑出现断片时，灵魂会变得更加难以捉摸。人在功能失调时，会迸发出一些奇思妙想。生命的本质蕴含在科学与宗教之间的角力当中，我们都曾为此而纠结。20世纪印度著名诗人、哲学家和思想家泰戈尔曾这样写道："死亡不是扑灭光亮，而是在黎明到来之前熄灯。"泰戈尔是第一位获诺贝尔文学奖的非欧洲裔人士，他和爱因斯坦是20世纪最具智慧的人，他们都对智慧、生命、死亡和超越有过深度思考：大脑失去功能后，一个人在本质上是否仍然存在？研究阿尔茨海默症、其他类型的痴呆症、自闭症以及各种脑部疾病的专家们每天都在探索这个问题，而阿尔茨海默病人也在寻求这个问题的答案。1930年7月14日，这两位伟大的人物在柏林郊外爱因斯坦的寓所中会面时，泰戈尔对这个问题给出的答案是否定的。这次交谈被认为是人类历史上一次最令人兴奋、也最富智慧的谈话，他们对思想与精神的区别进行了深入的探讨。这次会面被记载下来了。

　　泰戈尔对爱因斯坦说："如果有一些所谓的真理与人的心灵没有任何感性或理性的关系，那只要我们还作为人类存在着，它们就毫无意义。"

　　爱因斯坦听后直言道："这样说来的话，我比你更像一个宗教徒。"

　　6年后，曼哈顿一个名叫菲利斯的六年级小学生也在寻求对这个问题的回答。因为她在学校里被问到大脑与灵魂的界限问题。受这一问题的驱使，菲利斯给爱因斯坦写了一封信，而爱因斯坦回答她："每一个认真从事科学研究的人都会渐渐确信，宇宙当中的规律体现着某种精神，它远比人的心灵宏大得多。"

---

[1] 根据美国法律制度，司法部门会抽调公民组成陪审团，配合案件的法庭审理工作，公民没有正当理由不得逃避此义务。由于法庭审理程序繁杂冗长，许多民众都不希望被抽调成为陪审员成员。（译者注）

第 3 章

绝对不行！

　　如果患上阿尔茨海默症后你打算直面它，那你就要做好跑马拉松的准备。它会令人精疲力竭，疲惫不堪，哪怕是停在当下，并尽量保持如大象一般的记忆力，也不是一件容易的事情。

　　大象是我最喜爱的动物，它们具有长期记忆的能力。时至今日，这种能力令我羡慕不已。在我办公室的书柜上有一个拿着钓鱼竿的小陶瓷象，它是我数年前从圣达菲的一个画廊里买来的。我把它摆在这里，旨在每天提醒自己保持记忆力和注意力的必要性，因此这件艺术品对我来说意义重大——它就是这间屋子里的大象。

　　对许多人来说，"痴呆"是个让人不悦的词。它令人联想起某种声音，比如夜晚的吼叫，或者圣经中恶魔缠身的疯子的意象，总之，没有人愿意和它沾边。

　　"痴呆"（dementia）这个词源自拉丁语中表示"疯狂"的词根。它是一种不可逆的认知功能障碍，无论你跑得有多快，都无法摆脱这个无处不在的梦中妖怪。阿尔茨海默症是一场与时间抗争的马拉松，因此我一直在不停地跑，试图超过它，不过最终它还是赶上了我。

　　作为比赛的象征，我每天都会跑 3 到 4 英里（约合 4.8 千米到 6.4 千米），有时是在跑步机上以每英里（约合 1.6 千米）五六分钟的速度完成的，这对一个七十多岁的人来说已经是很不错的了。我内心的愤怒驱使我去战胜病魔，可是跑步并不能阻止我记忆丧失、判断失误、失去自我，也不能帮助我恢复解决问题的能力，缓解我对时间、地点和用词的困惑、离群索居、情绪无常以及发无名火和暴怒的情形。

语言是我人生的核心，可现在有时我会对它们束手无策。我常常会把词语的顺序颠倒，医学方面的专业人士将此称为"注意性读写困难"（attentional dyslexia）。去公共场所的洗手间成了一个问题。我本来是想找"男厕"（men），可有时却会因为注意不到其他字母而误入了"女厕"（wo-men）。这时我脸上的震惊能够证明我的大脑并非有意如此。

我的脑子曾是我引以为傲的财富，可现在我觉得它就像一部老旧的苹果牌手机（iPhone）：仍是一个很精致的装置，但是常常死机或者没有提示就关机了；接不了电话或者放在口袋里就自动拨号了，通话无法顺畅进行；电池电量不足，需要一直充电。对于自己身上发生的这一切变化，我的内心充满愤怒，有时我会像抽动秽语综合征（Tourette's Syndrome）患者那样身不由已地发出叱骂和诅咒。虽然我想竭力控制住自己，不要这样对待家人和朋友，可往往做不到。

布鲁克林道奇队的拉尔夫·布兰卡是一位具有传奇色彩的毅力非凡的棒球投手。在我心目中，他不仅是我的导师，而且就像父亲一样，因为他从我年轻时就开始指教我。他曾告诉我说："命运给你的都是你能承受的。"

我一直没有忘记这句话，但我有时也会怀疑。因为我与其他阿尔茨海默病人一样，必须时刻不休地与它斗争，一周 7 天，一天 24 小时。有时候别人能够感觉到我们为此付出的努力，但更多的时候我们只能自己体会尴尬。我们大脑前部负责指挥执行功能的额叶，总是不想工作；而大脑后部掌控创造性智力的枕叶却又在叫喊：绝对不行！这样的争战令人浑身麻痹，就如同你以慢镜头看到自己正在向另一辆车撞去，却怎么也记不起应该在哪里踩刹车。

现在我还有一点点短期记忆，但更多的是一片空白，此刻我脑中的信息约有 60% 几秒钟后就会烟消云散。如果每秒钟失去一项记忆，那一天中清醒的 20 个小时里失去 72000 个记忆难道还不够令人沮丧吗？对我来说最痛苦的莫过于这么多年来经历的许多珍贵记忆丢失了，这真的让人感到无比挫败和羞愧。

我只能依靠以前做过的大量笔记和手机里的无数封邮件来时刻提醒自己。有时，我发现收件箱里有40封新邮件，我会大吃一惊，随后我发现其中35封都是我发给自己的。这些提醒能起到一定的帮助作用，但我常常还是会对时空产生错觉。有时候我认不出生活中的许多人，包括密友和工作中结识的熟人，有两次我甚至没有认出我的妻子。还有些时候我会张冠李戴认错人。碰到这种情况时，我尽量不让自己恐慌，而是不停地思考，直到找到答案，或者至少避免再次遭遇类似的尴尬。我一直在努力减少判断错误和遗忘的现象。我发现自己越来越像个孩子，对那些很天真或琐碎的谈话充满好奇。命运真是会开玩笑，要知道，我上大学时学的是历史专业，而且我还是个优等生，各种史实烂熟于心。现在记起这些东西都成了痴心妄想，薯头先生！

而在我的私人范畴里，当前最令我困扰的症状是视觉方面的认知错误，还有一些好玩但也麻烦的幻觉——我会看到、听到、闻到、尝到和感觉到一些并不存在的东西，这和我母亲以前的状况一样。比如，有一次在波士顿开完工作会后，我去市政厅附近的停车场三层取车。突然间我发现有一面很厚的金属墙拦住了我的去路。当时已经挺晚了，我真担心自己会整夜被困在那里。但当我往前走了几步，那面墙就消失了——根本没有什么墙，不过是我的幻觉而已。

还有，我总感觉有蜘蛛、昆虫一类的家伙在我周围爬行。它们每天好几次出现在天花板上，嘴里还会喷血；有时则成群结队地出现，爬着爬着突然转一个90度的弯，沿着墙向下，潮水般地向我袭来。这个时候我会用手把它们掸开，觉得很好玩。可是事后我发现这不是真的，为自己的认知能力衰退而恐惧。前不久的一天早上，我在卧室里看到一只鸟，它绕着我不停地飞，而且离我越来越近。突然它撞向我的胸口，好像要自杀一样。我吓得大叫起来。可事实上，没有鸟，更没有什么自杀，一切都是我的幻觉。谢天谢地！

除此以外，我的脚、手和下臂的某些部分已经快两年没有感觉了，这可能与血管性痴呆有关。医生为此做了各种化验和检查。不过，这样也好，至少夏天在船上的时候，我感觉不到那些绿头蝇了，还有那些讨厌的、吸人血的蚊子。

大多数疾病袭击的是人的身躯，可阿尔茨海默症却是先袭击人的大脑，然后才是身体。我64岁的时候，身材保持还得不错，可医生说那只是表面现象，我内在的机能已经相当于80岁了。我被查出已经有严重的椎管狭窄和脊柱侧凸，医院表示我的器官会继续衰竭……让更多的蚊蝇放马过来吧！

现在每天晚上我都会穿着衣服睡觉，感到这样更安全；我还常常穿着运动鞋，并且把鞋带紧紧绑在脚踝处，为的是让身体下方感到压力。嘿，脚丫子，帮帮我吧。专家们说，随着脑萎缩，它会本能地决定让哪些功能继续运作，而让其他功能停摆，以便贮存能量——这很像斯坦利·库布里克执导的电影《2001：太空漫游》中那台启发式编程计算机，HAL 9000。

我那像HAL电脑的大脑似乎在对我说："很抱歉，格雷格，我恐怕做不到。"用电影里HAL的话说：

我很害怕。我很害怕……我的意识正在消失。我能感觉到。我能感觉到。我的意识正在消失。毫无疑问。我能感觉到……导师教过我唱一首歌。如果你想听的话，我可以唱给你听。

但是现在没有歌声，也没有人工智能，因此我只能尽力贮存大脑中的能量。我的脚底还有感觉，所以我还可以走和跑；但是我的脚趾已经没有感觉了。我的指尖还有感觉，所以我还可以敲击键盘；但是从手掌往上几乎都没有感觉了，有时甚至连胳膊肘都没有。不过，我猜脚趾和胳膊并不是最重要的部分。我的大脑，也就是我的HAL，也许在帮我贮存能量。医生说，大脑在采取管制措施，类似于在大城市里刻意减少和控制用电量，以防止彻底断电而造成混乱。

一条鲜鱼从头部开始腐烂了。

我的大脑曾经像一个档案柜，记忆的东西分门别类，有条不紊。可是，仿佛某天有人趁我睡着的时候洗劫了档案柜，把文件全都乱七八糟地扔在地板上。现在我每天起床前，都得先把这些文件捡起来，重新归类——哪些属于想法、哪些属于现实、哪些属于家庭、哪些属于工作以及生活中其他的内容。然后我才能离开这里去喝咖啡。

噢，我的朋友咖啡因。我非常喜欢咖啡，事实上，我不是喝咖啡，而是吸咖啡——这是我在波士顿先驱报新闻编辑室工作时养成的习惯。那时我常常会手里拿着一杯刚煮好的、热气腾腾的咖啡，在新闻编辑室和新闻发布厅之间穿梭，完成一篇篇稿件。在我的办公室里，有一枚复古的红色锡制标语，上面写着："喝咖啡吧！等死了以后再去睡觉！"可是现在我喝咖啡时也会弄出错来，比如当我从办公室带着笔记本电脑回家时，手里端着一个空空的咖啡杯。这两样东西我都需要，但有时我会把电脑放进微波炉里，或者试图把咖啡杯与打印机连在一起。我在心里对自己说："你太可恶了！"

我近来一直很可恶，大脑断片的现象成倍增长，实在让人吃惊。一年前的一天，我独自一人在办公室，当我感到脑子又不转了时，我忍不住对上帝大声喊叫：

你压根不管我！你究竟在哪里？你应该在这里与我同在！我拼尽全力，却一直在孤军奋战！

喊过之后，我突然意识到我得去见某个人，便赶快冲向停车场，结果发现车子左后轮胎瘪得像把锅铲。我怒不可遏地吼叫起来：

太好了，真他妈太好了！该死的上帝，你一点都不愿管我！

我在蜿蜒的乡村公路上艰难地把车开到了一家美孚修理厂，一路上仍在不停地诅咒。

我对修理厂的工人急切地说："车子出毛病了，赶快修。"

那位修理工还是个孩子，几年前和我儿子从同一所高中毕业。他充满同情地看着我，负责任地告诉我，他会马上把车胎补好——实际上只需用钳子把扎进车胎里的东西拔出来。他很快就回来了。

他对我说："瞧瞧这个。"

那是一个用很小、很细的废旧金属弯曲而成的十字架。

一个非常好看的十字架。

第 4 章

前往冥王星

我把自己身陷的黑暗世界比喻成冥王星，它是我早年当调查记者期间谈及信息来源保密时所用的词。那时我常说："咱们去冥王星吧，那里没有人会听到我们所说的。"

冥王星的这个比喻现在比任何时候都更适用于我，因为我正在适应与世隔绝带来的沉静，同时也试图在阿尔茨海默症侵袭的间歇短暂摆脱它。正如我在引言中所介绍的那样，冥王星以前被认为是太阳系中的第九大行星，距离地球大约 50 亿千米，可是现在它却被降到"矮行星"的地位。它的重量大约是月球的 1/6，体积则是它的 1/3。它只是布满岩石和冰块的柯伊伯带内的一个天体。现在，我在这样的地方交谈更不会有人知道了，而且还很容易迷路。冥王星的轨道和我目前的状况差不多，也是一片混乱。由于它的体积很小，这使得它对太阳系中极小的粒子也十分敏感，许多无法预知的因素都可能逐渐扰乱它运行的轨道。因此，这绝对是一个进行"不曾发生过"的谈话或者一个回忆不起来的谈话的最佳场所。这些年来，我常常把自己的家人、同事和客户带到"冥王星"，把那些不能公开的内容以及有关的反思和评论保存在这个没有氧气的地方。许多人与我一同去过那里，然后一起回来。我想让他们熟悉这个地方。有一天我会和我的母亲一样，不能再从那个黑暗、冰冷的地方返回。当那一天到来的时候，我希望自己的家人和朋友知道我去了哪里。

通过观察我的外祖父和我母亲，我还知道，等到了阿尔茨海默症的晚期，患者甚至会越过冥王星，到达塞德娜（Sedna）。它是 2003 年被发现的，被认为是太阳系里的第十大矮行星，它比冥王星距离太阳还远，也更凄凉。它是已知的太阳系中最冷、最黑暗，也最遥远的星体。而且它的轨道罕见的长，大约需要 11400 年才能走完一遍。它那里的温度从未高过零下 240 摄氏度。

那里是完全隔绝的，只要提到这个名字就能让我产生这样的联想。但对我来说，遥远的天体远不如面对阿尔茨海默症晚期这一现实更令人感到可怕。走完这段旅途，人能到达一个更美好、更平静的地方——天堂，或是其他任何我们向往的地方。家人在那里等着我，所以有时候我真是迫不急待地想去和他们在一起。

但与此同时，我又遇到了波士顿顶级医院的许多优秀的医生和顾问，以及一系列的应对机制。而且我不仅感谢他们提供的医疗方案或临床实验机会，我还十分渴望与他们的接触——哪怕只是一个诚恳的微笑、一个拥抱或一次握手，这些简单的肢体接触能够缓解阿尔茨海默病人的焦虑和不安。我的全科医生巴里·科南特是一位非常出色的男士，他是我的好友，高尔夫球也打得比我好。他给予过我许多很好的建议，并且多次提醒我说，不要与阿尔茨海默症对着干。

"你肯定赢不了它，"他很有洞见地告诫我，"那样做是没用的。"

"你只需学会与它共舞！"

对此，也许诗人罗伯特·弗罗斯特说得最好："关于我从生活中学到的一切，只需一句话就能概括：它会继续。"

生活要继续，即使在冥王星上。阿尔茨海默症令人气馁的现实让生活每天都处在恐惧、希望、幽默、愤怒和挑战的摇摆中。没有人愿意谈论这种病，可它却不会对任何人偏心。罗纳德·里根、诺曼·洛克威尔、E.B. 怀特、英国前首相哈罗德·威尔逊和玛格丽特·撒切尔、巴里·戈德华特、查尔顿·赫斯顿、丽塔·海华丝、奥托·普雷明格、阿隆·科普兰、雷·鲁宾逊、布吉斯·梅迪斯、罗莎·帕克斯、格伦·坎贝尔、彼得·福克、田纳西大学前女篮主教练帕特·萨米特，以及身兼餐厅老板、作家、模特和电视节目主持人的芭芭拉·史密斯，这些著名人物无一幸免。此外还有数以百万计的普通人正在饱受其折磨，或者即将与之展开搏斗。你可以走访一下他们的配偶、家人或好友，了解一下他们的处境有多么艰难。

大笑是对抗痴呆的有力解药，包括痴呆带来的痛苦、纠结和压力。医生说，一次开怀大笑能够减轻压力并且让肌肉放松 45 分钟。笑能促进免疫系统的功能，减少压力激素的分泌，并且让大脑释放出内啡肽这种天然药物。

iPhone 5 上的 Siri 语音智能程序现在已经成了我滑稽的私人助理和知识导航器，它可以起到这方面的作用。

我对 Siri 说："给我讲一个关于阿尔茨海默症的笑话好吗？"

它常常回答说："我不能，因为我已经忘记好笑的事了。"

彼得·福克以前从来不会忘记好笑的事。我一直试图模仿他扮演的神探可伦坡。20 世纪 70 年代末，我还很年轻，在《亚利桑那共和》任调查记者，我总爱模仿这位神探的样子。他衣衫不整，一脸怪笑，简直成了我的偶像。他看似超乎寻常地低调，可是思维却总比别人超前。

他总爱说："对了，还有一件事……这令我很不解。"

我刚结婚时，就曾告诉我妻子玛丽·凯瑟琳·麦乔治（如今我只叫她玛凯，因为原名太长了），我在生活中希望得到的不是律师、银行家或股票经纪人的财富，而是这位神探的天赋——他能从漫不经心的聊天中获得信息，把看似不相关的线索联系到一起，并且让情节发生意想不到的突进。大多数女人听到这话恨不得逃之夭夭，但玛凯欣然接纳。

你们许愿时一定要小心，因为我真的成了可伦坡——那个老谋深算的侦探、出色的审讯员、穿着皱巴巴卡其裤的记者、反复讲述自身经历的男人和一个阿尔茨海默病人。恭喜啊！现在玛凯是怎样想的呢？

1971年当我在图森的亚利桑那大学与玛凯相遇时，她认为她不会和我有什么关系。这一点也不奇怪，因为我属于那种没正型的人，常常遭女孩子冷遇，对此我也不当回事，反而觉得挺好玩。我来自美国东部，与她的哥哥汤米和路易既是室友，也是最要好的朋友。我那时特别爱开玩笑，喜欢运动，成绩也不错。在拥挤的、烟雾迷漫的学校酒吧里被人注视也从容自若，但绝对不是让女孩子着迷的约会对象。与我完全不同，玛凯天生丽质，特别漂亮，有点像珍妮佛·安妮斯顿那种，现在也依然如此。

当她刚从加利福尼亚来到图森时，男孩子们排着队追她，对她就像对待刚找到的约柜[1]一样。现在回想起来，当时的情景很容易让人想起电影《梦幻成真》结尾处大家跳康茄舞的场面。汤米和路易从他们的父亲肯那里得到命令，要像哨兵一样保护好自己的妹妹。肯本人简直和约翰·韦恩[2]一模一样，我不仅尊敬和崇拜他，大多数时候更是特别怕他。他又高又壮，不仅是一个大牧场主，而且是亚利桑那州的治安官之一，因为他曾在乔治·珀顿将军手下担任中校。没有人敢惹他，绝对没有。当我心里那个可恶的家伙想跟玛凯约会时，脑子里那个聪明人就会告诉我这是不可能的。大多数时候我是个聪明人，或者说，曾经是。

于是我们成了朋友，并且是好朋友。毕业以后，我在位于马萨诸塞州新奥尔良的《科德角》担任新闻记者，有时会去他们在加利福尼亚州贝克斯菲尔德郡的家中度假，和他们全家9个人在一起。玛凯和我都对新闻感兴趣，她在大学时的专业就是新闻。

---

[1] 古代以色列人的圣物，至今下落不明。（译者注）

[2] 约翰·韦恩（1907—1979），美国著名电影演员，其代表作有《红河》《关山飞渡》《最长的一天》，等等。约翰·韦恩以其在西部片和战争片中所展现的英雄形象，被视为美国精神的标志性人物之一。（译者注）

1975 年 6 月，路易来科德角玩，玛凯也跟着来了。我带他们参观了我的新闻工作室，并一同游览了科德角宽阔的海滩、起伏的沙丘、大冰川时代遗留下来的清澈池塘、韦尔弗利特大沼泽、特鲁罗的旷野和普罗温斯敦兼收并蓄的各种景观。路易是我最好的朋友，可这家伙太瘦弱，动不动就没劲了，但他妹妹始终兴致勃勃。一天晚上在查塔姆码头吃过新鲜的鳕鱼晚餐后，我们几个在我父母的夏季度假屋客厅里聊天，当时只有我自己住在那。我们坐在壁炉边，壁炉里有新砍伐的橡木。不一会儿路易就开始打盹，然后就去睡觉了，玛凯和我接着聊。差不多在夜里 3 点 45 分的时候，我俩也似乎没什么可说的了，也许是鬼使神差，我凑过去吻了她。这是一个很纯洁的吻，吻的时间也恰到好处，之后我俩都笑了。我感觉就像吻了我的小妹妹。我是个可恶的家伙！

吻过之后我就把这事翻篇了。我问她想不想去奥尔良的瑙塞特海滩看日出，接着我们就出发了。我们手拉手走到我那辆停在车库外头的破烂不堪的凯旋 TR6——车顶敞着、门半开着、消声器都生锈了。我开着它到了海滩。虽然是夜晚，可是那里灯火辉煌，就好像上帝用亮白色的画笔点缀过天空一样。轻柔的海浪有节奏地起伏着，非常舒缓。赤脚站在海滩上，你几乎可以数出脚下的沙粒。4 点 52 分的时候，第一缕阳光从深邃、没有任何光泽的蓝色地平线上升起，把天空渐渐染白。当太阳慢慢升起，我俩同时转过身，又一次接吻。这仍是个纯洁的吻，但它代表着爱情。真正的爱情你是永远不会忘记的。

当我们慢慢走回汽车时，我仍沉浸在那一刻里。然后，我突然想到了路易。

我想：该死，我该怎么跟他解释啊？

我犯规了。

和她哥哥们的兄弟情谊或许还能保持，但她父亲绝对不会再接纳我了。军事法庭、被行刑队开枪打死、被公开绞死在牧场……所有这些都有可能。

我不想在玛凯面前表现出恐惧，因此回家路上我尽量保持克制，故意聊点轻松的话题。快到家时，汽车的消声器突然发出巨响。我像汽车比赛中的冠军那样加大油门，把车速调成中挡，最后将车慢慢停在了车库前头。

我们俩又一次接吻，然后我说："别把这事告诉路易，现在还不行。"

她答应了。真够意思！

可我一想到约翰·韦恩会怎么处理这件事就感到恐慌。电影《硫磺岛浴血战》中那句令人毛骨悚然的台词总是浮现在我的脑海中："明天我们要去占领硫磺岛，你们中有些人恐怕回不来了。"说句实话，我认为兄弟们会友善地排成一列然后每人给我一枪。

到家后玛凯和我迅速回到各自的房间。不到半小时，路易就出现在我房间的门口，朝我头上扔来一个枕头。

"该起床了，伙计。"没办法，他总是起得特别早。

我才刚睡了十几分钟，但也只能回答他："啊？已经是早上了吗？"

几个小时后，当我和玛凯在海滩上呼呼大睡时，路易开始猜出发生的事情了。

不过最终我从硫磺岛安全返回了。两年后，我和玛凯在贝克斯菲尔德结婚，因为她的家人都住在那里。路易和汤米参加了我们的婚礼，我和约翰·韦恩也相处得不错。但是后来他给我上的一堂地理课却让我这辈子都忘不掉。

为了追随爱情，我从科德角搬到了凤凰城，开始担任《亚利桑那共和》的调查记者，可是我的心还是钟情于东部的报纸。三年后，我谢绝了《洛杉矶时报》在圣地亚哥新成立的办事处担任记者的工作机会，而同意受聘于《美国波士顿先驱报》，担任政治记者。但无论呆在东部还是西部，我依然是个恋家的人。

玛凯对搬家感到很纠结，虽然爱情富于诱惑力，但离开挚爱的家人还是令她不舍。在我们婚姻的大多数时间里，我俩几乎在每件事情上都出奇地一致，从抚育孩子到坚守宗教信仰。可是唯独在地域文化方面，我们简直是南辕北辙。我和我妻子的口音都不一样，不过，经过这么多年后，她也渐渐入乡随俗了。

我们结婚后的第一个圣诞节是和玛凯的家人一起过的，在亚利桑那州北部派恩托普山中一个被冰雪覆盖的乡村。大家围坐在山顶小屋里一张精心布置的长餐桌边，任何人的耳语其他人都能听到。路易和汤米在喝了几杯啤酒后，故意拿我逗弄他们的父亲。

他们问我："嘿，格雷格，你和玛丽打算什么时候搬回东部去啊？"

我岳父听到后放下刀叉，盯着我，就好像我刚烧毁了一整座女修道院。

他问我："这是怎么回事？"

通常当你游到河中心时，你只有两个选择：要么退回去，要么继续向前。而我选择了往下沉。

我回答说："噢，肯，许多年前你也从堪萨斯城把新娘子带到了亚利桑那。"

他立刻吼道："对，没错！可至少她还是呆在密西西比河的这边！"[1]

屋里顿时没有了声音，寂静得令人窒息。我当时真应该采纳伏尔泰的建议，因为他在 16 世纪时就说过，"在每个成功男人的背后……都站着一位令人吃惊的丈母娘。"

这么多年来，我和玛凯在东部的生活多数时候是非常幸福的。但生活是会变的，37 年的婚姻、三个孩子、从事的职业、人生中的高潮低谷和某些关键时刻都可能让生活发生变化。

健康亦如此。

---

[1] 美国幅员广大，东部和西部地区之间存在显著的气候、文化与政治倾向差异。格雷格与妻子玛凯就读大学的亚利桑那与玛凯一家居住的加利福尼亚州同在美国西南角，而格雷格自己的家乡科德角所属的马萨诸塞州位于美国东北角，相距十分遥远。格雷格提到的堪萨斯州属于美国中部，但和亚利桑那州同在密西西比河以西。（译者注）

当你经过科德角运河上的萨加莫尔桥前往内陆时——离密西西比河还很远——右侧的自然风景总是令人惊叹，它那一望无垠的蔚蓝色海岸线会让人灵魂深处陷入自省。而当海潮出现时，运河里翻腾的海水会涌出科德角湾，冲出地平线，呈现海天交融的壮观景象。站在桥的最高处，你可以看到下方船只间大片的海水，它们沿着海岸蜿蜒流向普利茅斯，"美国的故乡"。

这条长 17.4 英里（约合 28 千米）的运河属于大西洋沿岸航道的一部分，它主要用于货物运输，将北部的科德角湾与南部的巴扎德湾连接起来。它是美国的一位早期移民迈尔斯·斯坦迪什发现的。1623 年，他在寻找一条贸易航线时，发现了这段低洼地带，否则的话，科德角就可能永远与整个马萨诸塞州隔绝了。

通过萨加莫尔桥和它的姊妹桥伯恩桥对当地人来说具有一种象征意义：一个是离开科德角的必经之地，另一个则是前往那里时需要经过的，因此在途中人会产生不同的心境。无论是前往还是离开，桥都会令人忍不住停下来思考，是什么力量把人吸引到这片沙地。我还是个孩子时就开始想这个问题，直到现在仍在思考。

2009 年 7 月 2 日，星期四，我开着自己那辆已经被太阳晒得发白的黄色吉普车离开科德角，玛凯坐在副驾驶的位子上。这是人生中的一个关键时刻，事后我觉得，就是从那一刻开始，我不再是一个自由独立的人了。当时我们开车前往普利茅斯，去见一位神经医学专家，他对阿尔茨海默症很有研究。在途经桥的顶端时，我和以往一样不由自主地向右侧望去，但这次却发现我妻子坐在那里毫无表情。她像一个忠于职守的水手，目不转睛地看着前方。那天上午天气非常好，7 月 4 日周末就是国庆节了，科德角和附近的岛屿照例将开启"社交季"模式。再过不到 24 小时，各种露营车和越野车就会排成绵延数英里的长队，把道路堵得水泄不通。但是现在，风和日丽，一路畅通，那些喧嚣拥堵都与我无关。当我陷入沉思时，我的脑海中闪过在田园般的瑙塞特海滩边那些纯真美好的日子——我们能在那样的环境下养育三个孩子实在是一件值得庆幸的事。我始终认为，我们虽然没能出生在那里，但能在科德角、楠塔基特和玛莎葡萄园岛生活已经很幸福了。那里对我们来说是那么大、那么纯朴，同时又能带给人灵感和启迪。我一边开车，一边想着自己这些年来在这个虽然只有一条抵达的路和一条离开的路但却依然璀璨的半岛上做过的承诺、成就的事业和始终保持的坚定的决心。一切都历历在目。

当我们驶过萨加莫尔桥进入内陆后，我开始想到自己生活中近来出现的问题，包括我会忘记记事本里记下的一些事情。很多时候，我都把自己一帆风顺的过去、充满希望的未来以及我的才能视为理所当然的。我就像一个很有耐心的捕龙虾的渔夫，总有满满的收获，还有丰盛的祝福。可是现在龙虾罐突然空了。我失去了方向，在未知的水域里漂移不定，而以前我凭直觉就能识别出航标。这样的局面令我感到不寒而栗，如同冬天的河水般刺骨。我极力想向他人掩饰这一残酷的事实，并且也转移自己的注意力——所谓的绿野仙踪战略：别去理会屏风后面的那个人！以前我很擅长转移他人的视线，可是现在不行了。我没法再对家人、密友和一些同事隐瞒下去，因为他们太了解我了，已经觉察到我出了大问题。奥兹国的大幕已经掀开，后面没有什么魔术师。[1]

我开始思考自己这几年在记忆力方面令人不安的丧失：忘记自己的身份、忘记身在何处、判断力一塌糊涂、开车时全然不顾驾驶标志、视觉出现问题、小便失禁、在客户面前表现迟钝、神经麻痹、完全丧失自尊，以及从儿时起就存在的临床抑郁症的征兆。我想起几个月前，当我和儿子康纳去普罗维登斯购物中心为圣诞节采购东西时，期间有半个小时我突然不知道自己在哪里，也不记得自己是谁了。我还想起数年前我的头部受过重伤，医生说它可能会

---

[1] 源自经典童话故事《绿野仙踪》。故事讲述了小女孩多萝西被龙卷风刮到了奇幻世界，和沿路结识的小伙伴一起，寻找大魔术师以实现各自的心愿。这一故事中充满了隐喻和映射，含义十分丰富，至今仍广受欢迎。（译者注）

加剧早期痴呆的症状，以及我最近又被诊断出患上了前列腺癌——这也很可能是从我父母那遗传的。当然我也想到了我内心的愤怒。

我妻子问过我："接下来怎么办？"

就好像我知道一样。

我一直看着前方。我们每个人应对挑战的方法都不同，没有什么唯一正确的答案。有些人通过深呼吸让自己平静下来；有些人干脆回避；还有人则执意用务实的方法找到解决之道。我妻子能够把自己的情绪保护得非常好，至少从表面上看，她似乎可以不受伤害。这是一种生存方式，她把它遗传给了我们的孩子。但是，无论怎样，掩盖情绪也好，否认现状也罢，都无法使事实消失，不过是拖延时间而已。

看得出来，那天玛丽·凯瑟琳又把头埋在沙子里了。

在车的后座上放着一些答案，一些让人绝望的答案。

几天前，记忆中心的临床神经心理学家杰拉德·俄洛维茨先生给我的私人医生科南特写了一封信，他在信中写道："谢谢你将奥布莱恩先生转诊给我们。他告诉我，你已经花了许多时间与他讨论他在认知方面发生的变化，我们这里的检测结果也证明你的看法都是对的。"

就是这位俄洛维茨先生在数年前诊断出我母亲患上了阿尔茨海默症，他在信中还指出："虽然还在等待脑部 SPECT 扫描的结果，但我怀疑患者已经出现的额颞部痴呆症状在过去的一年半里变得十分严重，而且很可能继续发展……如果不是额颞部痴呆，那我就怀疑是早发型阿尔茨海默症。"

在这份长达 7 页的医疗报告中有许多令人毛骨悚然的认知功能测试图表，它描述了一个我完全不认识、但实际上就是我自己的人：

奥布莱恩先生比 98% 的痴呆症患者都年轻，因此他低于平均水平的表现是很有问题的。测试结果证明他属于认知损伤的范围，测试分值表明他在学习新知识方面存在着严重的认知缺陷。对于一多半的测试题目，他需要经过提示才能想出答案。他的整体功能状况已经很差，与痴呆症的症状吻合。他的焦虑指标也很高，值得关注。总体结果表明，他的短期记忆功能属于痴呆症的第一阶段。

我心想，这些结果说明我他妈的就是一个彻底的失败者！这些年来，我一直都思维敏捷，总是为别人提供帮助。我不仅是一个体贴的丈夫、爱孩子的父亲，而且头脑反应迅速，非常富有创造力。我追求的不是钱，而是生活中方方面面的成功——抚养和照料家人、思考和解决问题、挖掘灵感。医生在医疗报告的补充部分中也指出，我"智力超群"。我觉得我真应该更多地使用我的头脑，太可惜了。现在我经常出现断片，思绪无法连接，我最珍贵的财富正在流逝。

他妈的！这简直糟透了！

假象结束了，这几年来的伪装也暴露了，不过我反倒能平静下来，接受现实了。我终于能向人倾诉了，或许我并不孤独，我的家人也不孤独。玛丽·凯瑟琳开始小心翼翼地表露出她的情绪，但仍尽可能保持镇定，随时防备新的打击。她不再把头埋在沙子里，并且摘下了保护的面具，因为我们没有时间再闲扯了。

俄洛维茨在报告中也写下了他的观察，"我与患者和他的妻子讨论了这些痴呆的迹象，他很坦率地说，'我并不惊讶'，而且似乎还感到了解脱，认为如今我们至少可以直面问题了。"

我自打出生以来就一直知道面对是唯一的解决办法。我是家中 10 个孩子里的长子，因此我从很小的时候就懂得，如果你不自己径直去抢餐桌上的食物，那就什么也吃不到，因为没有人会喂你。

我妈妈从来就不是一位好厨师。她们家从爱尔兰来到美国，她是第二代移民。她会把每样东西都煮到褐色，我们只能用盐——大量的盐——作为调味品，接着把番茄酱直接倒在食物上增添味道，因此吃到嘴里的东西基本上都是一个味。我们家住在纽约州韦斯特切斯特郡的拉伊区，离纽约市的曼哈顿东区不远，而我妈妈就是在那里长大的。在家中凌乱的厨房里，星期天从早上做弥撒开始直到傍晚，早已炖熟的肉就一直在锅里煮着，家里每个角落都能闻到那种味道，直到现在我一想起它仍会觉得恶心——我敢肯定那味道现在也还会从墙上散发出来。吃的时候你恨不得能用电锯去切。

妈妈以前总嫌我吃饭不细嚼慢咽，可那么硬又带着肥膘的肉让人怎么细嚼啊？没办法，家里有那么多张嘴，她过日子只能精打细算。

到我十几岁时，我发现她常常会站在厨房的窗户边上，眺望远处拉伊河边的玉米地，嘴里念叨着想去长岛海峡。她在自言自语，可看上去像是在与某人交谈，但我不知道她在和谁交谈。起初我以为她带孩子的压力太大了，这只是她转移注意力的一种方法。可是后来妈妈身上这种游离的现象越来越多：把物品放错地方、记不住事情、判断失误、爱生气和乱发脾气——这些迹象如今我在自己身上也发现了。

在我父亲弗朗西斯·萨维尔·奥布莱恩从泛美航空公司退休后，我母亲也不再教书了。上世纪90年代初，他们卖掉了纽约的房子，搬到了科德角。他们在科德角的新家离当地的国家海岸警卫队不远，警卫队的工作就是在遭遇暴风雨时奋力营救遇险的水手。海边的生活令我父亲感到陶醉，因为他一直梦想着退休后搬到科德角居住。而我母亲则向来夫唱妇随，但最终，她在这里身心俱碎。他们刚搬来时的日子还是很幸福的——而我当时住在布鲁斯特，和他们只隔着两个镇子，因此经常去看望他们。那时我觉得自己非常幸运，因为兄弟姐妹中只有我住在科德角。不过好运是与责任相伴的，没过多久，我父亲就出现了严重的循环障碍，经历了几次危及生命的手术后，他只能依靠轮椅行动了。我母亲的认知功能也在持续衰退，可她却像勇士一样克服各种困难，坚持照料父亲。

每次当我们所有的孩子催促妈妈去看病时，她总是说，"我不能生病"，就好像这样说就会让她没事一样。

但是，她的确生病了，而且她自己知道。

她身上的迹象已经非常明显。可是我们都不愿意承认，就如同其他的痴呆症患者和他们的家人一样。谁都不愿意去看护中心，尤其是我父亲，他觉得那里熄灯以后的场景对他和我妈妈来说太恐怖了。

渐渐地，妈妈会把刀插进电源插座，把钱四处乱放，用洗手液刷牙，拒绝洗澡，甚至认不出她本来认识的人，她面对别人时会出现幻觉或者发脾气——常常是对我。

但是她仍在照顾我父亲，不承认自己做不到了。在我也生病之后，她一直鼓励我，教我怎样与疾病斗争，怎样与阿尔茨海默症共处但不要屈服。有时我们甚至会一起吃药。我努力修复早年间与妈妈不太融洽的关系，这点我和她都清楚，可以前我们却很少谈及。我在许多方面都是我父亲的翻版，他是我心目中的偶像，但是母亲后来用她面对生活的坚毅成了我的榜样。我妈妈用她的勇气教育了我。

出于需要，也是出于对彼此深切的爱，我的父母最终合而为一了。妈妈成了父亲的腿，帮他去拿他需要的东西；父亲则成了妈妈的大脑和她存在的缘由。他们两人演绎了埃里奇·西格尔笔下《爱情故事》的现实版。我和我的兄弟姐妹们目睹他们这样慢慢走向死亡的过程，既感到难过，也心存敬畏。

2006 年一个周日的下午，我去看望父母。这一次我深受打击，就像在碰撞测试中被汽车撞倒那样。我给妈妈看了一张前不久家庭聚会时拍的照片，她所有的儿女都在上面，可她竟然一个都认不出来，包括我。她拼命地想，可是毫无头绪。那天晚上离开他们后，我的脑海中只剩下电影《大白鲨》里刺耳的尖叫声，就是当大副布洛迪第一次遇到大白鲨时，他狂喊着："我们需要一艘更大的船！"

那时我们家就像一只漏水的小船。两周后，就在 7 月 4 日独立日那天，我父亲突发急性循环障碍和内出血，被救护车送往医院，我妈妈紧紧跟着。当我赶到医院时，妈妈把我拉到一边，对我说她快要挺不住了。

她说："我不知道我还能撑多久。"

本能地，我安慰她说全家人都会帮她，但内心深处我却有一种下沉感，我觉得我们站在陡峭的悬崖边，而脚下的地面正在塌陷。几个小时后，我再次接到急救中心的电话，告诉我说父亲已被送往另一家更大的医院，妈妈与他在一起。护士让我快点赶过去。

我在医院的急救室见到了我父母——大约 36 小时后他才住进了病房。经过 28 小时痛苦的折磨，父亲仍然坐着轮椅在急救室里等待，而我发现轮椅下面正在滴血。我吓坏了，我不想让妈妈看到血，想把她的注意力引开，可是太晚了，她已经看到了，也吓坏了。我从她脸上可以看出，她实在挺不住了。

我一边向门口冲去，一边对妈妈说："妈妈，别着急，我去叫医生。"

可她从后面抓住了我的右胳膊肘。

她异常平静地问我："格雷格，你会接手这一切吗？"

我回答说："是，妈妈，我现在就去找医生，我现在就去。"

当我想继续往门口走时，她却说："不，请你接手这一切好吗？"

我不得不站住了。

我内心有一个声音告诉我，她这是在和我告别。我转过身，看着她的眼睛。当我看着她的时候，我仿佛看到一个人在潮水涌来时原本一直紧紧抓着码头，可是现在却松开了。

我看出她的思绪又游离走了。十分钟后，她像只小猫一样蜷缩在父亲的病床上，而父亲仍坐在轮椅上，失去了意识，不停地流血。

我禁不住想：此刻究竟谁是父母？

我妻子终于打破了沉默。

她问我："你知道你在往哪儿开吗？"

在前面有好几条路的情况下，我不能确定该往哪儿开，于是我就只管往前开。

在我盲目地向北开了几英里，途经一些低矮的橡树和松树丛后，我们很快就到了普利茅斯的出口。我给神经科医生唐纳德·马克斯的办公室打了几次电话问路。很快就会知道脑成像测试的结果，我有些紧张。

马克斯医生的办公室在一座方形红砖大楼的三层，候诊室的环境和装备与其他医院别无二致。推开房门的那一瞬间，我感觉仿佛进入了路易斯·卡罗尔的《爱丽丝梦游仙境》，那里"一切都不是真的，因为每样东西都非其本来面目"。

我对即将发生的一切感到头晕目眩。房间里坐满了人，他们看上去都很得体，大多数都已八十多岁了。他们全都是些认知出现障碍的患者，大脑给他们残忍地布下了迷宫，迫使他们在年迈的岁月里困顿地穿行。我59岁，是房间里唯一的"年轻人"（天哪！）。我认为自己应该不属于他们，可又感到与他们一道困在其中。我看了一眼妻子，与大多数的夫妻一样，我们的婚姻中出现过高潮和低谷，但幸运的是，高潮远多于低谷。我为她感到难过，因为今天就是一次处于低谷中的征途。

马克斯医生是一位研究人脑的专家，之前我已经被明确告知，"他是你最需要的人，不仅因为他是一位经验丰富的神经科专家，而且他会将一切直截了当地告诉你，没有任何废话"。我的私人医生科南特待我有点像我的父亲，他总是津津乐道地告诉别人，要引起我的注意，非得在我两耳之间那块花岗石上打钻才行，对此他已经习惯了。他早就建议我来找马克斯医生了。

马克斯医生的确名副其实，他学识渊博又智慧理性，并且懂得用医生特有的方式关怀患者。他对我进行一系列临床测试：单词回忆、对短期和长期记忆的各种补充检查、名词分类、视觉空间能力测试以及其他的评估。我一项也没有通过。结果出来了：临床测试更进一步证实了临床神经心理学家俄洛维茨先生的预判，SPECT 扫描则确认脑功能在继续衰退中。他在报告中写下了诊断的正式结果：EOAD。我扫了一眼这一结果，猜测每个字母所代表的意思，我认为它们可能与痴呆有关。

但他告诉我："不是，是早发型阿尔茨海默症。"

这几个字像电钻一样钻进我的身体。

可我却表现得没事一样，回答说："我不吃惊，我能应对，我要与它斗争。"

记者的本能发挥作用了。我没有流露出什么情绪，只是暗自思忖着这一诊断意味着什么。事实，我需要了解更多的事实。我首先想到了我母亲和我外祖父，我也想到了这件事会发生，但我需要更多的事实，因此没有时间去宣泄情绪。我脑海中迅速闪过的是当记者遇到事件时必须了解清楚的谁、什么事、什么时候、在哪里、为什么和怎么发生的这几个关键问题，因此当时没有伤感的空间。我不敢看我妻子，只好看着马克斯医生，尽量让自己保持克制，因为我发现我已经有点控制不住了。毕竟，我是婴儿潮出生的那代人，我们能够控制自己，至少我们应该能。

但最终，我还是控制不住情绪了。

我能感觉到玛丽·凯瑟琳在看着我，我想她一定知道我真实的状况。

我问她："我们该怎样告诉孩子们？"我的声音有些颤抖。

当你和一个人结婚快四十年——当你们早已体尝过婚礼誓言中"无论好与坏"的滋味；当你的伴侣了解你就如同你了解自己一样；当你们有过深情相爱、忘记了爱、重新找回爱和飘忽不定的经历……此刻，任何言语都是多余的。我们两人都清楚未来会是什么样子，没人愿意讲空话，我们考虑的都是孩子。

玛凯抓着我的手，我们互相点点头，然后一起听医生同我们讲话。那一刻牢牢地定格在我的脑海中。

马克斯真的是一位既富有同情心又非常智慧的医生，他会为你切中要害地提供帮助。

他在我妻子面前告诫我说："你要重视这一诊断，因为等待你的是一场严酷的战争。我这么说就好像你得了绝症一样，你能明白我的用意吗？"

我能明白。虽然他的话太不符合"政治正确"的原则了，但是我需要知道真相。要与你的敌人作战，你当然必须了解它，并且认真研究战争形势。

得了阿尔茨海默症就等于被判了死刑，我非常认同这句话。我看着马克斯医生，就像我在来的时候从萨加莫尔桥上往外看时，脸上一点表情也没有。我感觉到泪水顺着脸颊不住地往下流，我没有眨动眼睛。

马克斯在他报告的开头写道："一个非常聪明的人将面对最非同寻常的处境，患者曾在自己母亲身上目睹过痴呆的状况，并且对自己的早期症状已有所察觉。"他同时还把它口述到语言识别软件上，就好像他在我面前用慢动作写报告一样。马克斯也注意到，我以前做过的脑部核磁共振显示出一些"前额叶 Flair/T2 区发生变化，这与曾受过脑损伤是相吻合的"。

他进一步解释说："它或许让阿尔茨海默症的病理'暴露'了出来，但患者受到的遗传影响也很惊人。脑部 SPECT 扫描从临床的角度更加充分地证明了患者患上了阿尔茨海默症。"

马克斯建议我要尽可能保持身体的健康："因为患者应当保持脑部的血液流通。我认为他表现出了'认知储备'的能力。在这种情况下，从基本功能角度看，疾病在他身上的潜伏期要远远长于那些没有这一认知储备的患者。"

他在报告的结尾处写道："在我看来，可以做出上述诊断。但我不能确定他还能像过去那样工作多长时间。总之，既要抱有克服困难的正确信念，也要接受基本现实。"

马克斯给我的最后一项建议就是敦促我尽快去找一位房地产律师来保护我的家产，因为按照法律规定的五年"回溯期"，疗养院可以追索我这段时间的个人财产和银行账号。他还建议我指定一个医疗代理人以及今后的看护人员并签署委托书。

就在那个寒冷刺骨的下午，我在这个世界上的一切——我的大脑，还有我珍爱的大约三十年前用红雪松为家人搭建的房子，它很高，屋顶是红雪松，在一条蜿蜒的乡间小路边，占地差不多两英亩（约合 0.8 公顷），现在那里已经被国家史迹名录记录在册了——都被按下了暂停键。

没有更多可听和可说的了，我们离开了马克斯的诊室。回家途中大部分时候我们两人谁也没说话，车里一片寂静。我急不可待地想看到萨加莫尔桥，此刻它对我来说就像幼儿的安全毯。回家途中的这 45 分钟里，有太多事情需要静静地考虑。事情的紧急简直让人喘不过气——要和相关的人把手中的事情交待清楚、要把一直拖延的计划执行完毕、还有接下来该怎样从经济、身体和情绪几方面应对出现的情况，在我前面有太多需要考虑和解决的事情。我并不是独自一人，可是此刻我却觉得很孤单。

我为玛凯感到难过，这对她太不公平了，可我却无能为力。

可恶！我竟然无能为力！

我的工具箱已经空了，我没法修复自己的大脑，永远不能了，因为我连胶带都没有了。在我的成年生活中，我一直在用胶带修修补补，包括堵从楼上浴室漏到楼下厨房天花板上的水、"修理"损坏的器械、挂画、固定汽车尾灯、修补花园水管、把它用作大号的创可贴、固定橱柜门、堵墙上的洞、固定车门或车窗、固定马桶盖、在船的舷外发动机上固定一个扼流圈、把它用作工具带，甚至有一次我在八月极其炎热的一天在布鲁斯特跑 5 公里长跑比赛时，在万不得已的情况下竟把它当成绷带绑扎拉伤的腹股沟。

终于我忍不住问我妻子："你还好吧？"这问题简直就像来自火星。

而我妻子，就如同作家约翰·格雷所描述的那样，则完全是来自金星。我很爱玛凯，但她常常不愿受一些事实的搅扰，就像一个好水手那样，总是希望找到一个安全的港湾。我总是凭感觉做事，而且凡事一定要刨根问底，找出事实的真相，哪怕是潜到海底也在所不惜；而我妻子则正好相反，她更愿意舒适地呆在风平浪静的海面。你说东，我说西，这就是我们婚姻生活的特点，不过我们也不是在所有的事情上都各持已见。

"嗯，我们有许多事情需要考虑。"她回答说，一副轻描淡写的样子。

我明白，她和我一样，也感到很孤单。

这时我们的车到了萨加莫尔桥，也就在这时，我已经树立起了信念——桥将带我面对新的现实，也将带给我新的希望。我就要到家了，而且我对接下来该怎么做已经有一些想法了，因此我充满信心。但对玛凯来说，她在密西西比河的这边将面对新的孤单——看来她父亲说的没错。当我们驶过桥的顶端时，我想起了经典电影《动物屋》中约翰·贝鲁西扮演的角色。

"什么？完了？你是说'完了'吗？"贝鲁西扮演的不屈不挠的布鲁托冲他的兄弟们喊道，要求他们继续战斗下去，"任何事情，只要我们自己不认为完了，它就不会完！德国人轰炸珍珠港时战争结束了吗？当然没有！"

德国人？

对，我会走运的。于是我加大油门驶过了萨加莫尔桥，一副无所畏惧的样子。

生活得继续，不是吗？

第 5 章

"尼罗河就是不在埃及"

西格蒙德·弗洛伊德对于否认发表过许多看法。作为 20 世纪最具影响力也最饱受争议的一位思想家，他的作品和理论对于我们理解童年、个性、记忆、性和心理治疗起了很大的作用。否认是一种防御机制，当一个人遇到一个令他非常不舒服或者接受不了的事实时，他会采取拒绝的态度，即坚决不承认它是真的，哪怕有足够的证据可以证明它的存在。弗洛伊德认为有三种类型的否认：完全否认，即根本不承认一个令其不快的事实或环境存在；最小化，即承认事实的存在，但不承认其严重性；投射，即承认事实及其严重性，但拒绝承认自己对此负有任何责任。

否认是现代生活中的罗塞塔石碑[1]。当我们心存怀疑时，我们就否认、否认、再否认。人们在从政、经商、家庭生活和教堂忏悔中都经常这么做。马克·吐温对此曾做过一个非常形象的比喻："尼罗河就是不在埃及。"

在我被确诊后，我也是百般否认，因为我自认为我得保护我的妻子、孩子、我自己、我的事业和我的朋友们。这点我是从我父亲那里学来的，他简直就是个否认大师，能像禅师那样从现实中超脱出去。他否认我妈妈得了阿尔茨海默症，这纯粹就是否认尼罗河在埃及的做法，同时他自己也默默忍受着循环障碍、癌症和痴呆早期症状的折磨。到他八十岁时，他开始害怕如果

---

[1] 罗塞塔石碑是古埃及的著名文物，于 1799 年在埃及城市罗塞塔被发现。上面用古埃及象形文、埃及草书和古希腊文三种文字刻下了同一份国王诏书，对于考古学家解读早已失传的古代文字具有非常重大的意义。现藏于英国大英博物馆。（译者注）

我妈妈去世了就没有人照顾他了，那样的话他很有可能会被送进看护中心，这令他惊恐不已，因为他小时候失去双亲后就被送到过类似的地方。于是他在脑海中为自己拼凑出了一个我妈妈的翻版———一名完美的看护人员，就像电影《复制娇妻》一样。《复制娇妻》是 1975 年根据艾拉·莱文同名小说改编的一部经典影片，影片公映前的片花里有这样一句旁白："在斯戴福镇发生了一件奇怪的事情……一位年轻的女人眼看着美梦——变成噩梦般的现实……她意识到，这一切随时有可能降临到她自己身上。"

我也是如此。

我讨厌穿西装，它让我感到很不舒服，无论是穿上后的刻板样子，还是衣服本身。尤其是在 2010 年 6 月那个闷热的上午，我穿着它出现在位于科德角奥尔良的一家律师事务所。办公楼里的人都西装革履，这与外面街道上的人形成了鲜明的对比。奥尔良岩石港的风景和明信片上一样美，科德角湾到处都是包租的渔船，它们穿梭于伊斯特汉、韦尔弗利特和普罗温斯敦富饶的渔场。当律师们穿着名牌服装在写字楼里做着他们的生意时，外面的渔船船长们则穿着笨重的运动外套和褪了色的、沾着鱼内脏和海鸥粪的牛仔裤，乘着退潮时分穿过狭窄的航道，捡拾海岸上的鱼虾。这就是非常有海角特色的生活，兼收并蓄，各得其所。

在办公楼西侧律师们安排好的一间小会议室里，我坐在妻子旁边，面前堆着一大摞法律文件等着我签字。我来这里就是要签字放弃自己的生活，把我所有的财产转手——我在这个世界上拥有的一切，或者说这个世俗世界曾经给予我的一切。一句话，就是要斩断我与物质连接的脐带。

我内心充满愤怒，但我仍想尽量平静地告诉这些律师们：我现在可以非常肯定地说，对于每样东西，我将忘记的远远多于你们知道的！

将近一年了，我一直拖着不想办转手这件事，尽管我知道那些财务、法律和医疗顾问们都是出于好心建议我这么做。按照法律规定，在进入疗养院或看护中心时，会有一项对此前五年内个人财产的调查；我的顾问们坚持认为，对我来讲倒计时现在就开始了。简单说吧，如果一个人在至少五年内没有任何属于自己的财产，那按照法律，看护中心就必须把他或她当成穷光蛋一样接收，直接进入病房。对这样的人，其家人名下的财产是不受影响的，包括他们的配偶。这样的建议是理智的，我最终接受了，于是就有了今天的这一幕。

这么做并不是说我有很多钱：我在科德角有一处不错的房子；一份价值120万美元的人寿保单（某种"养老计划"）；一份对于独立执业者来说还算体面的收入，但医保的范围很小；一大笔长期贷款，足以让一匹克莱兹代尔马（一种强健的苏格兰挽马）受惊。总之，这样一份财务状况在《波士顿环球报》的商业版面上是引不起任何人羡慕的。当一个人到了一定年龄后，他会更多地考虑自己的讣告而不是简历应该怎么写，因为讣告留存下来的时间会更长久。我的遗愿清单里的第一项就是能够得到正式任命，进入布鲁斯特的鲱鱼（alewife）委员会——它由一些富有经验的老水手组成，每年要在镇上为早春时数以千计的鲱鱼的到来准备洄游线路和养殖场地，那些鱼逆着科德角海湾奔腾的水流来到上游，在内陆的池塘里产卵繁殖。据传说，"鲱鱼"（ale-wife）这个词很久以前是用来指在新斯科舍一个胖胖的客栈老板娘，但我也只是听说而已。

"别做傻事，"关心我的朋友们都建议我，"收起你那该死的爱尔兰人的骄傲吧，赶快把文件签了。把家中所有大大小小的东西都交给你妻子，它们应该属于你的家人。"

我完全理解他们的好意，但理智是常常会与情感发生冲突的。当天下午，我又陷入疑虑之中。律师们都不容置疑，要求所有的条款必须陈述清楚，该缩写的地方要缩写、该大写的地方要大写、该签字的地方要签字，这样我才能得到法律全方位的保护。

我已经做好准备了，可不知怎么回事，突然间又变得狂躁，并大叫起来。应医生的建议，我刚刚读了《依然爱丽丝》这本小说。医生对我说，丽萨·吉诺瓦的这本畅销书写得特别好，不过读的时候会让人很难受。我拖了差不多一年的时间才开始看它，因为我害怕它的故事情节：小说里的主人公爱丽丝·豪兰婚姻幸福，有三个已经长大成人的孩子，在科德角也有一套房子，而且她本人还是哈佛大学的知名教授。可是她起初发现自己在生活中越来越健忘，渐渐演变为彻底的迷惑，在此之后她被诊断出患上了早发型阿尔茨海默症。当我终于拿起这本书后，我就放不下了——它既令我受到鼓舞，给我启迪，但也让我深感现实的严峻。我在书中看到了自己，我不就是爱丽丝吗？只是没穿裙子罢了。我把这本书放在书桌上，时不时就会拿起来翻翻。现在我已经准备好放手生活中的琐事了，至少要这样试试。

　　我的律师们对于我终于同意做这件事感到很高兴，可我自己还是会经常反复。在我内心，我知道这是件正确的事，而且一年前就该做了。收起骄傲，把那些该死的文件签了：临终遗嘱、持久授权书、指定医疗代理人委托书和不使用生命复苏设备确认书。我还跟我妻子开玩笑说，我应该再签一份"不打捞确认书"——这是一个爱尔兰人的黑色幽默，就是如果有一天我的脑细胞耗尽了，就用船把我载到大西洋，然后把船掀翻。

　　那天我终于实现了棒球比赛中所谓的"完全打击"这一难得的记录，浑浑噩噩地坐在红木会议桌旁。咖啡从我手中的泡沫杯里流了出来，洒到桌子上。我感觉自己赤身裸体，一切都暴露在外人面前。

　　克里斯·沃德律师对我说："我知道这很难。"四年前，在科德角医院病房里，我和沃德为我的父母签署了同样的法律文件。我想，这可真是轮回啊，当时我是父母的委托人和医疗代理人，现在又轮到我妻子作我的委托人和代理人了。这样的经历让我感到很羞耻。

　　一页又一页，我在文件的所有细节旁签上自己名字的首字母，它们使我这个所谓挣钱养家的家长变成了一个小丑，只会对着人按喇叭。我拼命想驱赶自己内心深处的自卑感，可还是觉得自己的价值已经像潮水一样褪去了。布鲁斯特的房子几乎就是我的一切，我想即便是亨利·戴维·梭罗，也会认为那里称得上是家的样子，已经被我大笔一挥转到了我妻子的名下。不要以为我太感情用事，但这也不是因为财产本身，实在是因为我对这个无比神圣的地方情感太深厚了——它不是房子，它是我的家！我们在那里成为一家人。可是现在我一下子觉得自己变成了房客。

生活中我们一方面都会有贪欲，另一方面又得学会克制和放弃。对于把自己拥有的一切都转手交给妻子和孩子，我不曾有过任何不悦，我百分之百地愿意这么做，可是它让我产生了一种自己失去价值的感觉。我的内心感到很空虚，房间里没有一个人——包括我妻子，她是我最好的朋友——能够理解我的这种感觉。我觉得自己非常孤单，拼命想从这件事上找点乐子。

"是啊，克里斯，"我尽量表现得毫不在意，"是挺难的。"

在签了那一大堆文件后，玛丽·凯瑟琳和我默默地走向停车场，各自开车离开了那里。她回家，回那个现在已经属于她的房子；我则跟往常一样去健身房，让自己什么也不想地跑步。现在我们得把一切告诉孩子们了，这件事我也一直拖着。

几个月前，在开车去往西部的路上我曾和我们的大儿子布兰登提起过此事。他现在在波士顿地区从事写作和制片的工作，有时候会和我一起担任政治和沟通策略方面的顾问。那天我们一起开车去见一位客户，在三个小时的路途中一直是布兰登开车，我先和他随便聊了聊我能想到的琐事，比如爱国者、凯尔特人、红袜和棕熊这些球队，然后我谈到了正事。我一直在思考怎样表达比较合适，可是脑子里一片空白。作为长子，当你把这件事提前告诉他时，肯定会让他产生更大的压力。我忍不住想起二十九年前他出生的那一天。他是在波士顿的杨百翰妇幼医院出生的，当时玛凯已经阵痛了整整 23 个小时——只有她自己能感受到生产有多痛苦，男人在这方面是完全体会不到的，这就是典型的性别差异。我极力想安慰她，告诉她应当怎样呼吸，就好像她不懂这些似的。当布兰登终于出来后，我急忙数他的手指头、脚指头，然后我看到了他的小鸡鸡。我抱着新出生的儿子，一边自己像个婴儿一样大哭，一边继续安慰玛凯。接着，作为一名骄傲的父亲，我冲到位于兰斯顿大街的官方纪念品商店，买下了所有我能找到的有波士顿红袜队标志的婴儿服。

当我们过了495公路上的莱克维尔出口，向玛斯派克驶去时，我对布兰登说："我得跟你谈点事，是关于我身体情况的事，这事我最近一直想和你说说。"

"没问题，说吧。"他回答说，语气里带着明显的不安，令我想起许多年前当我告诉他世界上根本没有圣诞老人时他表现出的情绪。

"我在琢磨着用什么样的词能表达清楚，不过……就是我在记忆方面出现了比较严重的问题，而且已经有一段时间了。"

"爸爸，到底怎么回事？"他很直白地问，眼睛注视着道路的前方。

"嗯，我常常会迷路，对时间和地点产生混乱，有时判断也会出现失误。我在应对问题时遇到了困难，而且还经常发脾气。"

"那医生怎么说？别拐弯抹角了，爸爸，你就直说吧，到底怎么了？"

"现在还没有到人生的最后阶段，我想我会很优雅地谢幕。不过最近我做了一系列检查和一次脑部扫描。"我告诉他。

他马上问："那结果是什么？"越来越没有躲闪的余地了。

我只好说："我刚被诊断出患上了早发型阿尔茨海默症。"

布兰登继续开着车，眼睛也仍注视着前方，但看得出他的脑子在思考我告诉他的这一结果。终于，他说："我明白了。"

其实，和其他人一样，他也已经注意到了我的一些早期症状，但却一直以为是我的怪癖或者与众不同之处，因此没有当回事。我们又谈论了一会儿，他问了一些关于诊断、后期发展以及我和这个家今后有什么打算的问题。他还想问更多的问题，但这样的对话已经让我感到越来越不自在了。我想起了电影《城市滑头》中乔恩·拉威茨的那句经典台词，"问题太多了！"于是我不再回答他。后来我们又开始聊别的事情，就像平时的父子聊天那样——聊工作、体育比赛和当下的政局。谈话过程中布兰登充分表现出对我的爱和赞同，但能看得出来他在掩饰着自己的情绪——不过那层盔甲他很快就会丢掉的。

我当时一直在期待着数周后 7 月 4 日那个周末前往充满田园风光的科罗纳多岛的旅行，同时也尽量不让自己联想到似乎我生命中所有重要的事件都发生在独立日前夕。科罗拉多岛距离圣地亚哥港口只有 5 英里（约合 8 千米），是一个像天堂一样的地方——它会让你产生一种灵魂出窍、身处另一个世界的感觉，是一个你永远无法忘记的地方。

但是首先要把未完成的事情做完，我得把自己的情况告诉另两个孩子。早先学新闻时我就已经明白，如果你不自己说出你的经历，一定会有别人替你说——这非常不适合我。

我的女儿科琳那会儿在华盛顿的国土安全部工作，担任那里的通信分析师，她当时正好回到科德角休几天假。现在她已经改行，在巴尔地摩的一所小学教一些下层社会的孩子。我的另一个儿子康纳在约翰逊·威尔士大学学习体育管理，当时他正在读三年级，可以经常回家。于是我们让布兰登从波士顿回来，开个家庭会议。我们借口说希望全家人一起出去吃顿饭。不过这也是事实，我们后来在东奥尔良的琼斯酒馆大吃了一顿，它位于去瑙塞特海滩的路上，非常适合全家人聚餐。

我平时总爱迟到，这次也不例外。孩子们在客厅等我，已经明显不高兴了。我躲在卫生间里，思考着怎么跟他们说这件事。我能感觉到我的耳朵发热，我实在不知道该如何开口。

后来，我不得不出来了。我问大家："有人想喝一杯吗？"

科琳说："爸爸，咱们出发吧，已经晚了。"布兰登和康纳也跟着点头。

我还想故意拖延，就继续说："我想喝杯红酒，你们谁想喝？"

几个孩子翻了翻眼睛，只好服从了。我妻子当然明白我的心思，已经拿起了酒杯。一杯恐怕是不够的。

"你们的爸爸有事情要对你们讲。"我妻子促使我不得不开口了。

所有的眼睛都看着我。生活中我从来不会怯场，可也不擅长表达。我暗想：就他妈照直说吧！我以为布兰登可能已经把那天我们的一些谈话内容透露给他的弟弟妹妹了。

那是一次很尴尬的谈话，需要跟他们解释我的病情和诊断，希望他们都能做好思想准备，但同时还要让他们不能太悲观。我讲完后，他们都哭了，过来和我拥抱，还问了一些问题。我认为，在一定程度上，他们其实早已知道，只是没人愿意讲出来罢了。最后是康纳打破了沉默，作为家中最小的孩子，他常会这么做。

他说："爸爸，这么说来，你正在失去你的大脑！"

"你可以这样认为。"我回答说。

我们都笑了，没人再接话。大家似乎明白了一切。然后我们一起去吃饭，又开始谈论爱国者、凯尔特人、红袜和棕熊这些球队以及冥王星和银河系。就像诗人罗伯特·弗罗斯特说过的那样，生活会继续，特别是如果我们想继续的话。我们有需要共同分享的时刻，也有需要共同支付的账单。伍迪·艾伦曾在电影《安妮·霍尔》中通过一个片段，用嘲弄的方式对人的生存本能发出了感慨。影片中有一个人去看心理医生，他向医生抱怨说，他弟弟觉得自己是一只鸡。于是医生建议他把他弟弟带来，可那个人却回答说："行，但是我需要鸡蛋！"

我们家也需要鸡蛋。

飞往圣地亚哥的旅途一切都很顺利，我没有遗忘一件行李。飞机离开波士顿后，在港口岛屿上空飞翔。当飞机从一个海岸飞往另一海岸时，下面呈现出的壮观景色令我特别兴奋和着迷，而且那天天气也非常好。几小时后，飞机在太平洋上空向右侧转，排队等待降落，那一刻我觉得自己平静极了。但是，就像西罗马帝国学者普布利乌斯·弗莱维厄斯·维盖提乌斯·雷纳特斯在千百年前就提醒过的："在和平的时期，要做好战争的准备！"

从圣地亚哥港口抵达科罗纳多岛需经过一条被称为银链的地峡。科罗纳多岛有一些美国最美的海滩，其自然风景令人心醉神迷，即使是最理智的游客都可能忘乎所以。科罗纳多在西班牙语里的意思是"加冕"，它的确是岛中的宝石，我已经迫不及待了。

第一天晚上，布兰登、我的大舅子路易和我住在科罗纳多岛上的万豪度假酒店，在那里可以俯瞰纯朴的圣地亚哥湾和市中心。我妻子已经提前到了，那天晚上她和她妹妹南希住在科罗纳多岛上的另一个酒店。在我的遗嘱里，我指定南希作我的家庭医疗顾问，因为我知道她非常了解我，总是从我的最大利益出发，为我考虑问题，肯定不会过早地把我送到看护中心。

当天下午我们去游泳，晚餐吃的是刚打捞上来的鱼。在海滨散步后，布兰登、路易和我回到酒店。路易还是和年轻时一样，不能熬夜，一回到酒店就去睡了。于是就剩我和布兰登去酒吧喝啤酒。我们之间还有一些未完成的事，对此他一无所知。这个时机显然很不恰当，特别是我们来这里本来就是为了逃离现实，可是我实在不能再拖了。

我这次把所有我签过的法律文件都带来了，在这些文件上我将布兰登列为我的委托人和法律监护人，以防万一我妻子也出现什么情况。如果我死去时还有财产剩下的话，那也将归到他的名下，然后由他分配给其他两个孩子。这样我就变得像律师希望的那样一无所有了。布兰登需要知道这一切，现在是时候了。虽然选择任何时候谈论这件事都不会是愉快的，即使在宁静的科罗纳多。

和上次一样，我还是不知道该怎么开口，虽然已经喝了点酒。于是我们走回酒店，我把布兰登带到我们房间外面的阳台，它的下面是茂盛的棕榈树和热带花卉种植园，它们都能经受当地的温热和海风。

　　我把文件递给他，可是他不想谈这件事，一点也不想。

　　他喊道："我不想谈这事！我他妈的不想谈这事！"

　　"我们得谈，布兰登，你需要知道这件事。因为你是长子，从现在开始你得承担起责任，况且我也需要你。懂吗？"

　　这是我与我的孩子们有过的一次最激烈的冲突，我希望这样的冲突以后再也不要发生了。

　　我又一次把文件递给他，可他还是不肯接受。

　　他大声喊道："胡扯！这些都是胡扯！"

　　我只好打开房门，从里面又拿出一摞纸，然后对他说："好吧，那你就看看这个吧。它们是我的医疗报告，用文字描述了一只天鹅将怎样从悬崖上坠落。"

　　我把这些纸在他面前晃了晃："看看吧，都在这里了。"

　　我们两个都很愤怒，我的大舅子被吵醒了，他起身，探头向阳台张望，问我到底出什么事了。

　　我对他说："没事，路易。"示意他赶快回去继续睡觉。

　　布兰登把那些纸拿过去，一共有大概三十页，开始看。

　　他在读到神经病学家对检测结果进行总结的那一页时停了下来。

　　医生在报告上写着："在我看来，可以做出上述诊断。但我不能确定他还能像过去那样工作多长时间……如果他的医疗顾问能开诚布公地向他的家人介绍一下他今后会遇到的越来越多的困难，或许对他有一定的帮助，因为这样可以减少他的一些孤立感。

　　布兰登看上去非常震惊。

　　他尖声叫道："扯淡！全是扯淡！"

　　愤怒之下，他把那些纸撕成了碎片，团成一团，扔下阳台。那些碎片——我私人的、无任何遮掩的医疗报告——像雪片一样落在棕榈树上。

"狗屁！我就是这么认为的，它们都是狗屁！"他的喊声越来越大，眼睛里噙满了泪水。

他停了一秒钟，喘了口气，又继续说："狗屁！爸爸，我跟你说，全他妈是狗屁！"他再次停下来，啜泣着。然后低声说："我说这是狗屁因为我知道它是真的。"

这时他扑到我身上，像个孩子般地哭起来。我们互相拥抱，又谈了一会儿，然后回去睡觉。

那晚我睡得不太好，天刚亮就醒了。一想到我的医疗记录——那些证明我正在失去大脑的文件，就像康纳几天前说的那样——散落在游泳池边的热带植物树丛中，我就感到很恐惧。

我抓起一个垃圾袋，冲到楼下，尽可能把那些撕碎的临床报告、检测结果和医疗诊断捡起来。我的过去和未来现在都在垃圾袋里了。

第 6 章

时光穿梭机

皮博迪先生是世界上最聪明的猎兔犬，55 岁以上的美国人都知道。它相当于人类的一位发明家、企业家、科学家、诺贝尔获奖者，并且两次获得奥林匹克运动会奖章。这对一个卑微的猎犬来说，实在给人留下太深的印象了。

20 世纪 50 年代末和 60 年代初，作为系列动画片《飞天鼠和波波鹿》里博学的猎犬，皮博迪先生非常善良地收养了一个名叫谢尔曼的傻乎乎的、橙色头发的人类孤儿。它凭着狗所具有的天赋，发明了一台叫作"WABAC"的机器，作为生日礼物送给了它的"儿子"，这是一台"可以重新安排一切"的机器。我们现在常将它称为时光穿梭机，因为它可以很容易地把过去发生过的事件按照我们的意愿重新布置一遍。

透过皮博迪先生自嘲式的幽默，我怀疑它可能也得了早发型阿尔茨海默症，不过它在当时可是大师级的人物。我发现它发明的"WABAC"机器，也就是时光隧道，比当下的现实与我联系更紧密。

我目前的生活在许多方面与时光穿梭机很像，只是早年的经历使我沉稳了很多。

回溯往昔，我已故的外祖母洛蕾塔·辛诺特·布朗出生在纽约布鲁克林区，在我小时候她总爱叫我"包打听"，因为我特别喜欢四处打探，问许多问题，而且还要刨根问底。我的外祖父乔治·沃尔特·布朗则出生在曼哈顿区，他是一位热心肠和善良的人，在上东区拥有几处棕色砖房，但在大萧条时期非常仁慈和宽厚地让一些交不上房租的租户继续住下去。他们俩住在韦斯特切斯特郡拉伊区拉伊海滩大街一座非常古典的二层红砖小楼里，距离长岛海峡的纽约港很近，几步路就能走到。他们老两口都在纽约市长大，也在纽约市工作，但后来他们移居到北边的郡，因为他们的亲戚都在那里，正如他们的前辈当年分别从都柏林、韦克斯福德、克莱尔和贝尔法斯特来到美国，聚在一起。

我们都把我的外祖父亲切地称为"乔治老爸"，他和位于爱尔兰北部的马拉费尔特有着密切联系，因为家里人在来美国之前都是在那里的一个教堂受洗和结婚的。现在那个教堂还在那里。

小时候妈妈通常每周会带我和两个妹妹莫琳和劳伦去外祖父家一两次，看望他和外祖母。我的外祖母身材娇小，又矮又瘦，但却难以想象的坚毅——很显然，她把这种不屈不挠的精神遗传给了我的妈妈。乔治老爸英俊、温柔、博学，是他那个时代的智者。他虽然个子不高，但心胸宽广。通常他说话不多，主要是外祖母和我们聊天，并用三明治和甜点吸引我们的注意。冬天她会给我们准备满满一大杯热气腾腾的巧克力，夏天则是清凉的柠檬水和从后院采摘的黑莓。大部分时间我会和她呆在厨房里，东瞧瞧，西看看，或者和她那只名叫"斗篷"的墨西哥吉娃娃狗玩。与此同时，妈妈则会坐在沙发上，尽可能与外祖父聊天——那个场面看上去有点尴尬。

后来，我渐渐意识到外祖父的身体出了很大问题。他说的句子越来越短，而且常常说着说着就没声了。有时候他会认不出我们，一个人坐在那发呆。当别人问他问题时，大多数时候他只能摇头，什么也回答不出来。我还以为是他的听力出毛病了。

妈妈后来告诉我，有时候外祖父会在迷茫不清的状态下不告诉任何人，独自一人走到拉伊火车站，乘快车到曼哈顿的中央车站，然后在上东区的街道上闲逛——也许那个地方能让他觉得自己还是个正常人。他还试着想去他以前的办公室。当地的警察都认识他，他们会给我外祖母打电话，确保他能安全无恙地回家。当时似乎没有人真正意识到他怎么了。

医生说外祖父的毛病是"动脉硬化"，这在当时就是指老年痴呆症。妈妈后来对我们说："外公病得很厉害。"

我永远也不会忘记，有一次我们去看他们，发现一楼餐厅里所有的家具，包括那张我常在上面做语法作业的红木桌，都不见了，取而代之的是一张光秃秃的病床。外祖父再也不能爬楼梯了，只好躺在楼下的病床上。

外祖父身体状况的恶化让我感到很难过，他以前是在我们面前慢慢走向衰弱，现在急转之下，完全依赖外祖母的照顾了，而外祖母也的确像一个训练有素的护士一样细心地关照他的一切。我妈妈非常爱她的父亲，爱他的全部；我们几个兄弟姐妹也很喜欢他，觉得他就是我们这个家族的主心骨。直到现在，我的办公室里还挂着一张外祖父的照片，是他当年在曼哈顿工作时照的，穿着西装，打着领带。同样是这张照片，我曾把它挂在我妈妈病床对面的墙上，那时她因阿尔茨海默症晚期住进了一家老年看护中心，几个月后她就去世了。在她去世前的那天晚上，我向她指着那照片，她竟然认出了她的父亲。他戴着金属边框的眼镜，还有他的脸型，这些都让我看上去有点像他。

外祖父去世前的几星期，外祖母一刻不停地围着他转。有一天她吃惊地发现他突然自己从床上坐了起来，并且开口说话，这已经是几个月来都没有过的现象了。他用特别温柔的声音说，他知道她为他所做的一切，他很感激她，还告诉她他非常爱她。这是他最后一次表达爱——这足以证明那些患有痴呆症和其他精神障碍的人，仍然具有观察能力，并且他们所能记住的事情远远超出我们认为的范围。妈妈听说后，冲回家中也试图与她父亲说话，但医生告诉她，像这样意识清醒的时刻是转瞬即逝的。这是血液最后一次流向大脑或者脑部残留的细胞最后一次发挥功能。外祖父很快就又陷入了混沌状态。

他去世的那天我永远不会忘记，事实上，它一直萦绕在我的脑海中。当我再回到那座红砖房时，病床已经被撤去，餐厅里的家具也都物归原位，好像什么也没发生过似的，但是我心里很清楚，这一切都和从前不一样了。

没有任何一样东西可以保持不变，除非历史能够重演。

古希腊伟大的哲学家赫拉克利特在公元前 5 世纪就说过："人不可能两次踏进同一条河流。因为当一个人第二次踏进这条河时，河已经不是那条河，人也不是那个人了……是新的水流而不是原来的水流在向你涌来。"

阿尔茨海默症是一种发展比较缓慢的病症，尤其对于那些早发型患者来说，他们非常清楚等待自己的将是什么，因此他们会尽可能提前做好储备，静候丧失一点点地吞噬它们。托马斯·沃尔夫是我最喜欢的作家之一，他在 1929 年的小说《天使望故乡》中写道：

啊，失落！我们无言地寻找那失去的语言和通往天堂的道路，还有那石、那叶、那扇未曾找到的门，你们出现在何时？何地？

现在我的脑海里总是在寻找、回忆时间和地点。我的外祖父在患上阿尔茨海默症后一直拼命找寻失落的语言，可他的大脑已经被丢弃在背街小巷，他再也不可能把它找回来了。患病后的外祖父已经变成了另一个人。但我母亲很少提到他的病，只是说他虽然需要忍受不少痛苦，可他活得很有尊严，依然能够带给他人鼓舞。她对我说，人活着时就应该这样，即使遭遇苦难也要保持尊严。后来当妈妈自己也患上阿尔茨海默症后，我们这些亲人对她的病同样避而不谈，甚至采取否认的态度——这是对待阿尔茨海默症以及其他一些会彻底改变生活的疾病的常见反应。等现在轮到我时情况依然如此。

"这不是否认，"讽刺漫画家比尔·沃特森曾说，"我只不过是选择性地接受现实而已。"

我们所有人，不都是这样吗？

实际情况是，我们每三个人中就有不只一个（未来这个数字还会增长）在一定程度上接触到这种病——要么是自己需要与之抗争，要么是自己的家人、朋友或同事中有人患上这种绝症——然而，令人感到奇怪的是，这种病在讣告或死亡证明中却极少被提及。患者的家人都不肯承认患者得了这种病，或者不愿意把它说出来。这种集体性的否认一直是报纸、杂志和医学期刊讨论的主题。《纽约时报》数年前的一篇报道就曾写道：

科学家表示，当他们试图追踪调查患者家族中是否有阿尔茨海默症的遗传历史，或想要了解患者的发病年龄时，常常会遇到患者家人的抗拒，对方否认家中有长辈或亲属曾经得过这种病。……患者已成年的子女通常不会将他们患上阿尔茨海默症的实情告诉他们，觉得这样对患者本人是一种保护，就如同以前人们不愿告诉癌症患者他们得了癌症一样。专家认为，这一方面是因为这种病的症状比较特殊，另一方面则是由于家中其他成员担心自己会受遗传影响，有一天也患上这种病。

于是，家属之间达成默契，只对患者敷衍地告知一下诊断结果，或是当面简单说几句，或是故意在电话里匆匆带过。拒绝接受令人不悦或恐惧的现实是人之常情，但向一个人屏蔽事实以及事实将产生的后果则是徒劳的。这完全是一个死胡同。

这样的做法就好比对一个听不见的人说："可你看起来不像是个聋子。"

在冥王星上你听不到什么声音。那是一个黑暗、冰冷的地方，与世隔绝，寂静得令人窒息。

1930 年，沃尔特·迪士尼创作了一只蠢笨迟钝的宠物狗给米老鼠做伴，给他取名布鲁托，意思就是冥王星，因为它的样子与观测到的冥王星的部分影像非常相似。冥王星稀薄的大气层中主要是氮气、甲烷和一氧化碳，在这样一个幽深、没有生命的地方，是不可能有连贯的思维的。在冥王星以外，也就是相当于地球距离太阳 900 倍远的地方，是塞德娜。科学家认为，它的表面有 60% 的甲烷冰和 70% 的水冰，能够在表面以下支撑起一个液态海洋。在未来的 72 年里，这颗矮行星会离我们越来越近，同时会变得更明亮，但随后它又将开启时长 10500 年的远离和返回太阳系的运行旅程。在适当的时候，可以搭乘它从冥王星归来。

前往冥王星是一个比喻，用来形容我逃离现实的想法。我希望那里能带给我安慰，并且让我能充分释放焦虑、恐惧、悲伤和愤怒——在深不可测的茫然中让自己变得麻木，也平静下来，不再为自己失去控制而痛苦。每天我都需要拼命抵御放弃的冲动，有时候不得不提醒自己回到现实中来。我的妻子、孩子和朋友也常常会在我面前打响指来唤醒我。

那种游离的状态就像在无风的天气里驾驶帆船。对阿尔茨海默病人来说，它的变动不会很快，是一种叫人困倦的经历，可以让不断恶化的脑功能得到一点喘息；就好像插头在插座上松动了，于是灯开始不停地闪烁。在冥王星上，大脑和身体都是放松的，不再处于高度警备的状态，因此它对我和其他一些阿尔茨海默病人有着很强的吸引力。在现阶段，这样的放松的确能让我平复情绪，不过我也深知，到了一定时候，灯就永远不会再亮了。

我常常会手里举着灵魂的手电筒在冥王星上寻找我的母亲，虽然我知道她并不在那儿，因为她应该在天堂。数月前，有一天晚上我实在无法入睡，又进入了那种游离的状态。夜已经很深，我躺在客厅的沙发上，脑子里不断重放地球上发生的各种事。突然间我觉得有个女人坐在我旁边，当时我不能确定自己是处于游离、清醒还是睡梦中——现在仍不能肯定。起初我以为这个女人是我妻子，她背对着我。可是当她转过身来看着我时，我发现她是我妈妈。她凝视着我。

我对她说："妈妈，我睡不着！"

"没事，"她语气平静，"我也睡不着。"

我到现在还记得，她用手抚摸着我的头，几秒钟后，我就睡熟了。那是我有生以来睡得最放松、最安宁的一觉。

我妈妈后来还出现过几次，一次是以盛开的芙蓉的形状出现。我妹妹劳伦曾从朋友那里得到过一株芙蓉，可是它几乎不开花。但在我妈妈生日那天，当我们全家人都聚在劳伦在波士顿郊外的家中时，它罕见地开花了。花朵是黄色的，让我们都感受到了妈妈和我们同在。劳伦还告诉我们一件事。那是在妈妈去世后不久的一个夏日，她开车来科德角。途中她排队给车加油，这时她发现前面是一辆黄色的吉普车，而最引起她注意的是这辆车的车牌号RIP Mom，意即：安息吧，妈妈。

诸如此类的事情无法核实它们的真实意义，因此可以让人产生无限的遐想。如果我认定一种可能性，就可以在此基础上延展开去。

一年之后一月份的一个晚上，天气极冷。我还是睡在沙发上，因为我妻子当时患上了严重的鼻窦感染。每隔两个小时，我就会起来，在房间里漫无目的地走一会儿。有一次我起来上洗手间，当我回到沙发时，我看了一眼炉子上的电子钟，凌晨4点12分，但外面仍像夜晚一样黑。就在这时我注意到有一样东西正慢慢地移到燃尽的木炉边，它应该只是我脑中的一种意象，但我很镇定地看着它。起初，我以为这只是一个视觉错觉，或者确切地说是我的又一次幻觉。可是当时我非常清醒，就一直聚精会神地盯着它看。然后我发现它是一个女人的轮廓，她有金色的头发，穿着我熟悉的衣服。它慢慢地朝我走来，先是背对着我，然后转过身来。这个女人用右手示意我跟着她走，她就一直这样召唤我。这时我意识到她是我妈妈，或者是一个很像我妈妈的女人。她身后还有一个男人的影子。渐渐地，她转而召唤那个男人跟她走，就像刚才示意我的那样。我不能肯定那个男人是不是我父亲，但看得出来他在犹豫。我想如果这一切都是真的，那我父亲当时一定在对我妈妈说："金妮，咱们别吓唬格雷格了！"

　　我当时很镇静，并没有感到害怕，但我知道还不到我走的时候。于是，我开了灯，什么也没看见；我又关了灯，还是什么也没看见。然后我平静地睡着了，感到自己并不孤独。第二天我把这一经历告诉了我妻子，我还同她开玩笑说，我妈妈可能是来找她的一份菜谱。我愿意相信那就是我妈妈，但万一不是她呢？如果这是家里另一个人也将患上这种病的征兆，那才真正让我害怕。

第 7 章

聪明药

睡眠有益于灵魂的休息，但要完成工作，就得在清醒的时候，让大脑处于"开着"的状态。一个人在生活中无论有怎样的愿望，都既需要自身的全力以赴，也需要他人充满热情的指教，才能实现。我这一生有过许多非常优秀的老师，其中对我帮助最大的是我在斯特皮拿奇主教学校上高中（1968届）时遇到的两位教练。这所学校位于纽约州白原市的玛伦内克大街，从布朗克斯出发，沿 95 号公路行驶，从第 5 个出口出去就到了。我那时很喜欢体育，但对戏剧也很感兴趣，后来决定专注于舞台表演。当时负责教戏剧的教练是詹姆斯·卡什曼和伯尼·麦克马洪老先生，他们对我的启迪太大了，并且教会了我表演时怎样做到不露痕迹、不怯场和挥洒自如。他们是我毕生的老师。他们教过的学生中有两个最为出色，在表演领域取得了巨大的成功。一位是获得了奥斯卡奖的男演员乔恩·沃伊特，他是 1956 届的；另一位是 1952 届的艾伦·阿尔达，他因电视剧《陆军野战医院》和一些其他经典作品而闻名。不过我本人最喜欢模仿的男演员是已故的莱尼·蒙塔纳，他在不朽的电影《教父》中扮演了职业杀手卢卡·布拉西。我最喜欢其中的一个场景，就是卢卡·布拉西为了不出闪失，反复、缓慢地准备婚礼上给柯里昂的祝词。

"柯里昂，今天您邀请我来您家参加您女儿的婚礼，令我备感荣幸和激动。祝愿他们生的第一个孩子就是一个生龙活虎的胖小子！"布拉西不停地用缓慢、慎重却又略带狼狈的节奏进行着练习。

现在，每次在开会、家庭聚会、拜访新客户和发言前，我也要反复排练许多遍，以确保万无一失。无论是俏皮话还是深思熟虑的评论和致词，我都要提前想好并反复揣摩。有时候我还会像小孩一样记笔记。我不敢再发表任何即兴讲话了，一切都要彩排好后才能开始表演！我很擅长表演，相当擅长。詹姆斯·卡什曼和伯尼·麦克马洪老先生在这方面对我进行了很好的栽培——他们教会了我做事情要有敏锐的洞察力、谦虚谨慎的态度和相信自己能够奋勇前行的信念。

对付痴呆你必须加倍努力，否则你就总是呆在冥王星上了。在从古埃及时代就开始的赛艇比赛中，整个团队一定要齐心协力，才能驱动比赛的船只行过奔腾的水面。但对阿尔茨海默病人来说，他只能凭一己之力去全力划桨，因为在下桨和回桨的过程中船上没有任何人能与他配合。在下桨时，赛艇运动员的臀部要与桨架对齐，这样才能使插入水中的桨叶力量最大。然后他通过用力蹬腿将座位推向船的一端给桨施加压力。当腿基本伸直的时候，他再向另一端移动身体，最后把双臂拉回胸部的位置。当双手触到胸口后，猛然向下使劲，让桨叶划出水面。在划水动作的最后环节，当桨叶还在水中时，双手向下轻轻把桨卸下，这样储存在桨弯曲处的弹簧储能就能转移到船上。这样做比在水里卸桨用力少很多，可以最大限度地储备力量。

回桨的过程是在驱动船体之后——把桨从水中移出，同时协调身体的动作，为下一轮下桨做好准备。

对付阿尔茨海默症也是如此——在大脑被洪水吞噬之前，你需要不断地下桨和回桨。

当然，会有许多人在岸上为你加油鼓劲，家人、朋友、医生和同事等，但实际上他们中的不少人并不真正明白自己在做什么。对于阿尔茨海默病人来讲，你是在船上孤军奋战。因此，你必须划得更用力一些！

如今痴呆症包含很多种，作为一个医学术语，它有许多含义。以前人们习惯于用"动脉硬化"这个词，但现在已改用更专业的词了。迄今为止，已被识别出的痴呆症类型多达 80 多种，阿尔茨海默症是其中最常见的，其他的还有：路易小体痴呆症、克雅氏病、亨廷顿病、额颞叶痴呆（包括皮克病与原发性进行性失语）、感染人类免疫缺陷病毒（即艾滋病）伴发的痴呆、拳击员痴呆症（即拳击员综合征）、皮质基底节变性以及其他与遗传相关的痴呆症。

通过使用最前沿的技术和诊疗来缓解症状，同时制造出起诱饵作用的化学物质来吸引破坏神经递质（乙酰胆碱）的酶，并让它尽可能多地发挥作用，可以在一定程度上让阿尔茨海默症的发展放慢节奏。我现在每天要吃一大堆药，它们有助于放慢我的好日子被吞噬掉的速度。多奈哌齐通过减缓神经递质乙酰胆碱的分解来提高神经细胞的功能，而美金刚（盐酸美金刚）则可以阻止杀死大脑中神经细胞的化学物质的传输。

我的好友们称它们是我的"聪明药"。

还记得吗？ 1982 年时曾上映过一部名叫《创》的电影，电影中有一位计算机程序员被送往计算机主机中的软件世界，然后他为了重新返回人间，经历了一系列令人恐惧的程序。这就是我现在面对的状况，也是数以百万计阿尔茨海默病人的命运，除非能够采取有效措施征服这个可憎的入侵者。

每天早晨对我来说都差不多，一切都处在混乱中。一睁眼，我就必须聚焦于那五个 W：谁（who）、什么（what）、哪里（where）、什么时候（when）和为什么（why），以及怎样开始一天的生活。就好像是在重启我忠诚的笔记本电脑一样，以免我脑中的各种文件散落一地。我这样做虽然是出于本能，但还是伴随着抑郁、恐惧和焦虑，而且这种感觉从走向卫生间就开始了。在卫生间里，我按照医生的建议，在牙膏、洗手液和外用酒精上都贴上了标签，因为我常常会误把洗手液当牙膏用，甚至还有两次用酒精漱口。贴上标签，每次用之前仔细看看会好一些。

然后，我继续检查我的清单。我会把要做的每件事都写下来，打印出来，或者记在手机的日历里。我的生活已经变成了一种战略部署，我对每件事都要建立战略规划、行动计划和备选方案。有时候制订的计划会不折不扣地完成，有时候会有偏差，更多时候则只是一个目标，一个力求达到的最佳境界。我现在面对着一个强大的敌人——我的大脑。它曾经是我最好的朋友，可如今我看不到任何能与它和解的机会。不过我仍告诫自己：不能让这个混蛋把我打败。

漫画家盖瑞·拉尔森总能击中要害。1986 年，围绕着大脑的潜能是否能不断扩展有过激烈的争论，对此，拉尔森创作了一幅经典的漫画。画面上，在一间非常拥挤的教室里，一个体格庞大但脑袋很小的学生举着左手。教室后面的墙上挂着一个钟，上面的指针指向上午 10 点。学生旁边出现的字幕是："奥斯本先生，我可以请假吗？我的脑子已经装满了。"

临床上讲，我们的大脑从来不会被装满，可是有时候我觉得我的大脑空空如也。斯坦利·库布里克的恐怖电影《闪灵》中的那位小说家杰克·托伦斯的怪诞形象一直萦绕在我的脑海中。托伦斯是由年轻的杰克·尼克尔森扮演的。这个人物在写作过程中变得疯狂，当时外面狂风暴雪，他在空空荡荡的酒店里，一页一页不停地重复写着同一个句子："只工作，不玩耍，聪明孩子也变傻。"

玩耍对我来说就是每天要运动身体和大脑，从而使大脑总是处于活跃的状态，就像经常拉锯以防止生锈一样。这样的努力也许对大脑有些残酷，但你至少可以了解到它是怎样工作的。有人说大脑工作时像一台计算机，有人则认为像一个交响乐团。事实上，它是两者兼而有之，但也许像乐团的成分更多一些，因为要想获得演出成功，各种乐器必须依照指挥的指示精准地衔接。大脑也是如此，需要时刻与人的身体和精神自如地配合。

因此，黄昏时分，我会在床上躺一会儿，让大脑休息一下。日落后我会出去跑几英里，目的就是为了增加脑部的血流，否则那个时候我的大脑会陷入更加混沌的状态。我会跑到实在跑不动为止。但是最近医生发现我有严重的椎管狭窄和脊柱侧弯现象，因此我不能像以前那样跑了。现在我只好每天晚上在健身房的跑步机上锻炼，先跑 15 分钟，然后再竞走 4 到 5 英里（约合 6.4 到 8 千米）。疼痛依然存在，不过对脊髓造成的冲击没那么强烈了。我坚持这样每晚锻炼身体，能够有助于减轻一天下来积累的困惑和心神不安。这在痴呆症患者身上非常普遍，通常被称为"日落症状"，因为它是由于光线变暗引起的。这个时候患者会表现得极其愤怒、激动，情绪大幅波动，就像蒲公英在太阳落山后就把头部紧紧闭合起来一样。

遵照医生的要求，我每天晚上都努力锻炼我的身体和大脑。从健身房回来后，我通常还会再写作两个小时。医疗专家鼓励阿尔茨海默病人和其他类型的痴呆症患者设法从事一些有创造性的艺术类工作，特别是那些本来就是作家、音乐家和艺术家的患者。写作能令我重新感到完整——直至困惑再次占据我的头脑。

患上阿尔茨海默症后，身心的疲劳感会加重，而且由于无法入睡导致的焦躁不安会让人不停地踱步或徘徊。专家认为，随着与阿尔茨海默症有关的蛋白质斑块和缠结在大脑中增加，患者的视交叉神经核可能受到了影响，而这一部位与睡眠习惯和光线的变化有关，于是就出现了"日落症状"。

患上阿尔茨海默症以后，太阳每天在混沌中升起和落下，即便凝视许久，原本熟悉的面孔有时也没法认出来。更有甚者，这种病还会让患者张冠李戴，就像 1997 年由尼古拉斯·凯奇和约翰·特拉沃尔塔领衔主演的动作片《变脸》中所描述的那样。我现在的生活，有时看起来，就像一连串的笑话。患上这种病的人有时会看到或体验到现实中并不存在的情形，有时则无法识别现实中的人和地方。

有几次，我早上醒来甚至都认不出躺在我旁边的妻子。我知道我的确应该与这位迷人的女士睡在一张床上，但是我却不能肯定她是谁。她看上去很面熟，可有几分钟时间里我没有想明白我与她的关系，虽然我已经和她同床共枕近四十年了。这很令人不安。我从未把它告诉我妻子，太丢人了。反正她还在熟睡中，因此我就当它没有发生吧。

2010年11月，我在纽约肯尼迪机场等我的妹夫卡尔和我的两个弟弟，提姆和安迪，我们将一同飞往香农。我们每年都会回一次爱尔兰，那里总能让我想起许多思想家和作家。

我们将先飞到香农，再次游览西海岸田园般的风光。数百年来，那里曾经吸引过从丁格尔到多尼戈尔在内的许多作家和艺术家。它有着层层叠叠的悬崖、绿油油的牧场、四周被苔藓覆盖的石墙，以及虽然有些斑驳但仍很温馨的村庄，这些都能带给艺术家们创作的灵感。之后我们会从那里乘火车穿岛前往都柏林，充分领略这座位于利菲河和爱尔兰海交汇处的壮丽古城。这座城市始建于公元140年，曾经孕育了詹姆斯·乔伊斯、威廉·巴特勒·叶慈和萨缪尔·贝克特这些伟人。

坐在肯尼迪机场的入口处，我陷入了遥远的回忆，包括在成立于1592年的三一学院里穿行；沿着奥康奈尔街漫步，那里是1916年爱尔兰独立战争期间复活节起义的发生地；在利菲河南岸的圣殿酒吧区流连忘返，那里文化气息很浓，其名源自17世纪的坦普尔家族，1609年威廉·坦普尔爵士担任过三一学院的教务长。酒吧区的核心地段是菲斯安博大街——1742年4月12日亨德尔的经典清唱剧《弥赛亚》就是在这里首次公演，自那以后每年该剧都会在同一时间、同一地点演出。1791年在尤斯塔斯街附近的一个小酒馆，爱尔兰共和党中的一支革命组织，爱尔兰人团结会，宣布成立。他们在1798年发动了爱尔兰抵抗运动，目的是要结束英国对爱尔兰的统治，建立一个独立自主的爱尔兰共和国。圣殿酒吧区迷宫般交错又狭窄的鹅卵石街道，处处体现着都柏林精神。

我宁愿这样在历史中沉思，也不想回到现实——因为对我来说，过去比未来更实惠。当时周围的环境很安静，但突然间，我的发呆，或者说是遐想，被来自背后的一掌给打断了。

"嘿，白吃！"

许多年前我父亲给我起了这么个绰号，因为我总是喜欢吃免费餐，比如修女或其他任何提着篮子的好心人分发的救济食品。

"嘿，白吃！"那个人又大叫了一声。

我目不转睛地盯着他，可是我不认识他。我对这个看上去六十多岁的人竟然叫我"白吃"感到很生气。纽约人总是这么没礼貌。

那个陌生人问我："你没事吧？"

我很奇怪，心想："我在冥王星上能认识你吗？"

我再次盯着他看，仔细琢磨他的表情，然后渐渐开始把一些细节联系起来。像拼图游戏一样，我最终拼出了一幅熟悉的画面。我又看了他一次，确认他是我的妹夫卡尔——来自索拉里诺的第一代意大利裔美国人。我从小学二年级时就认识他了，我们在同一所天主教学校上学。他对我一直就像个大哥，而且凡事总是站在我一边。

"我是你这次旅行的法定监护人，"他笑着说，"所以你得表现好点！我现在要给你身上挂个广告牌，背面写上我的电话号码，这样如果你走丢了的话，别人会知道该跟谁联系。"

我的"保镖"每年都陪我一道回爱尔兰，但这是最后一次我和我的大哥卡尔在一起。再过一阵他就该退休了。前不久，热爱户外运动的卡尔从高处跌落在新砍伐的树桩上，当场离世。

在科德角，距离多恩溪拐弯处不远，就是楠塔基特海峡的边缘，同时也是维奇密港口的入口处。那里的地理环境堪称完美，是科德角所有水系交汇的地方。

在港口的入口处，是一大片优美的海滩，它是科德角为数不多的一直在扩张的海滩，一年差不多可以延伸 7 英尺（约合 2 米）。

在港口的北端，夏天时会有一排排帆板和游艇，它们像哨兵一样看守着来来往往的水道，同时俯瞰着那家富有传奇色彩的汤普森蚌吧。它曾经是密西西比河以东最大的海鲜餐厅，那里供应的蚌品质最好。食客们得花上一个半小时才能在这间容纳了 450 个座位的餐厅等到一张桌子。在炎热的七月，它每天晚上要接待 2000 多位客人。

现在它成了附近唯一的海滩俱乐部，一个非常奢华的私人俱乐部。

2011 年 6 月 19 日，那个星期天的下午，海滩俱乐部开张。那天阳光在楠塔基特海峡上闪耀。我作为媒体顾问的工作就是吸引媒体并且向来宾介绍价格不菲的霞多丽和赤霞珠等葡萄酒以及各种各样海鲜美食，你只可能在纽约和波士顿最好的酒馆才能品尝到这些。我干得不错。到达的时间不早不晚，穿着汤美巴哈马牌的斜纹棉布裤、马鞍鞋和我在都柏林买的一件复古衬衫，它看起来就像是刚从泰坦尼克号的甲板上吹落下来的。这样的工作不需要什么配合指导，一切都进展顺利。我发现我的好兄弟约翰·耶卡尔斯基也来了，他正端着一小盘子牡蛎站在游泳池旁，与某位精英人士聊天。约翰之前没有告诉我他会来。

我拍了拍他的后背，打断了他们的谈话，对着和他聊天的那个人开玩笑说："这家伙没让你讨厌吧？"

他冷冷地看着我，吓得我目瞪口呆！原来他根本不是约翰！俱乐部里的客人都是些来自上流社会的富豪，他们并不喜欢与不熟悉的人拍后背或者往肩膀上来一拳。我在那人身边非常窘迫地站了大约一分钟以后，终于意识到了这一点。我在脑海中把各种细节串连起来，发现这个人其实一点也不像约翰。

我只好道歉说："对不起，我认错人了。"

我赶快走开了，感到自己脉搏跳得很快，脸胀得通红。

这是我第一次遭遇这种好像我是个外星人的体验。我认识约翰已经三十年了。我马上想到了我妈妈，她以前也多次出现过类似的状况。想到这一点令我很沮丧，但我没有停下，而是继续朝前走。我想，不管怎么说，现在已经没事了。当你从马背上摔下来时，你得赶快再骑上去。我再重新找个人聊聊呗。

几分钟后，我对一位站在通往海滩的人行道附近的男士说："你或许不认识我。"同时，我向他伸出手，而他与我回握。

他一边微笑一边晃着脑袋说："你真会说笑。"

我真好奇：怎么在短短几分钟里，我就从一个傻瓜变成了一个会说笑的人呢？

我更加仔细地看着他，认真观察。我的确不认识他。

"不好意思，那天咱们见面后我没有马上联系你。"对方向我道歉。

黑暗又一次笼罩了我。我像一个听话的学生，开始问他一些问题，绞尽脑汁地想找到一点线索。可是我什么也没找到，脑子里始终是一片空白。

但我仍凭着记者的本能继续与他攀谈，闲聊一些有关体育运动和即将到来的夏天的打算。我在心里对自己说，别恐慌，专心听，不要放弃。罗马皇帝、斯多葛派哲学家马可·奥勒利乌斯早在公元1世纪时就告诫人们要"活在当下"。这些年来我一直运用着这一策略，认真观望，直到能想起点什么或者得体地结束谈话。

这时，那位男士指着他左边的一个人对我说："格雷格，我想介绍你认识一位我的朋友，我觉得你能给他的业务提供帮助。"

他们两人都有名片放在桌子上，这是一个线索。太好了！该死，我终于想起来和我谈话的这位是我认识了许多年的客户，他妻子还是我妻子的朋友。

全都想起来了。我对阿尔茨海默症又产生了一线希望。只要你还能走路，或者即使不能走路了，都该每天见见新朋友——即便其中有些人已经是老朋友了。

大约半年之后，我又有一次见到新朋友的机会，那是在福克斯堡的吉列体育场举办的一次顾问会议。多年来我一直担任卡夫集团的顾问，负责公共关系拓展和沟通策略。那天我到的很早，因为我要见斯科特·法姆兰特。他是我的朋友，也是一位顾问，并且是波士顿米尔斯公关公司的主管。几个月前我已经告诉他我被诊断出患上了阿尔茨海默症，因为医生建议我应当向比较熟悉的客户和顾问透露实情。我们在一起讨论了今后的项目，斯科特答应在一些我力有不逮的方面助我一臂之力。这样的安排既出于我们之间的友情，也出于他对我病情发展的充分理解和体谅。

那天我有点不在状况，但还是尽量将自己掩饰起来。现场的许多细节又联系不到一起了，因为我有一两天没吃药了——就是忘了，没有什么复杂的原因。当时是一月份，但那天天气晴朗、阳光灿烂，因此我下决心一定要克服迷惘不清的状态。

当我进入会场时，我一个人也认不出来。他们看上去有点面熟，可又像是一支刚刚进驻这里的全新队伍。我左手边的一个人非常友好、热情，主动和我聊天。

我们一起谈论了项目的效益、对立的议题、媒体以及推送信息的新渠道。很显然，他认识我，但我实在不好意思问他是谁。

聊了一会儿之后，他说："咱们去拿杯咖啡吧。"

"我也想喝咖啡，"我回答，"不过我正在等斯科特·法姆兰特。等他来了我们再一起去吧。"

沉默。

然后，那人伸出胳膊搂着我，在我耳边悄声说："格雷格，我就是斯科特。"

羞耻感向我袭来。但我仍没有放弃幽默一下，于是我回答说："噢，那太好了，斯科特，这样我们就不用等你了。"

我们走出会场去喝咖啡，谁也没有再提我大脑断线的事。斯科特真是个好人。

第 8 章

头颅里的巨石

苏斯医生曾经鼓励我："大脑在你的头颅里，脚在你的鞋里。你可以按照自己选择的任何方向朝前走。"

可是如果有巨石在我的脑中，我就做不到了。

因为我是个男孩，小时候我妈妈常说我有个石头脑袋。几十年过去，我妈妈一语成谶，我头颅里那些石头正在阻碍大脑传输和加工信息。每个早发型阿尔茨海默病人都是如此。

我一直有着特别的运气，常常引来降雨——我是说，我总有能力挣到一些小钱，支付家中的各种开销。可是近来，这方面的情况发生了反转。虽然说以前我也不是什么模范管家，但我现在花钱的方式实在是莫名其妙，有时简直像个酒鬼。按照医生的嘱咐，我已经把我所有的信用卡转到我妻子名下。她和我绝对忠实可靠的妹妹劳伦每天都会检查我的网上银行和借记卡的交易记录，以确保我在花钱方面没有出现闪失。但时不时地，她们会发现令人惊讶的情况。最后，我不得不交出我偷偷保留的一张运通信用卡——我实在太想维持一点自我存在感了。

压倒我的这最后一根稻草出现在 2011 年圣诞节。每年的平安夜，在参加完教会的仪式后，我们全家人都会去可以俯瞰查塔姆内港的查塔姆酒吧亲亲热热地吃一顿饭，然后回家很隆重地重温切维·切斯主演的《疯狂圣诞假期》。虽然看过许多遍了，但每次看时我们仍会大笑不止，并且会抢着说出那些经典台词。

我一直非常喜欢过圣诞节，就像飞车之王伊维·柯尼维尔在驾驶摩托车飞越大峡谷前那么激动和期待。这一年的圣诞节也不例外，可是平安夜那天早上有一阵子我觉得异乎寻常的安静，脑子又出现了空白。中午我在一家商店外面听到音响里播放着《平安夜》这首歌，突然感到一阵恐慌：我没有给大家买礼物！家里人都已经去商店采购了圣诞节礼物，只有我还没买。于是我急忙翻出我的运通卡，冲进商店，用了不到十五分钟的时间买了将近一千美元的东西。至于为什么要买它们，我完全想不起来了——它们实际上都是些没人要的鸡肋：带有波士顿凯尔特人队标志的射击眼镜、一次性餐盘和塑料叉子、一块放门口的擦鞋垫。我像个好心的精灵一样把这些"礼物"包装好，放在圣诞树下，期待着家人在圣诞节早上打开。

让我震惊的是，到了圣诞节早上，我突然意识到我早在几个星期前就已经把礼物买好了，而且都是非常精美的礼物。当大家打开我突击买的那些稀奇古怪的东西时，我发现妻子和孩子都望着我发笑，有些让我感到羞耻，当然也有些善意的提醒。然后布兰登伸出大手，向我要我的运通卡，这样他才可以去退货。

我妻子当时一定在想她最喜欢模仿的那句《疯狂圣诞假期》台词：这不只是乱花钱的事，我希望你们这些孩子能明白这是多么浪费资源啊！片中主角克拉克在房子里拉了 250 根电线，每根线上串了 100 个灯泡，因此整个房子一共有 25000 个灯泡！可是最后它们一个也没亮。

而我心里想着另一句台词：即便第二天早上醒来发现自己的头被缝在了地毯上，我也不会比现在更吃惊。

和克拉克的房子一样，我大脑里的灯也总是闪烁不定，它们一会儿开着，一会儿关上；一会儿亮了，一会儿又灭了，就这样不停地反复。有时候我自己能察觉到，有时候则不能，比如突然断片、短期记忆丢失、头脑里嗡嗡作响等。这些情形发生的时候，就像海水涌上我的前额，水流十分猛烈，冲过我的头顶和两侧，接着又向下，沿着我的脖子，翻过我的肩膀，让我渐渐失去知觉。我能感觉到它的压力。刚开始，我很害怕，极力想阻止它，可是我做不到。于是我只能学着与之共舞，可惜我跳得不怎么样。情况好的时候，节奏是平稳的，偶尔会出现步调不一致的现象；情况不好的时候，节奏完全失控，就好像两只都是左脚，总是绊在一起，跌跌撞撞，无法前行。

现在我会时常备好一些有关体育、政治和宗教的段子，以应对那些打算与我深聊的人。这也是一种防御机制，与此同时，我尽量不让自己出洋相。我实际上是在和自己玩游戏，而且每天我的赌注都在增加——看看我还能坚持多久不让别人发现真相。有时候我和他人的交谈会突然跳到一个毫不相干的话题，这时朋友或同事会礼貌地问我："你跟我们说的是一回事吗？"还有的时候，当我用邮件给客户发送一张剪报时，尽管我认为自己仔细检查了剪报上文章发表的时间和它的主题，可后来还是发现那份剪报已经是好几年前的了，而且与当下的问题没有任何关系。我因此损失了一笔每月 5000 美元的大收入。不过我不怪客户，我只怪我自己，怪这种病。

由于大脑有时会瘫痪，我只能更多地挖掘自己的认知储备，但我知道有一天我会连它们也用不了。各种症状斗争的过程令人备感疲惫，但如果你赢了的话，你会感到很振奋。这是一场为获得清晰思维而进行的鏖战，迄今为止，我还保持着赢多败少的记录。对我来说，这就像大西洋里的鲱鱼每年初春开始迁徙时的表现——成千上万的它们迎着汹涌的海水从科德角湾游向它们的出生地上磨池塘的淡水区产卵，期间它们必须爬过光滑、陡峭的水石梯子。这些鱼会一遍又一遍地被水流冲下去，头撞到岩石上，但出于本能，它们仍会继续向上爬。

认知储备也同样原始！已故的导师约翰·海伊在他那本激励人心的书《奔跑》中，对布鲁斯特的这一奇观进行了生动的描述。他写道：

> 那些鱼不停地向上游。我看到它们在湍急的海水中来来回回地挣扎着向

前，背鳍划过水面，腹鳍呈扇形展开，尾巴则不停地扑打和划动。它们密密麻麻地聚在一起，忽然间又分散成一排向前猛冲，迅速浮出夏日的海面。它们做这一切都出于生理反射，而非有意识的思考。

但有意识的思考是人类生存的关键，丢失理智就等同于死亡。患上阿尔茨海默症后，我一直努力去战胜飘忽不定的思绪，可有时我实在控制不了。还有视觉错觉——其实就是幻觉的委婉说法。这一症状从几年前就开始出现了。有一天晚上，我喝了一杯加了牛奶的咖啡，开始看体育节目。突然间我发现一些虫子似的的小东西——腿细细的，长着绒毛——正沿着天花板向我爬过来。我惊恐地看着它们一点一点向我靠近。它们从一面墙爬到另一面墙，然后成群结队地向我漂浮而来。我想起我妈妈跟我描述过类似的现象，于是我用手把它们拨开——它们消失了，留给我一身冷汗。不仅在晚上，它们也会在其他时间出现，反正每隔一两个星期就出现一次。现在也仍会来，有时一大群，有时就只有一个，有的长得像蜘蛛，有的外表很扭曲。有一次它们竟然像军队一样浩浩荡荡地向我袭来。那是两年前，当时我正在凤凰城我的老朋友雷·阿蒂格家中。雷是一位沟通分析师，并且曾担任过凤凰城太阳队的副总裁。早上 8 点我在他家的客房醒来，看见它们列成方阵向我靠近。我挥手击打它们，它们消失了。

幻觉不再令我感到恐惧。妈妈告诉过我，它们会来，也会走。作为一位艺术家，对待恐惧她通常这样给自己壮胆：把挂毯翻过来。不要看下面的线头，只看艺术图案本身；不要害怕继续前进。

石头总能吸引我的注意，从我小时候在科德角过暑假的时候就开始了。暑期结束离开时我总是感到很难过。我至今记得，那会儿每次我装行李时都会觉得心里空落落的。我用推车把行李——有破洞的运动鞋、口袋里都是沙子的牛仔裤、被太阳烤白了的冲浪板、皱巴巴的棒球帽——送上旅行车。每次离开时好像都会下雨。

当我们全家十口人准备离开前的半小时，我会抓紧时间再去一趟桑浦镇海滩附近，看一眼鲱鱼溪路的小屋。沿途我会将整个假期重温一遍——在盐池钓鱼、徒步前往海岸警卫队的旧驻地、骑着自行车去奥尔良、在海边感受海水的冲击和抚慰以及沙滩上李子的香味。随着时间的流逝，每一个回忆都是弥足珍贵的。

当我到达海边的悬崖时，我会停下来再看最后一眼，真心希望能把那一刻凝固在脑海中。然后我沿着木质台阶走向海滩，三十二个台阶在我脚下吱吱作响，灰色的油漆已经脱落，许多钉子在海边潮湿的空气中也生锈了。我还能看到前一天晚上劳动节[1]庆祝活动的篝火残烬。每次到达海滩后，我都会在那里走一会儿，就像某种仪式。

夏季的科德角有一些其他地方无法比肩之处：天空更清澈、阳光更灿烂、沙子更柔软、空气更纯净、气氛更安详。这片脆弱的银色土地是我心灵的一部分，可以留存在我身后的一部分。和曾经来过这里的许多人一样，我也想找到某样东西，作为自己与这里的一种实际联系。因此，每年这个时候，我都会去海滩找一块形状特别的石头，把我的回忆藏在里面。它必须在各方面都很完美——匀称、光滑、有拳头那么大。而且它能让我产生一种感觉，一种它属于我的感觉。

我通常需要捡三十多块石头中才能遇见我中意的那一个，将它作为那年暑假科德角旅行的记忆，落选的那些则会被扔回海湾让海水继续浸泡打磨。然后我会重新走上台阶，把这个宝贝埋在距离最底下那个台阶大约 12 英寸（约合 30 厘米）的地方。

---

1 与中国等 80 多个国家在每年 5 月 1 日庆祝"国际劳动节"不同，美国的劳动节是每年 9 月的第一个星期一。（译者注）

在纽约漫长的冬季里，我会时常想起我的石头，让一夏天的回忆帮我度过那些沉闷的日子。

到了第二年夏天，我们又回到科德角。放下行李后，我做的第一件事就是跑到海滩找回我的那块石头。每次我都能找到它。面对任何一块差不多大小的石头，我都坚信，并且也努力说服我妈妈相信——它就是我亲手保存的那块。我把它们摆放在我们每次都会租住的那间度假屋的后院，赤着脚在上面走来走去。有时候，它们看上去就像一条通往天堂的鹅卵石小径。

我愿意相信，它们都还在那里。

第9章

美国派

　　韦斯特切斯特郡在 20 世纪 60 年代时就像一份美国派[1]。我小时候就住在这个郡的拉伊区。在这里——从布朗克斯沿 95 号公路开过来第四个出口，但地域风情截然不同——你可以在 18 岁生日时来一杯最好牌子的布什米尔斯酒[2]。我就这么干过，是在位于米兰大道的"满分酒吧"——现在已经改名为"海平面酒吧"。老板是我童年时的伙伴杰瑞·马奎尔，他简直就是翻版的汤姆·克鲁斯。

　　但是，无论如何拉伊都不只是一个喝酒的地方。它位于长岛海峡的纽约港口，是一个富有传奇色彩的地方。它是拉伊海滩和游乐园的所在地，葛伦·克萝丝的电影《致命诱惑》和汤姆·汉克斯的电影《飞越未来》都是在这里拍摄的。我想，我会永远记着电影《飞越未来》里的那些场景：那台许愿机器把年轻的汉克斯扮演的贾舒·巴斯金变成了一个小孩，接着变成了一个成年人，最后又变了回去。当我需要时，许愿机器会在哪里呢？

　　拉伊是一个给我留下了长久记忆的地方，它承载着永远无法忘却的过去——在我的生活出现剧变的时候，这些回忆带给我极大的安慰。对阿尔茨海默病人来说，负责短期记忆的脑细胞在战斗中肯定会败下阵来，但长期记忆仍可以安全地隐藏在一个相对平静的地方。它们像一个忠实可靠的老朋友，

---

[1] 一种用烤箱制作的酥皮馅饼。馅料多样，但总体上以味道甜腻为特征，是美国亲朋好友聚会时的传统菜色之一，进而成为了美国的一项文化符号。（译者注）

[2] 一种威士忌酒。（译者注）

一个至少现阶段还能与我同在的伙伴。记忆对患者不仅重要，而且有益，因为人需要记忆，是记忆定义和成就了人。索尔·贝娄这位普利策奖和诺贝尔奖的双料得主就曾说过，"渺小无力的感觉可以吞噬每个人，是记忆把这头饿狼挡在了门外"。

拉伊在太多的方面定义和成就了我妈妈和我。它有大量的各种族移民，它的简单、理想主义以及它平凡普通的日常生活都已成为我的长期记忆。它是我们每个人的城镇。20 世纪五六十年代的拉伊，街头到处是泛白的栅栏、法兰绒衬衫和褪色的牛仔裤、牛津纺全排扣衬衫和一些从纽约第五大道买来的西装。

我对童年的所有经历都仍然记忆犹新，那些喜悦、宁静、安全、幼稚的时刻，还有一些无足轻重的闲聊都凝固在我的脑海中。在某些艰难的时候，它们是唯一能让我平静下来的东西。阿尔茨海默症会让一个人活在长期记忆中。对我来说，那是一个医生到患者家中出诊、修女们像 19 世纪一样终年穿着黑色的羊毛长袍、棒球是全美最流行的体育项目、麦当劳的汉堡、薯条和可乐加起来才要 25 美分的时代。这些记忆令我感到完整，它们一片片缝合起来，变成一幅让我终生难忘的美丽拼布。

拉伊也是歌曲《美国派》¹的完美呈现——当时大波普、霍利老兄和里奇·瓦伦斯都是拉伊居民的偶像，1959 年 2 月 3 日他们所搭乘的单引擎飞机在爱荷华州清湖附近的一片玉米地里坠毁——那一天音乐也随他们逝去了。当时我上小学三年级，我记得连仁爱姐妹会那位胖胖的蒂莫西修女也将这一令人痛心的损失记录了下来。她平时不苟言笑，但心底善良，从此我们都叫

---

¹ 歌曲《美国派》是创作歌手唐·麦克林恩于 1971 年发表的作品，以纪念英年早逝的音乐人霍利老兄。1959 年，当时美国炙手可热的一批音乐人乘飞机离开爱荷华州镜湖，飞机起飞后不久即坠地失事，霍利老兄、大波普、里奇·瓦伦斯三位冉冉升起的音乐新星和一名飞行员在此次空难中丧生，给美国流行音乐发展带来沉重打击。唐·麦克林恩因此在《美国派》中写道："那一天音乐逝去了。"自此，"美国派"一词的含义更加丰富，既代表着美好的生活，也蕴含着它的消亡。（译者注）

她"大波普"。

音乐逝去的那天是婴儿潮一代第一次共同经历的悲剧，四年之后大家又经历了约翰·肯尼迪总统被暗杀，三十年后则是传奇棒球明星"最后的男孩"米奇·曼托离世。毫无疑问，我们的灵魂已经乘上了开往大海的最后一班列车。但婴儿潮这代人仍然顽强地活着，因为我们更坚韧、更智慧，而且总是充满理想。或许当时我们应该预见到我们也会经历潮水般汹涌而来的灾祸，甚至是痴呆的结局。但我们没有，我们选择了把米奇·曼托、罗杰·马利斯和威利·梅斯之类的热门棒球明星的名字做成卡片，用木衣夹把它们夹在自行车的辐条上，然后一边骑车一边模仿摩托车的轰鸣声——没心没肺、横冲直撞。

乔治·华盛顿在这里长眠，诗人奥格登·纳什和女飞行员兼作家阿米莉亚·埃尔哈特都曾在这里生活，它还一度是曼哈顿精英们的避暑胜地，并且在几十年前，它也是美国第一代少数族裔上班族的居住地。现如今，美国一些最富有、最成功的人士住在这里。但对我来说，它始终就是家，一个值得记住的地方，一幅关于故乡的美丽拼布。每个人都需要有对家的回忆，无论是真实存在的还是想象中的；而在我的回忆中，真实的成分远远多于想象的。单纯，是二十世纪五六十年代时拉伊的显著特点。在这个镇子上，第一、二、三代爱尔兰裔和意大利裔与犹太人居住在一起，大家一起在球场和沙滩上玩耍或比赛。附近科斯特港年轻的意大利小伙子常常在星期五晚上沿着密尔顿公路来到这里，把我们这些穿着马德拉斯短裤、粉色衬衫和甲板鞋的拉伊小孩打得一败涂地。我从小生活在不同族裔混居的环境中，我还能想起许多经常和我一起玩的伙伴的名字：汤米·凯西、吉米·菲茨帕特里克、文尼·登普西、吉米·典尼、比利·圣约翰、托尼·基廷、里奇·奥康奈尔、阿尔·威尔逊、布瑞恩·基夫、查克·龙、迪诺·加尔、卡洛·卡斯塔兰诺、罗科·拉法罗、坦克雷迪·阿布纳维利、但丁·萨瓦特、罗纳德·卡尔杜齐、里奇·布里斯、米奇·迪卡洛和瑞奇·布兰克——瑞奇是我认识的人中最具天赋的棒球游击手，他是个犹太人。

后来我们发现内场的夹杀更有意思，许多人就组织起来。我们联合起来，组成了拉伊和科斯特全明星队，两次参加世界职业棒球大赛高级贝比·鲁斯联赛的地区赛事，并且荣获纽约赛区的冠军。这之后我们全都成了最要好的朋友，我们中有六名队员后来与棒球甲级联赛队伍签约。我没有与任何球队签约，不过，作为一名接球手，我始终使用着我小学三年级第一次打比赛时用的装备。

我上学的复活学校紧挨着复活教堂，一座哥特式的石头教堂。学校里修女们的名字与公元 1 世纪时耶路撒冷的圣徒们的名字听上去很像，比如提摩太修女、锡拉修女、多利波修女、阿洛伊修斯修女、莫妮卡修女和约瑟修女，等等。她们会随时出现在你身边，你一定要服从她们的命令，千万别惹着她们——父母总是非常严肃地这样告诫我们，现在回想起来实在有点过时了。

我父亲就读于圣尼古拉斯·福特汉姆大学，第二次世界大战期间他是美国最年轻的海军上尉之一。他属于非常聪明的那一类人，他在工作的时候也坚持每天读 4 种报纸——纽约时报、华尔街日报、纽约日报和纽约邮报——以获取更多的消息和了解不同的观点。

我母亲是一位美丽的女性，身材娇小玲珑，头发是浅金色的。我母亲小时候在纽约的自然历史博物馆和海登天文馆附近长大，当有人驾着马车沿街送牛奶时，她可以在宽阔的人行道上玩跳房子。她先是在一个讲法语的女修道会学校上学，后来又转到了新罗谢尔学院，这是纽约第一个天主教女子学院。那个时代女孩子很少去上大学，她们大多呆在家里带孩子。而我妈妈毕业后先在银行工作，接着当了老师，然后才做了全职妈妈。那时我们家的生活几乎是 20 世纪中期美国乡村家庭的理想生活。我妈妈那时总爱穿一条漂亮的红裙子。

复活学校的修女们按例在每个星期四下午对不信上帝的人布道。所以那天下午被称为"豁免时间"，我们会提前放学，只需尽快把操场打扫干净，然后撤离。离开学校前那些修女们会叮嘱我们说："赶快回家，不要乱跑！"

修女警告我们绝对不能去附近那所哥特式的基督教长老会教堂。因此，从我们田园般的家走到复活学校对我来说很成问题，因为我必须经过那座宏伟的建筑。每到那个时候，我都要小心翼翼地不往上看，而只是盯着自己脚上快要穿破的鞋。每天，我和弟弟妹妹们一起去学校。女孩子穿着格子裙、白衬衣、蓝色的外衣和黑色的漆皮鞋；男孩子则被要求穿白领的正式衬衫，配上蓝色领带，以及灰色法兰绒长裤、蓝色外套和深色袜子。这让我们看上去严肃得有些好笑。平时每天都要这样着装，唯一例外的是上体育课那天。那天我们男孩子可以穿白色袜子，法兰绒长裤里面可以穿运动短裤，这样在上操场游戏或者比赛前能够快速在地下室里换好衣服。直到今天，我都可以马上看出某个人是否在大都市纽约接受过正规的天主教教育。这样一来，如果我在工作日看到一个朋友或同事穿着白色的袜子，我就会开玩笑地问："你今天要去健身房吗？"

一到学校，不管气温是摄氏零下 5 度还是高达 30 多度，在正式上课前我们都要在操场集中。为了不引起混乱，我们按年级站在借助地面缝隙划定的地方。如果你越过了界线，修女会打你的——除非你是在修道院的台阶前排队，等着为她们拿公文袋。我就常常像一只饥饿的小狗等在修道院外面为了给她们拿袋子。后来我经常突发奇想：她们的袋子里会不会有发射核弹的密码？在距离学校后门还有几步路的地方，我们把袋子交回给她们。她们会拍拍我们的头，接过袋子，然后我们重新回到操场，在规定的范围内踢球、拳击、翻看卡片或者站在那里闲聊一会。几分钟后，校长办公室的超大玻璃窗打开了，并且伴随着一声巨响，就像书里天使们吹的喇叭声。修道院院长会伸出她那毛茸茸的、结实的胳膊，摇动一个硕大的铃铛：当啷、当啷、当啷。

铃铛只摇三声。第一声是要求我们不要再动了。不管你当时正在做什么，马上停下来，呆在原地。第二声则是让我们像战俘那样默默地站成一队。第三声就是让我们进入牢房——哦，说错了，应该是进入教室。整个过程我们不能发出一点响声，而且眼睛要看着前方。如果男孩子往下看，会受到修女们的严厉斥责，因为她们说男孩子闪亮的黑漆皮鞋能够反射出她们里面的衣服。我们当然不认为有这种可能，她们会有这样的想法真是够奇葩的。

我们通常三十到四十人挤在一间教室里，几乎动弹不得；不过，也会有例外的时候。但修女们则总是用冷冰冰的目光盯着你。上一年级的时候，锡拉修女对待我们真的就像对待囚犯。如果有人不规矩，她会把你挂在衣柜里。那个时候我们穿的蓝色外套的领绊是用锡做的，因此如果你行为不端的话，她会像吊起一块肉似的把你吊在衣柜的挂钩上，直到放学时你妈妈来接你。如果你的外套比较现代，领绊是布的，那你可能就会被罚一直蹲在她的桌子下面。这样严苛的纪律显然太过分，甚至可以算是虐待了，给我造成了很大的伤害，导致我那时很害怕去学校上课。有一天我竟然没去学校，修女们发现我逃课后都气疯了。她们把我妈妈叫到学校，然后发动男孩子四处去找我。我妈妈猜到我可能藏在教堂的长椅上，因此很快我就被带回了教室。

二年级时的莫尼卡修女非常和蔼可亲，但与她在一起的时间一晃而过。从三年级开始，我遇到的每个修女都让人怕得要命。提摩太修女能一巴掌把人打傻；四年级时的安东尼修女居然长着胡子！我还在家里的黑白电视上看到过她一次，她参加重量级摔跤比赛，与来自意大利的选手争夺冠军。八年级时的约瑟芬修女又高又瘦，看上去特别像画里的邪恶女巫。我至今只要一想到她伸出那枯骨般的食指戳人胸口——小时候我觉得它有拖拉机的拖车那么长——还会下意识地向后退缩。她的长手能越过好几张桌子，捏住不听话学生的下巴，仅凭着手臂的力量就把他拽到讲台前打一顿，然后她会带到学生到校长室，再按照规定打一次。

我们班有各种各样的学生，比如像吉米·典尼这种不可救药的捣蛋鬼——我在一些方面和他很像。他后来当过陆军中尉，之后成为拉伊消防局首席消防督察。

和吉米形成鲜明对比的是一个胆小谨慎、无可指责的乖学生。为了顾及他的形象，在此我姑且叫他凯利。凯利现如今好像是一家财富500强公司的总裁了，但那会儿我妈妈一直替他感到难过，因为她总是心疼被欺负的人。但不知是出于神的旨意还是修女的故意，吉米和凯利这两个性格完全不同的学生总是被安排在一起。我当时认为，或许她们就擅长这种事情。

也许是上天注定。四年级时的一天，脸上长着雀斑、身材胖乎乎的吉米大声叫骂着冲进拥挤的操场，而他那棕色的书包已经被撕破了。我们以为他可能是被妈妈揍了，可是居然是凯利干的！游戏开始了！

一到10月下旬，万圣节就开始筹备了。铺着沥青的停车场上，橡树落叶已经被海风扫干净了，修女们把我们从学校的红砖楼里带到复活教堂，练习每个星期日上午必须唱的赞美诗。进入教堂时我们不能出声，就像待宰的羔羊被赶进屠宰场一样。整个世界都归修女们管着，没你什么事，因此你只需安静地坐在那里，默默祷告，希望自己不要被闪电击中，并且听候进一步的命令。我按要求照办了，可是吉米却没有。

有意思的是，可能出于成心，修女又安排吉米坐在凯利旁边的座位上，凯利的另一边是一根花岗岩柱子，从地面矗立到教堂的天花板。在我们孩子的眼中看来，教堂简直有帝国大厦那么宏伟。那天我坐在吉米左边，凯利坐在他右边。凯利的座位与那根柱子之间的空隙可以放下一个小南瓜。

我们用响亮的声音排练着赞美诗，正当我们的合唱达到高潮时，突然传出一声尖叫。

"把我的头拿出来！快点把我的头拿出来！"

凯利的赞美诗集掉到了座位和柱子之间的空隙里，就在他低头去捡的时候，吉米把他的头摁了进去。

凯利高声叫："吉米，你这个混蛋！快把我的头拿出来！"

修女们气疯了，她们全都冲过来，就好像有人在此纵火。接着，她们决定去找教堂的司事约翰·奎恩——他身材壮实，操着浓厚的爱尔兰口音，看上去有点像《指环王》里的比尔博·巴金斯。她们让他把凯利的脑袋一点一点从夹缝中挪出来。奎恩一面呵斥撒旦，一面用他那强壮的双手把凯利的脑袋安然无恙地拿了出来。

奎恩大声宣布："没事了，没事了！"

阿洛伊修斯修女手里拿着指挥棒，看起来却像握着警棍一样。她决定停止排练："我觉得我们今天就练到这里吧。"说着，习惯性地拽了一下膝盖两边的裙褶。

混乱的局面仍在继续。我惊恐地看着吉米，同时我肯定凯利一定会设法报仇的。目睹这次冲突加深了我对人性的理解，而且这些远期记忆我永远也不会忘记，这点对现在的我来说是很大的安慰。

几个月之后，我们38个学生挤在教室里上数学课，非常霸道的约瑟芬修女在下课时给我们布置了大量的家庭作业。教室里充满了痛苦的呻吟，就好像我们都被校车碾压了。而吉米正好又坐在凯利旁边，他逼着凯利也参与抗议。约瑟芬修女对大家的不满非常生气。于是她下令说："再加一些作业，完成第二章结尾的表格。"

大家的抱怨声更大了，这次是凯利带头。

面对挑战，约瑟芬修女毫不示弱，她再次宣布："既然你们是这种表现，那就再把课本后面的乘法表抄三遍！"

这次大家不敢再抱怨了，不过仍能听到一些小小的牢骚声。吉米又捅凯利做出反应，凯利则在寻找机会。

约瑟芬修女已经被彻底激怒了，她脖子上青筋凸起，伸出那根长长的食指，指着全班说："明天考试，前四章的内容都要考！"

这下大家全吓傻了，教室里鸦雀无声，约瑟芬修女大获全胜。

吉米看着凯利，凯利也看着吉米，然后凯利大声喊道："他妈的！"

这几个字回荡在教室里。约瑟芬修女快步冲下来，动作敏捷得像一名篮球后卫。几秒钟后凯利就被拎进了校长办公室。

但是，正义必胜。没有人是真正愚蠢和是非不分的，对吗？凯利迟早会反击。

在复活学校上到七年级时，我们按照规定从用铅笔写字改成用钢笔写字，用笔前要给笔芯里注满蓝色的墨水。比起本·富兰克林在1776年签署《独立宣言》时所用的那种蘸水笔，这样算是方便了一点。我们的钢笔笔身是不锈钢的，笔尖是金色的，写字时常常会把墨水弄到纸上。因此写字时要写快一点，否则墨水就可能把写的字淹没，这也使得我们这一代人在写作的时候脑子转得很快。

一瓶珍贵的蓝色墨水放在黑板下面用橡木做的搁板擦的槽里，每个人去那里给自己的钢笔加墨水时都满怀崇敬。因为修女们对我们说，能用墨水写字是一种很神秘的特权。有一天，我看到凯利正在排队给笔加墨水。他的样子很像一个枪手，因为当时教室里其他人都坐在自己的位子上，脱掉了外衣，只穿着里面的白衬衣。凯利给笔加墨水时动作非常慢，也很从容，似乎想尽可能多吸一些到笔芯里。然后他转过身，沿着教室中间的通道朝吉米的座位走去，他的眼睛看着教室的后面，因而没有什么人注意到他。经过吉米时，他仍迈着大步，却突然猛烈地朝吉米的新衬衣挥动了一下手里的钢笔。吉米的妈妈警告过他，千万不要弄脏那件衬衣。可是刹那间，一个大大的"Z"就无法消除地留在了吉米的衬衣上，那个"Z"的大小和电影《佐罗》里佐罗留下的记号差不多。凯利以佐罗的形象得意扬扬地在吉米身上留下了他的记号，而吉米则成了电影里那个被愚弄的中士加西亚·洛佩兹。

当然没有人敢和佐罗叫板。就这么放学了。

吉米常和我在一起。50年后，他得知我被诊断出患上了阿尔茨海默症，马上给我打电话表达爱与支持，而且他还向我保证，他对待我的方式不会有任何改变。这话真让我高兴。在我们结束谈话时，他还拿阿尔茨海默症开玩笑说："记得吗，伙计，你还欠我一百块钱呢！"我把这次对话告诉了我的其他朋友，他们也都幽默地回应："你也欠我一百块钱，不许忘了啊！"

1962 年 10 月，我们的生活中爆发了一次重大事件，就是著名的古巴导弹危机。这是一场美国与苏联及其盟国古巴之间为期 13 天的对抗，是一局世界级大人物之间的俄罗斯轮盘赌，包括苏联领导人尼基塔·赫鲁晓夫、古巴领导人菲德尔·卡斯特罗和美国总统约翰·肯尼迪。当时的形势紧张到谁也不敢眨一下眼睛，核战争一触即发。我们都认为人类已处在自我灭亡的边缘，修女们纷纷议论说这就是世界末日，教堂里的收音机一直在播放各种布道的内容，劝说还没有信上帝的人赶快入教。我们还在教室里模拟练习了遇到核袭击时怎样躲藏到桌子下面。铃声响起，放学了，我们像自来水一样涌出教室，下到二楼，再到一楼，接着朝学校后门走去。离开学校，比利·圣约翰和我迅速右拐去地下室。

托尼·基廷小心翼翼地问："你们去哪儿啊？"基廷是我一辈子的好朋友，那时每天放学后我们都一起回家。比利回答说："基廷，我们去地下室准备男子篮球队的选拔赛。"

很少有七年级的学生能够进入主要由八年级学生组成的球队，但比利和我的球技确实非常出色，所以我们希望教练皮特·麦克休能够接纳我们。

基廷忽然拦住我们说："如果炸弹来了，你们希望自己在哪里？和麦克休教练在球场还是在家里与父母在一起？"

他的话很有道理，我们无言以对，于是像旅鼠一样，和他一起沿着密尔顿街回家了。我一到家就拥抱了妈妈，然后进自己的房间去祷告。

"亲爱的上帝，请不要现在丢炸弹，请一定不要现在丢炸弹！"

没有炸弹。第二天，肯尼迪和赫鲁晓夫通过非正式渠道进行协商后达成了一致，导弹危机解除了。但是，我和比利因为没有参加八年级的训练而是回家祷告，最终未能入选篮球队。我觉得，这是我为拯救整个世界付出的小小代价。

在复活学校，祷告是每天必不可少的一部分，虽然很多时候我们会在祷告时偷偷传看《花花公子》的插页[1]。每年5月，我们还有一个特别的仪式，向圣母玛利亚致敬。我们称她为"五月女王"。5月的那天，修女们会要求我们每个人给圣母玛丽亚写封信，什么都可以写，包括我们自己的祈求在内，无需顾忌。这是一件很庄严的事。然后我们会在教堂后面的停车场集合，站在一尊高高的花岗石圣母雕像前。雕像的底部有一个很大的容器，我们把自己写给圣母玛丽亚的信都丢在里面，由教堂的司事点燃。我看着自己写的信在烟雾缭绕中飘向天堂——我觉得我能看见它们。

现在依然可以。

那时，每年我信中的祈求都是一样的：希望我的爸爸妈妈永远活着。

---

[1] 《花花公子》是美国著名的色情杂志，每期的插页均为色情海报，是该杂志中最具代表性也最受读者追捧的栏目。美国许多未成年人都可以买到这类杂志。（译者注）

第 10 章

勿忘我

春天，在拉伊的布鲁克代尔，勿忘我会像植物园一样盛开，它那轻淡柔和的色彩不仅令人感到心情舒缓，而且引人陷入回忆。希腊人管它叫"老鼠的耳朵"，说的是它叶子的形状。谁能在见过它的花朵之后忘记它呢？它是那么精致，中央是黄色的，四周则簇拥着粉色、蓝色或者白色的花瓣。按照德国的民间传说，神在给所有的花命名时，唯独忽略了这一娇小的植物。这时它上面一片小小的花瓣高喊着："神啊，别忘了我！"于是神回应道："那就是你的名字。"

在生活中，那些看似渺小的事情往往会被我们记住。亨利·戴维·梭罗在写到勿忘我时曾说："它因为弱小质朴而显得更加美丽，由此看来，即使是花也必须谦卑。"

我就成长在一个质朴谦和的环境里，因此那时的记忆一直没有离我而去。所谓一直就是很长时间，也就是长期记忆。它是一个能让人持久感到平静的地方，一个安稳的停泊处。当生活中的起伏跌宕将人推入湍急危险的水流中时，记忆会恳求大脑：勿忘我。

在拉伊的布鲁克代尔，我们的棍球（孩子们在街巷里玩的一种类似棒球的运动）比赛好像永远也不会结束，它有时真能把我妈妈忙疯了，因为她得接连为我们两拨人准备饭，每拨有 10 个人。不过，其实我们大多数的时间都被用来在菲尔·克兰西家的灌木丛中或者安托蒂先生家的常春藤里寻找那些打出界的球。当所有的球棍都用坏后，我们不得不用扫帚把充当球棍。我经常从复活教堂教区长的住所偷拿扫帚出来用。我告诉负责人布蕾迪说，我需要多一把扫帚为麦高文神父清扫人行道。

布蕾迪是一位非常辛劳的长辈，你很难根据她脸上深深的皱纹和年轻的声音判断出她的实际年龄。她总是乐于助人，她本能地知道我是在打鬼主意，但却没有戳穿我。我总会在得逞后，尽量在离开前帮她做点事，比如帮她把盘子放到厨房，或者把玻璃杯放回架子上，而且往往这个时候她刚刚烤好一堆巧克力曲奇。

"我还能为您做点什么吗？"我常常一手抓着一大把饼干，一手拿着我未来的球棍问她。

而她则总是回答说："记着把地扫干净点！"

当布蕾迪那里的扫帚也被我用完后，我们开始转向吉姆·欧洛克，他看上去比实际年龄大二十多岁。教堂雇他来修剪草坪。吉姆喜欢喝酒，而且常常从早上 10 点就开始喝。他会去市场，在别人都在买做饭的食品时就喝一杯。到中午时，他通常会在门房睡上一觉，我们就在这时稍稍溜出去，偷拿一把扫帚——他干这份工作期间没少丢扫帚。

不过在布鲁克代尔，我们从来没丢过我们的垒，晚上也不需要把它拿回家。我们进行比赛的场地就在街道上，又长又窄。第一垒是帕皮家门口路边的桦树；第二垒是卢·克利家前面那棵大橡树；第三垒在罗尼·巴基家的车库前头。

我们常常让卢的妻子泽娜·克利掷第一个球，因为她特别漂亮。在我们这些孩子眼中，她就是电影明星嘉宝的化身。而且她投得很好，也总是会答应我们的请求。阿尔·威尔逊在把球交给她投掷时经常会把球丢到地上，我不知道他只是过于紧张，还是故意想看泽娜弯腰捡球，但我知道阿尔一点也不傻。

我妈妈总是透过厨房的窗户看我们比赛，那是她长久以来的固定位置。

后来她仍经常从那里向外张望，什么都看，同时自言自语或者与她想象中的一个朋友谈话，并且会谈很长时间。那些年里，邻里间参加棍球比赛的孩子随着年龄的变化来来去去，只要你能够挥棒，并且个头高过三轮车，你就可以参加比赛了。

经常参加比赛的有我弟弟保罗、提姆和安迪；我那个假小子一样的妹妹劳伦有时候也会参加，她是一个不错的投手；我的另一个妹妹莫林属于加油助威类队员，她总是坐在人行道边上观看；我的另两个妹妹贾斯汀和伯纳黛特则是边玩她们的滑板车，边看我们的比赛。

棍球是 18 世纪 50 年代东北地区的人们发明的一种球类运动，需要参赛者互相配合。如果你能用扫帚把上的最佳位置击中球，那你几乎可以把粉色的斯伯丁牌高弹球打进洋基体育场的纪念公园。当球被击中，越过大树顶端飞向空中时，人群中总是会爆发出欢呼声，就好像看到"水星计划"中的火箭升空一样。击球手自己也会从喉咙深处发出吼声，就像一把超级棒的吉他。

"哇噻！看到了吗？"我们为好球拼命喝彩。

记录比赛成绩时，我们常常会用光所有的数字。比赛从来不会因为丢了球、天气不好或者天黑了而停下来，只有铃声才能让我们终止比赛。

我们生活中的一切都是通过铃声来支配的，因此我常常感到自己活得像头牛一样。母亲总是在门廊那里摇一个牛铃，它有柚子那么大，我父亲用一根长绳把它吊在门廊的天花板上。只要铃声一响，所有奥布赖恩家的人无一例外都得赶快回去。比赛结束！

叮当，叮当，叮当！

这铃声也是让其他孩子回家的命令，邻居家的父母用它来召回自己的孩子。所以说，布鲁克代尔就是一个大家庭。我母亲负责摇铃，因此也算得上是这条街上的一位权威人士。我们从来不必担心超速行驶的汽车，除非偶尔有些亲戚在节日里喝了太多威士忌。布鲁克代尔的家长会看护这里所有的孩子。我们会经常举行野餐和聚会。夏天的时候，附近的孩子可以随便在任何一家的后院里打着手电筒捉萤火虫。我记得，住在街对面的伯纳黛特·伯吉斯家里的萤火虫最多。

那时候真正有组织的体育比赛并不多，因此许多规则都是我们自己临时定的，包括棍球、威浮球、街头棒球和篮球，当然还有秋冬季时帕皮他们家把田里的玉米秆都砍倒后，我们在上面玩的慢动作铲球。最好玩的是在寒冷的 12 月穿过雪堆，把球传给只有 4 岁的后卫——那些穿着鼓鼓囊囊的滑雪服，看起来就像面团宝宝一样的小家伙们。

我们家是这个街区里最大的家庭，因此我们家有着很高的威望。那时在拉伊有许多像我们这样的爱尔兰裔大家庭，因为天主教教会认为节育是要遭诅咒的。从拉伊家庭的规模大小可以看出，"安全期避孕法"的效果糟糕得如同蹩脚的曲线球。教会让妈妈们注意在子宫繁殖能力最强的那几天避免性交，但这样的策略在几杯马提尼酒下肚后就被忘到九霄云外了。

中了！妻子们又怀孕了。我妈妈生了 10 个孩子，还流产了 5 次——等于一共怀孕 15 次。我常常会想起我的两个小弟弟杰拉德和马丁，他们还是婴儿时就夭折了，但他们仍算是家中的成员。而那些流产掉的胎儿则连个名字都没有。人丁兴旺的天主教家庭在当时司空见惯。凯西家有八口人；坎宁安家有七口人；我的教母艾琳·克莱文家竟然有十六口人。大家都称她是《鹅妈妈童谣》中那位"鞋里的老女人"。那首童谣是这么念的：

从前有个老女人，

她住在鞋子里。

她有很多的孩子，

不知道该怎么办。

她让孩子们喝肉汤，

却没有面包给他们吃，

然后鞭打着赶他们上床睡觉。

不过事实并非如此。我们在家里从来不会遭鞭打，艾琳家的孩子也不会，而且她是位天使般的教母。但是只要想到可能会被揍一顿就会让我们老老实实了，因为爸爸上班的地方距离家不远。他当时在曼哈顿中央车站北边的旧泛美大厦里工作，负责退休金事务，乘快轨只需25分钟就能到家。如果我或者我的弟弟妹妹们做了什么出格的事，妈妈就会威胁说她已经打电话告诉了父亲，而且父亲已经在回家的路上了。所谓出格的事其实就是诸如说话没礼貌、没有做家务或者考试成绩不够好这样的小事。就我妹妹劳伦来说，她的毛病则是她总看不起别人。劳伦排行老三，她特别擅长不露声色地把她不喜欢的人赶走，而对方却完全意识不到，但她这么做时我妈妈总能识破。

"等着瞧吧，等你爸爸回来，他肯定会用皮带把你抽一顿！"就这么吓唬一下，就能对我们起到威慑作用。

我妈妈身材娇小，但是她有一种威严，能够让做错事的人在她面前感到内疚。妈妈凭借着她的智慧、判断力和无尽的爱让我们服服帖帖——她既善良又严厉，而且总是非常公正。

其实我从来就没有见过妈妈吓唬我们的那根皮带。但在我的想象中，它可能挂在我父母的床头，像棺材里的尸体那么僵硬；它又长又宽，能铺满客厅的地板；它大概是用生牛皮制成的，上面还嵌着钉子，皮带扣则有手提箱上的搭扣那么大。但实际上比皮带更令我害怕的是妈妈直盯着我的眼神，它能够看穿我脑子里想的一切。在这样看着我的时候，妈妈还会说："我对你很失望，我认为你可以做得更好一些。"

每当这个时候，我就会在心里说：我宁愿挨揍，还是打我一顿吧。那样的话最多缝几针就没事了，可是她的失望会让我非常难过，而且这种情绪挥之不去！天哪！

我与妈妈的关系经历过各种阶段。作为家中的长子，在我很小的时候得到过父亲很多的关注。我崇拜我父亲，他是我的榜样。但是我更愿意从母亲那里寻求内在的力量，因为她懂我和其他孩子内心的全部想法。但是后来有段时间我偏离了正道，这主要是由于我的幼稚和自私，对父母的慷慨不以为然，甚至还因为他们财力有限而瞧不起他们。妈妈对此很失望，曾经有段时间我和她联系很少。不过，阿尔茨海默症又让我们走到了一起。

不知是按照出生顺序还是纯属偶然，我父母把我们这些孩子分成了所谓的"大孩子"和"小孩子"两组——如今绝大多数儿童心理学家不会同意这样的做法。但是，对我们婴儿潮一代来说，由于一些年长的哥哥或姐姐需要担负一定的家庭责任，这么做也很正常。按照我父母的划分，被认定是"大孩子"的有莫林、劳伦和我；而"小孩子"就是贾斯廷、保罗、伯纳黛特、提摩太和刚出生的安迪。不过有点讽刺的是，当年的小不点儿安迪现在成了EMC公司的总裁，是我们所有孩子中挣钱最厉害的——他的收入大概是我们的三倍多——除了保罗，他也是EMC公司老板级的人物。

渐渐地，家里的人越来越多，以致于夏天我们去科德角度假时得租两间房子了。在我父亲刚三十出头时，他的一个同事就向他推荐了科德角。我们几个大孩子被安排住在一间很舒适的黄色小屋，其他小孩子则和父亲母亲待在一起。

劳伦后来当了护士，她简直就是我们大家的第二个妈妈，我们都叫她"修道院院长"。我在家时最初的工作是负责用手动割草机平整草坪，用起重三角架修剪树枝，以及在冬天下雪时清扫车库门前小道上的雪。等我们几个长大离家后，弟弟妹妹们就很自然地接替了我们干的活，而且他们做得比我们好很多，因此当我离家闯荡社会时，家里人竟然没什么感觉。

我的父母在大多数时候都非常亲密，他们年轻时很浪漫，但随着现实生活的压力越来越大，他们在感情上有一些疏远，不过等到晚年时他们又开始亲密起来。而且他俩就像蓝莓灌木丛，两个结伴一起时的状态是最好的。我的父母特别注重竞争，从小就培养我们的竞争意识，并且将节俭、保持健壮和渴求知识作为家规来要求我们，我们一家人居住的4层、6间卧室的房子必须保持一尘不染。每星期五，我们家都要搞一次大扫除，从地下室到阁楼，每个房间都得彻底打扫。至于说到学校的成绩，父母对我们的要求近乎残酷，尤其是对我们这几个大孩子。在复活学校上学时，即便我们拿回家的成绩单上门门功课都达到了 95 分，他们似乎仍不满意。

我父亲会说："你可以考得再好一点。"好像只有取得满分才能赢得他的奖赏和赞许。

我们必须将 98、99 这样的分数拿回家，而我们真的做到了。后来我们都升入了私立的天主教高中，开始学习逻辑、哲学，并且试着翻译古罗马政治家西塞罗用拉丁文写的信和维吉尔的史诗《埃涅阿斯纪》，当然，有时需要依靠别人的帮助。

在拉伊的时候，送奶工罗杰每星期送三次奶，每次给我们家送 12 到 14 瓶牛奶，他会把它们堆在我们的冰箱里。回想起来，我觉得那时我们周围都是守护天使。

我母亲就是一个生活中的天使。她最喜欢的颜色是黄色，她告诉我们黄色是天使之光。她乐于参加各类的社会活动，她和我父亲就是在一次大学校园舞会上认识的。我父亲当时在福特汉姆大学读书，但马上就要参加海军了。在我们家，父亲是舵，母亲是帆。我妈妈从各个方面竭尽全力相夫教子，她身上有着那个时代最伟大女性的所有特征。她们当年是这么做的，现在出现在我的长期记忆中时仍是这样光辉的形象。她们年轻时无私地养育下一代，后来又全身心地照料自己曾经是战争英雄的丈夫，可她们却从未得到过一枚奖章。

到了晚年，那些曾经独自征服世界的了不起的男人们开始依赖他们的妻子，靠着她们才能活下去。可这一代女性却没有获得过应有的赞誉。

我父亲的确需要呵护，因为在他很小的时候，他的双亲就因肺炎去世了，这给他心灵留下的伤痕终生未能愈合。我父亲是运动员、思想家、作家。他凭借自己的意志和超凡的毅力取得了成功，并且始终保持着激情，这带给他些许的安慰。

有一次他和我们一起呆在海滩上，当我们谈论到生活中那些不够完美的地方时，他引用了一句很有哲理的话。他说："生活就像一条河，你需要在它流过时琢磨它，同时还要决定什么时候应该下水试试。"父亲总是能一语中的。有一次他对我的一个弟弟说："你们不要误解，格雷格很不错。但他有点像药，因此你只能慢慢理解他。"其实父亲和妈妈一样爱我们，而且他们的婚姻产生了光合作用：他们不仅彼此相爱，也视对方为生命。

我父母总是按照《圣经》严格要求自己，但有时候他们也难免会走错。特别是许多年后，由于妈妈患上了阿尔茨海默症，她迷路的时候会多于父亲。我们也是多年后才回忆起她当年的一些失常行为，但那会儿却未注意到。比如：她不知道该怎样结束通话，也无法把电话话筒挂回去；穿鞋时，她两只脚会穿不一样的鞋；她常常独自望着远处，眼神空洞；她性格方面也出现了与年龄不相称的状况，时而没来由的生气，时而又像孩子似的幼稚。由于有一大家人要照料，包括上学啊、比赛啊、各种社会活动啊等等，她的这些症状被掩盖了。

后来症状发展得越来越严重，特别是 1998 年他们俩都退休后搬到了科德角以外的一个地方。那个地方非常偏僻，冬天人迹罕至，简直就是前往冥王星的预备训练所。住到那里后，我母亲只有去曼哈顿才能买到穿的衣服，必须去伊斯特汉的超市才能找到人聊天。

母亲其实并不想离开拉伊，只是她一切都听从我父亲的安排。她从拉伊带走了自己一生的记忆，留待后来的岁月去回味——但她清醒的时候已经只剩下短短几年了。

我至今仍无法想象那时她有多孤独。

妈妈离开了我们在拉伊居住的那条死胡同，可是她的人生却走入了一条死胡同。在她离开之后，科德角依然宁静祥和，充满田园风光，但是光线则黯淡了许多。

叮当！叮当！叮当！

别了，美国派小姐！

勿忘我！

第 11 章

死胡同

在伊斯特汉，切斯塔罗路并不是一个合适的名字，不容易记。它只是一条狭窄的小巷，位于科德角国家海岸边缘，巷子的两侧是茂密的橡木丛和松木丛，距离大西洋近得可以听到海浪声。它是一条死胡同。开发商阿蒂·切斯塔罗在 20 世纪 60 年代末推平了附近一大片多沙的森林后别无选择，只能在此建房修路。他卖给我父母两小块地盖房子，可以在夏天度假时住，并在这里挖了一口水井。

阿蒂是个意大利人，个子不高但非常结实，说话时带着一点热那亚口音。他们弟兄三个，一年四季都住在科德角。

自从第一批移民到达此地后，要想全年都在这片狭小的土地上生活不仅需要一些技能，还得好好动动脑筋。阿蒂根据一年中不同的时节，平整土地、修建房子、捕鱼，还做近乎失传的意大利宽面条和那种外层很硬的面包卖给游客，所有这一切都打出切斯塔罗的名号。

因此，那条巷子自然也就成了切斯塔罗路。

那条路简直就是阿蒂生活的写照，也是我们家生活的反映：坑坑洼洼，崎岖不平。但是，它与那时科德角的整体风貌非常相称。我们家的房子是那条路上建起的第一座房子，它是一个只有两间卧室的独栋，顶上的阁楼还没有建完，成了一个给大多数孩子睡觉的走廊。我们就那样露宿在床垫上或者睡袋里，年幼的孩子有时还会尿在上面。早上，外面的天气会自然叫醒我们。夏天天热时，太阳烤着阁楼的骨架和沾满沙子的胶合地板，让我们一个个全都汗流浃背。我父亲建这个房子是为了度假时用和退休后来此居住。我妈妈对切斯塔罗路也很满意，她喜欢这里的风景，特别是坐在屋后的露台上俯瞰那些茂盛的松树丛。她常说她可以在这样的地方忘却自己——最终她做到了。

在此之前的十年，我们夏天度假时只是在附近租一个复式小屋，终于我们有了一个可以称之为家的属于我们自己的地方。它像强力胶一样把我们一家人黏在了一起，还包括沙子、砾石、松针和汗水。妈妈和我们兄弟姐妹们一到夏天就会呆在这，就像其他人夏天时到海边别墅度假一样；父亲那段时间则会在周末过来和我们团聚。我的父母对他们能在切斯塔罗拥有一个住所感到非常骄傲。出于好意，我父亲悄悄在屋后门廊一颗生锈的钉子上挂了一把备用钥匙，然后他无论是在科德角、曼哈顿，还是韦斯特切斯特郡，逢人就告诉人家他又有了一处房子。连邮政局长、小超市收银员、在自助洗衣房过夜的流浪汉、甜甜圈小店的伙计以及那些在奥尔良捕鱼的渔夫也一一告知。谢天谢地，那会儿还没有互联网。

诚实守信是那个时候人们恪守的准则。上世纪 50 年代、60 年代和 70 年代早期，科德角的生活都是简单、平静的——就像我妈妈的为人一样。科德角国家海岸在 1961 年设立，并经约翰·肯尼迪总统签署后形成法律。亨利·戴维·梭罗笔下的这片纯朴景色，一共有 43500 英亩（约合 176 平方公里），都按原状保存下来了。那时候的科德角一点也不复杂。比如，有一次肯尼迪总统没有收到每周一期的《科德角》，就从白宫给报纸的出版人，同时也是他的好朋友马尔科姆·霍布斯打电话，询问他最喜欢的报纸怎么了。

马尔科姆在编辑室里回答说："杰克，让我查查怎么回事。"

然后他去订阅处了解情况，总统就拿着电话等着。

几分钟后，马尔科姆回复总统说："杰克，你的订阅时间到期了，寄张支票过来，我们就继续给你发报纸。"

就这么简单，就这么直接。这个电话充分反映了几十年前科德角的状况，与现在的情形完全不同。那时候的海滩比现在的宽，海滩上玩冲浪的人有水鸟那么多。夏天的夜晚，海滩上的篝火是一大亮点。

那个时候，我们用洗发水和肥皂在池塘里洗澡，那里的水非常清澈，在岸上你可以看到深达 50 英尺（约合 15 米）的底部。每星期六在日落之前，我们都会跑到海边，观看来自奥的斯空军基地的海军飞机排成一行，模拟地毯式轰炸任务。它们会向一条 417 英尺（约合 127 米）长的"目标船"投下弹药。这艘船名叫隆史崔特，是经历过第二次世界大战的退役舰，它被拖到科德角附近的一个海湾，然后停放在那里。晚上最后一轮投弹过后，海滩上会响起此起彼伏的掌声，就好像泰德·威廉姆在棒球场上又击出了一记本垒打。现在，隆史崔特已经锈迹斑斑，不能再用了，被安放在一个浅墓穴里。

在伊斯特汉，我妈妈感到很安全，我们也都有同样的感觉。这个地方对她来说，有点像上世纪 60 年代的拉伊，很少有犯罪事件发生，顶多也就是偶而有人打架或吸毒。附近的警察巡逻车平时根本不用动，只需用聚光灯照照灌木丛就行了。有一次一位警官听说有人酒后驾车，还是骑着自行车来处理的。这里的警卫总是乐于助人，有一次竟无意中帮走私犯将装满大麻的沉甸甸的袋子从船上卸下来，那条船恰好名为"顽皮"。当那个警卫发现卸下的货物有问题后迅速报了警，而警方害怕发生枪战，从数英里以外鸣着警笛赶到港口——走私犯当然已经跑掉了，只剩下一脸尴尬的警卫。当时我是一个初出茅庐的记者，就把这件事在《科德角》上进行了报道。亚历克·威尔金森是《纽约客》杂志的知名撰稿人，同时也是一位很成功的作家，他年轻时曾在这里当过一段时间警察，他把这件非常滑稽的事添油加醋地写进了他的一本很有名的书《午夜时分》。

这些年来，科德角吸引了许多人，世界各地著名的知识分子、艺术家和作家纷至沓来，而由此诞生的文化影响了整整一代人。来过科德角的作家有：尤金·奥尼尔、田纳西·威廉姆斯、辛克莱·刘易斯、诺曼·梅勒、玛丽·奥利弗、桂冠诗人斯坦利·昆尼兹、亚瑟·施莱辛格、安妮·狄勒德和玛吉·皮尔斯，等等等等。此外还有一些 20 世纪最有名的艺术家和心理治疗师等。时至今日，仍流传着这样的说法：8 月份时你在曼哈顿一个心理医生也找不到，因为他们都去科德角度假了。

距离海滩不远处，深藏在森林中，有一个科德角保存最完好的秘密。自20世纪30年代开始，一些极具天赋的建筑师、外交家和思想家曾在此生活过。当时欧洲和美国最聪明和最具创新意识的现代建筑师们，在这里设计建造了一批造型夸张的房子。它们虽然看上去很叛逆，却依然实用，有点像流动的盒子。它们迎风而立，非常引人注目。房子的屋顶是平坦的，但相对地面有一定的斜度。这批建筑物对该地区的建筑环境所产生的重要意义不亚于任何古老的海角或盐盒式建筑。它们孤独地矗立于森林中，如此隐密，有助于激发艺术家的创作灵感和思想家的深度思考。而且由于它们四周被绿色所包围，这使得它们还染上了环保的色彩。不过，绿色要到许多年以后才成为环保的象征。

间谍查尔斯·弗拉托也在这里居住过，他是一位背驼得很厉害的知识分子类型的作家，幼年患过小儿麻痹症，后来在参议院劳工委员会下属的公民自由小组委员会里当调查记者。第二次世界大战期间他在战时经济委员会拉美分部的尼尔森·洛克菲勒手下工作。退休以后他就住在这里。苏联解体后，克格勃的文件泄露，于是弗拉托被驱逐出境。在文件中，弗拉托有两个代号，一是"鲍勃"，一是"查尔"。

我当时只知道他叫查尔斯。他是一个很健谈的人，我刚当记者那会儿，从他那里了解到许多本地的掌故。我妈妈也很喜欢他。那些年，我经常和他在他屋后的露台上喝咖啡，我认为他是一个很有头脑的人。

有一次，查尔斯对我说："我再也找不出另一个比这里能让人忘记自己的地方了。"

科德角的与世隔绝、质朴的自然风景和它的隐蔽性把许多人——知名的、恶名的，以及像我这样的普通人——吸引到它的死胡同，从此被俘虏在这里。

我父母刚退休时的日子是幸福的，但搬到那里的第一个冬季，仅仅3周，那种与世隔绝的环境就对我妈妈造成了严重影响。全年住在那块沙地上，周围白茫茫一片，一无所有。唯一的一条公路，6号公路，看上去就像一条用来散步的小径。那里从来不下雪，所以当地人夸耀说，你一年四季都可以打高尔夫。不过你得带着晕车药。自然主义学者梭罗曾这样写过："当你站在光秃秃的科德角海湾时，你会把整个美国忘到九霄云外。"冬天待在这样一个遥远偏僻的地方，确实可以激发人的灵感和智慧，可是对于一个正在失去自我的人，却绝非理想之地。我妈妈恰好属于后者。

　　对当年那些乘着"五月花号"从英国来到新世界的清教徒来说，这里也不适宜，严格来讲他们从未在普利茅斯真正"登陆"。1620年11月11日，他们将船停在了普罗温斯敦，普利茅斯殖民地的首任总督威廉·布拉德福德对40名船上的成员颁布了《五月花号公约》，这是他们颁发的第一份政府文件。接着五月花号尝试了从特鲁罗到伊斯特汉的路线，然后驶往普利茅斯港寻求更好的保护。所谓的普利茅斯岩是后人杜撰出来的。事实上，没有任何文字记载能证明那些清教徒们曾踏上过普利茅斯的岩石。爱德华·史斯洛在1622年所写的著名的《莫特族谱》里没有提到此事；20年后出版的布拉德福德编撰的历史期刊《普利茅斯种植园》也未提到此事。一直到121年后，才首次出现了有关清教徒们登上普利茅斯岩石的说法。

　　不过，历史上有一个事实是不容否认的：那些清教徒是在我妈妈最喜欢的伊斯特汉海滩上与当地印地安人首次相遇的。双方见面的方式很不友好，彼此射箭开枪，四处躲藏。历史学家们猜测，那些印地安人这么做是因为一个月前这些饥肠辘辘的清教徒在特鲁罗找到并吃掉了一些贮藏在地下的玉米，所以他们予以还击。

　　我妈妈喜欢伊斯特汉海滩是因为她可以在那静静地待着，远离尘世的纷扰，整理自己的思绪；或者什么也不做，就坐在那里看炽热的太阳在黄昏时分没入海湾，像蜡烛一样熄灭。她同样喜欢伊斯特汉另一个被称为"海岸警卫队"的海滩，那里也是我最喜欢的海边休憩之地。以前救生站就设在那儿，从 19 世纪开始，勇敢的救生员们就每天在波涛汹涌的海岸线边巡逻，寻找需要帮助的水手——自 1626 年"雀鹰"号遇难后，共有 3000 多艘船只在变化莫测的浅滩搁浅。"五月花号"上的那些清教徒差点和此地失之交臂。1620 年 11 月 9 日，五月花号船在离开英国 65 天后，试图登陆海岸警卫队海滩，结果在此搁浅。他们原计划是要前往现在的弗吉尼亚州北部，可是大风神奇地改变了它的方向，迫使它一路向北，驶到了普罗温斯敦。

海岸警卫队海滩承载了太多的历史。

在我妈妈的记忆中，上世纪 70 年代初，在每年的春、夏和秋季，通常是在海上风暴过后，我会沿着海岸警卫队海滩向南走一段，去一栋海边小屋。那里有两个房间，海风拂面，非常舒服。屋里有一个很简朴的木制书桌，坐在那可以俯瞰海浪。它被人们称为"辽远之屋"，以向亨利·贝斯顿的同名著作致敬——他曾花了一年时间独自一人在科德角专心写作。贝斯顿是一位哈佛大学毕业的作家、自然主义学者，他在 1925 年建了这座房子，用的大多是废漂木，他当时给它起名为"Fo'castle"，可能是觉得它位于高高的沙丘之上，非常威严和气派；而且它有 10 个窗户，都可以俯瞰到宽广的大西洋，给人一种身在船上的感觉。1964 年，这个屋子被作为美国国家文学地标性建筑保存了下来，因为"他（贝斯顿）在这里探索并且找到了关于人性最伟大的真理"。我第一次去那里是妈妈带我去的，那时她刚刚读完《辽远之屋》一书。我一去就被它吸引了，因此后来常常自己去。我会打开他的书桌好奇地向里面张望，或者坐在外面的门廊上凝望四周与世隔绝的环境。就是在那里，我决定自己也要以写作为职业。在我的人生中，我妈妈曾多次把我带到这样隐居的地方。

在贝斯顿的作品中，你甚至可以听到大海的声音。他曾这样写道：

听海浪的声音，专心致志地倾听，你会听到各种各样的声音：空洞而低沉的回声、重重的咆哮声、巨大的水流奔腾翻滚的声音、长长的嘶嘶声、射击后响亮的报告声、浪花声、恋人们的窃窃私语声、海水拍击石头的声音，以及有时听不太清楚的人们在海中说话的声音。

和我妈妈一样，我也觉得这里很宁静。但是这份宁静在 1978 年 2 月被一场特大暴风雨摧毁了，辽远之屋被吞噬了。损失无疑是惨重的，不过这样的结局也不错，它使我们人与人间的关系更近了。

我和妈妈的关系并不总是很好。小时候我和她非常亲近，可是后来却疏远了。她在我身上看到了许多我父亲的影子，因此她会常常把对我父亲的担忧转向我。随着我逐渐长大，这种关切也越来越严重，后来竟然发展成了愤怒。或许她觉得命令我能让她找回一些平衡。从某些方面讲，我的确和我父亲非常像：大男子主义、自私、无能，而且容易上当受骗。

直到上世纪 90 年代，我和母亲之间的冲突依然很激烈。她的情绪越来越变化无常，而且总是对着我发泄。现在回想起来，我才明白，她那是由于对自己身上出现的状况感到恐惧和气愤所致。可是当时我只想着逃离，一点也没有试着去理解她。

"我是你妈妈！"她总爱这样冲我喊，却仿佛在说服她自己。我那时认为她就是喜欢对我发号施令，其实她不过是为了证明自己而已，但我那会儿完全没有意识到。我们两人因冲突而关系紧张，彼此互相伤害，谁也不肯让步。

我过四十岁生日时，我们之间实现了停火。那是一个很特别的生日聚会，每个人都被要求打扮成一位历史人物。我妈妈装扮成了肯尼迪总统的母亲，萝丝·肯尼迪。她戴着深色假发，服装也尽显肯尼迪式的优雅。妈妈打扮成萝丝·肯尼迪是很恰当的，因为她们两人都十分珍爱自己的家庭。萝丝·肯尼迪在她 1974 年出版的自传《值得记住的岁月》中写道："我认为养育孩子不仅是爱的责任和义务，也是一份和世界上任何一个崇高职业一样既有趣又有挑战的工作，它需要你竭尽全力去做好。"那天晚上实在太令人难忘了，我的家人和朋友们喝酒，跳舞，开怀大笑。现在回想起来，那是妈妈最后一次在人多的场合倾情投入并且能够畅快地表达自我。

其实我们一直都在彼此支持，只是当时我们谁也没有意识到。那天晚上，妈妈还跟我说起在我弟弟保罗的婚礼上我被要求念一段经文的往事。当时我又一次不记得自己念到哪里了，但是我没有恐慌，凭借自己的人生经验，以及从她那里讨来的没有退路时该怎样即兴应对的建议，我很从容地继续往下念，还表现得很有激情。最终，除了妈妈，别人都没有发现我的问题。当我读完回到座位上，她拍拍我的膝盖高兴地说："表现不错！"

即兴发挥成了我们生活中最重要的一个部分，在后来的岁月里，它变得越来越必不可少，因为我也开始经历迷惑不堪和丧失记忆，在有些场合我不知道该怎样表达，难以掌握平衡和解决问题，情绪也越来越不稳定，并且自己根本控制不了。由于我们两人的症状都没有减轻的迹象，所以我们也交流了这方面的事。我向妈妈学习，对这些症状置之不理，仍然专注于工作、伴侣、孩子和朋友……不过，随着病情日益进展，专心致志变得越来越困难了，我们渐渐陷入孤独中。

作为妈妈的照料者和家中的经济支柱，我实在羞于开口向别人求助。我一直扮演着给予而不是索取的角色，因此如果角色换位的话，就等于承认自己失败了。我和妈妈一样，喜欢按照熟悉的规律和行为模式生活，不愿意改变。虽然知道病魔最终会夺走我的一切，我仍竭尽全力维护自己原有的形象。

我和妈妈都感到极度孤独。在科德角，除了父亲，妈妈只有两个朋友，汤姆·科林斯和玛丽·科林斯。他们是一对和蔼可亲的退休夫妇，就住在我们家对面。妈妈和他们呆在一起的时间很长，他们似乎并不介意她的怪异表现。他们几个会一起吃午饭、聊天，有时还会在傍晚时分再聚在一起喝点鸡尾酒。十年前一个早秋的下午，汤姆来家里和妈妈聊天，当时父亲外出取报纸了。他们俩聊到家庭、政治、体育赛事以及任何你能在半小时里想到的事情。聊天结束后，当他朝门外走出时，汤姆突然转过身对我妈妈说："吉妮，你知道，我这一生幸福、充实。对我而言，如果上帝想带我离开，他随时可以这么做！"

说完后，他与妈妈轻轻地拥抱。在他以惯有的步伐迅速穿过街道时，妈妈还冲他挥了挥手。他走到了自己家的大门前，跨过门槛，然后瞬间倒地身亡。轰！大面积心力衰竭。

妈妈因为这件事彻底崩溃。从此以后，她就变了。几个月之后，玛丽搬回康涅狄格州居住，剩下妈妈独自一人。这时我们之间的关系开始缓和，由于父亲平时只关心他自己的健康状况，妈妈在科德角又没有其他朋友，因此无论是情感上还是日常琐事方面她都只能求助于我，尤其在她与病魔抗争的时候。

在此之前我一直认为自己就是儿童剧《袋鼠船长》里的格林·琼斯先生，他能够很巧妙地用手偶表演、和克洛克老爷爷交流、介绍各种动物并且教给小孩子们懂得要爱护地球，但是他却不会给动物筑窝。我也是如此，而且妈妈了解我，因此她只是让我去帮她做点简单的事情，比如夏季来临前在客厅装个笨重的窗式空调，秋天的时候把被暴风雨吹坏的玻璃换一下、漆一漆外面的栅栏、清理一下排水沟和把浇花园用的水管包好放起来。我觉得，她其实就是想让我回家呆一会儿，和她说说话。她太孤单了。当她不说话的时候，她就望向窗外，目光呆滞，就像去了冥王星。

2000年10月，一个星期天的下午，我终于发现她不对劲了。妈妈让我陪她去趟银行，我当时不明白她要干什么，她说她要我帮她使用自动取款机。妈妈以前曾在银行工作过，而且经常使用银行卡，可她却说她不会用取款机了。她想不起密码，试了好几次都不行，她已经彻底无能为力了。

"格雷格，我很害怕，"她在银行的停车场对我说，"我再也不能自己取款了。我总是觉得很糊涂，我需要跟人说说这个问题，你能帮我吗？这事千万别告诉你爸爸！"

那一天我永远也不会忘记。当时天空是灰色的，风朝着海岸吹去，空气中透着寒意。

"当然，妈妈。"我开始意识到她内心对自己失控状态的恐慌，安慰她说，"现在没事了，都没事了，妈妈。"

从那天以后，我再也不去想以前我们不愉快的时候，以及我对她冲我发火的不满。我必须往前看。我就是格林·琼斯先生，虽然没什么大用处，但命中注定要做一个照料者。嘿，请把螺丝刀递给我吧！顺便说一下我应该怎么握住它。

迷惑很快发展成了混乱。我妈妈开始把垃圾放在汽车的后备箱——她忘了应该把它们丢进垃圾箱。蛆虫和恶臭令人作呕，可我们几个兄弟姐妹谁也不愿意直面这一问题。妈妈还开始在屋里背着父亲到处藏钱，一沓一沓的，许多钱；她睡觉时不脱衣服；说话词不达意；她常常拒绝洗澡，有时甚至还会把沐浴液当牙膏用。还有吃饭的问题，当我那坐着轮椅的父亲想吃点冰激凌时，她会给他几个只煎了一面的鸡蛋。她的这些怪异行为不仅让我很不安，也令父亲很难过，因为他不光白天，晚上也能目睹这一切。起初，我们都想把它们视为生活发生改变的过渡，等妈妈慢慢适应一阵就好了，但事实上变化越来越大，也越来越严重。

除去我们关系中曾有过的不快，妈妈和我其实挺像的。她比我年长一些，这样我可以远远地看着她，但我不敢肯定她要去哪里。不过，我知道自己将来也会走同样的路。有一天，一趟来自布鲁斯特的美好骑行，给我送来了去往冥王星的票。那天天气好极了，风景完美得像明信片上一样。我带着小儿子康纳和他的朋友瑞恩·怀特从布鲁斯特出发，骑自行车沿着科德角铁路前往伊斯特汉去看我妈妈。他俩那会儿差不多 12 岁。一路上，我们欣赏到许多田园美景，包括波光粼粼的蔓越莓沼泽、丰茂的草地、咸水湿地和淡水池塘。无论从哪个角度评价，那都是科德角清澈而壮美的一天。但妈妈却比平时还要糊涂。当时气温接近 25 摄氏度，可妈妈却责备我们没有穿冬天的外套。为了不让孩子们着凉，她执意从一间备用卧室的壁橱里取出几件许多年前不知谁的套头衫，它们对两个孩子来说既厚重又超大，可她非让他们穿上不可。刚开始他俩坚决不肯穿，但我看出妈妈不会妥协，就示意他们服从。

"奶奶说得对，外面很冷。"

康纳以前目睹过我妈妈的一些怪异做法，就同意了，接着瑞恩也很懂事地穿上了。不过等我们一离开妈妈家，他们就扯下套头衫扔给我。

康纳大声宣布："不行，我们可不穿这衣服！"

我对他们刚才的配合表达了谢意，然后在回布鲁斯特的途中将衣服搭在我自行车的车把上。那天我很开心，几乎进入了坐禅的状态，感到异常平静。我像孩子一样把车骑得飞快，超过了康纳和瑞恩。快点！再快点！风从我耳边滑过。一瞬间，我忽然想起自己小时候骑过一辆三档调速的红色赛车，非常得意地没握把手！那天我像个小孩子似的还没有戴头盔。就在那半分钟内，我仿佛又回到了年轻时代，那个阶段的各种形象都闪现出来了：拉伊海滩、公园球场、小镇码头和美国游艇俱乐部，在那里你可以看到曼哈顿的天际线和世贸中心双子塔。突然之间，一声霹雳，脑中的画面扭曲了。我感到有点不对劲。就像电影中的慢镜头那样，我仿佛一格一格地看着挂在车把上的套头衫被卷入自行车的辐条。原本全速疾驶的车子戛然停止。我头朝前从车把上飞出去 15 英尺（约合 4.6 米），不过我意识尚存，足以伸出左手保护住自己的额头。我重重地摔在了碎石和沥青铺成的路面上，就像有一颗 .45 口径的子弹穿过我的手指，进入我的骨头。紧跟着我的身体又被弹起，脸直接砸在地上，大量的血涌了出来。我几乎昏过去，灵魂出窍，但我感觉到有人朝我的脸上浇凉的东西。

当我最终站起来时，我看上去一定很像恐怖电影里可怕的吸血鬼德古拉伯爵。康纳和瑞恩吓坏了，冲进了树林。幸好两个坐在附近阳台上的好心人看到这一切后过来帮我，把两个孩子也叫了回来。后面的事情进行得很迅速。半小时后我被救护车送往科德角医院。医生给我的头部和左手缝了许多针，然后就让我回家了。

当时我并不知道，我给一头怪物解开了捆索。

第 12 章

传递接力棒

　　富有传奇色彩的田径明星杰西·欧文斯曾遇到过一个怪物。那是 1936 年夏天，第二次世界大战开战前夕，恶魔阿道夫·希特勒和他的纳粹军队正穿过东欧，继续挺进。在当时正在柏林举行的奥运会上，希特勒极力想展示所谓的雅利安人的优越性，同时他还指责美国让具有天赋的非洲裔参加奥运会，与他的雅利安人同台比赛，因为他认为那些非洲裔美国人是"劣等人"。但是作为非洲裔的欧文斯打败了这些恶魔，他一共赢了四枚金牌：100 米、200 米、跳远和 4×100 米接力赛。这不仅使希特勒大受其辱，也让欧文斯成为了1936 年奥运会上最出色的运动员。在接力赛中，他的第一棒跑出了 39.8 秒的世界纪录，比第二名足足领先两米，稳稳当当地把接力棒交给了拉尔夫·梅特卡夫。梅特卡夫也是位非洲裔美国人——1932 年至 1934 年，他是全世界跑的最快的人，后来他进了美国国会。在这样一个关键节点上，这意义重大的一棒促使梅特卡夫继续保持领先，并且将与第二名的距离拉大到了 4 米，进一步锁定了胜利。跑第三棒的德雷珀延续了这一好成绩，而第四棒是 100 米世界纪录的保持者弗兰克·怀科夫，他到达终点时把他的对手意大利人图利奥·贡内利甩出整整 15 米。

　　在接力比赛中传递好接力棒与系好跑鞋鞋带一样，是一项基本功，而与阿尔茨海默症抗争也是如此。时机非常重要。一旦正在奔跑的选手越过赛场上的某个标志，处于等待状态的下一个选手就要脸朝前看，同时把张开的手掌向后伸去。很快，正在奔跑的选手就跟上来了并把接力棒传递过来。通常，他还会大喊几声"接棒"来提醒一下等待的选手往后瞧一瞧，张开手。传递接力棒在许多方面都极其重要——在跑道上、在家里、在工作中、在生病和临终时。在人生的接力赛中，谁都不可能孤军奋战。你先尽最大努力跑好自己那一棒，然后准确无误地把它交出去，让别人承载着你，尽他们的最大可能继续向前。回忆过去，我现在意识到，妈妈在与阿尔茨海默症赛跑的过程中，一直不停地对我喊着："接棒！接棒！接棒！"

你可以在伊斯特汉或者其他任何地方都目睹永恒。你有没有在家中、理发店或美容院里同时照过两面镜子？你会发现镜中的画面一直在延伸，直到看不见的远方。镜子里的每一个形象都会反射到另一个镜子里，就这样来来回回，无穷无尽——仿佛这是进入平行宇宙的神秘大门。如果你眯起眼睛，你或许能看到冥王星，甚至更远的地方。

妈妈就是我的一面镜子，她用自己的眼睛见识过无穷之后，将接力棒传给了我。发生自行车事故后，我从科德角医院回到家的第二天一早，她就赶到了我在布鲁斯特的家中，手里还拿着绷带和外用酒精。虽然她自己已经是那种状态了，可她仍想着要来帮我止血。我的脸上和手上缝了二十多针，医院已经给我清理了伤口，缠好了绷带，但她还是坚持要为我清洗伤口。她已经处于思维混乱之中。可她仍是我妈妈，她知道这一点。我放手让她做了，因为我意识到这一刻她没有糊涂，而我也一样。她是我妈妈，尽管她患上了阿尔茨海默症，可我仍然百分之百地愿意做她的儿子。

我的病情会不断加重，我希望到那时我的孩子们也仍允许我做他们的父亲。对阿尔茨海默病人来说，保持对过去、远期记忆和人际关系的联结是很关键的，因为所有的近期记忆都只是一闪而过。

我和妈妈原本平行的两个世界在那次自行车事故后汇合在一起了，我们开始一起探索无穷。

不过一个人要想了解无穷是需要花费一些脑力的。按照数学上的定义，这个词源自拉丁文，意思是"无限的"，而拉丁文中这个名词的词根在希腊文中的意思是"无尽的"。在我妈妈生命的最后几年里，我和她有过数不清的交流，包括每星期日晚上在餐桌边面对面的聊天。餐桌位于窗户旁边，可以从那里俯瞰到外面一片片的橡树和松树。餐桌是用橡木制成的，呈弧形，四条腿很粗，配的是高背的女王椅，因此你坐在上面的时候必须把背直起来。虽然它是在折扣店里买的，但它仍带给人中世纪举行圆桌会议的感觉。这不是因为它看上去像一个古董，而是因为回头的浪子终于能够与父母坐在一起，分享他们最后的智慧。我非常珍惜这样的时光，尽管有时候也会很痛苦，但它们都深深地嵌入了我的记忆中。

父亲还是同以前一样，先问我一大堆有关政治、宗教、比赛以及我们兄弟姐妹间是否有矛盾的问题，几乎就是什么不适合公开讨论，他就偏讨论什么。妈妈则总是尽其可能地迅速反驳他，这样可以迫使她的大脑转动起来，活跃一些。她像一个老练的冰球守门员一样，将我父亲的挑衅引向别处，这恰恰需要她努力思考，而不是反应过激。

我在头脑反应方面的训练始于住在拉伊时家人们餐桌旁的交流，那对我来说至今都是很美好的回忆。那时每个星期天我们都会围坐在厚厚的红木餐桌旁，就像穿着闪亮盔甲的骑士。只不过我们的剑是不锈钢的餐具，只能切动煮得过久的牛肉，而我们的胸甲则是披在下巴下的纸巾。即便如此，我们仍像打仗一样。我的弟弟妹妹们会向我提出许多问题，简直像随堂测验一样。问题五花八门，涉及我们的生活、朋友、价值观、宗教信仰和遇到的麻烦，凡是他们小脑袋瓜里浮现出的问题，他们就会提问。那时我总是严阵以待，但我年纪渐长以后，喜欢上了这种热闹逗乐的场合，因为它把我们全家人聚拢在一起。不过也有例外的时候。比如上高中时，我的大妹妹劳伦发现我在和学校里一个比我大好几岁的既聪明又漂亮的女孩约会，就在桌子上丢下了一颗炸弹。

我们的"修道院院长"劳伦当着全家人问我："格雷格，这事你为什么不告诉我们？"

父亲听到后放下了刀叉，妈妈也生气地瞪着我。我觉得我给劳伦的眼神足以烧着她的视网膜，可她毫不在意。

"到底是怎么回事？"父亲问。

我本来对"滋滋"作响的铁板肉饼垂涎欲滴，这下一点食欲也没有了。

"呃，"我胆怯地回答说，"我们只是一起去看了场电影。"

"嗯哼，"劳伦刚吃了一大口土豆泥，仍迫不急待地说，"可不该那样。"

"行了。"父亲结束了这个议题。但我不敢确定他是讨厌我了还是为我感到骄傲。

妈妈跟着点点头，语气坚定地说："格雷格，你可以做得更好。"

这句短短的话是她对我的口头禅，时至今日，我仍能感到妈妈在用它鞭策我。那天的谈话虽然令我很不舒服，但对我是有益的。现在回想起来，这样的口头交锋把饭桌变成了论坛，当面指教和熏陶让一家人变得更亲密了，并且令人终生难忘。

十几年之后这样的碰撞在科德角的餐桌旁继续，而且我们彼此的关系更近了。看到妈妈对阿尔茨海默症予以正面还击，极大地丰富了我的智慧。有时候，思想是能够穿透疾病的。每个星期天的黄昏时分，离开健身房后，我都会独自开车去伊斯特汉我父母家中和他们聊天。我沿途经过的许多地方在时间的画卷中都有其特殊的意义：科德角海湾的右面是很久以前来自旧世界的帆船卸货的地方；咸水池塘是一个盛产各种贝类的河口，流入了大西洋；长青公墓里埋葬着从清教徒时期以来的逝者——我的父母后来也在此安息；墓地的对面就是"阿诺德的龙虾和蚌小吃店"，它是我们全家人的最爱，那里总是洋溢着烹制各种刚刚捕捞上来的新鲜海产的或咸或甜的味道。这家店以前叫"贝蒂的海滩包厢"，现在由内特·尼尔森负责打理。他是我童年时的伙伴，他的祖先是当年乘五月花号船抵达科德角的清教徒。这个店也是我妈妈最喜欢的地方，她不仅喜欢这里的食物，还总爱和尼尔森聊天。尼尔森好像一生下来就懂得软壳蛤与圆蛤的区别。

而妈妈渐渐忘记它们之间的不同了，对她来说，圆蛤或许是一种炊具——一把刀，或者其他什么尖锐的可插入插座的东西，而且她经常试图这么做。我们不得不把所有的刀都藏起来。有一天，妈妈发现厨房纸巾架是空的。她盯着光秃秃的纸管看了一会儿，觉得它上面应当有一些白色的东西，于是就把一片片面包搭在上面，就像晾衣服一样。我父母的身体都日渐衰退，这一点在餐桌上尤其明显。有时候我妈妈会把磨碎的咖啡抹在面包上递给我父亲。而我父亲从来不会当着我的面指出妈妈的错误，并且他也不愿接受这一冰冷的现实。这令我和我的弟弟妹妹们都感到非常不安。如今回想起来，我想他当时那么做是为了避免妈妈知道真相；与此同时他自己也开始逐渐显现出痴呆的症状，此外他还要忍受血管问题和前列腺癌带给他的折磨。一切都糟透了。

起初，我们都没有意识到阿尔茨海默症发出的警告。我们对妈妈表现出的各种迹象都很麻木：她的记忆力越来越差；在制订计划和解决问题时显得力不从心；完成一件原本很简单的事情都会很吃力；对时间和地点感到迷惑不清；理解视觉图像时遇到困难；表达时找不到合适的词；无法重复已经做过的事情；判断力变差；不愿与人交往；性格发生变化；情绪反复无常，动不动就大发脾气。

2007年秋天我们家的状况开始变得更加严重。在餐桌旁我仍会和我父母激烈地谈论家庭、政治和生活，我们也会谈到宗教和上帝。有好几次，我告诉他们我觉得自己的脑袋出毛病了。父亲根本没当回事，妈妈则仍像过去那样给我鼓劲。

"你一定要有勇气，"她安慰我说，"绝不能屈服！"

在最后的那几个月里，我们的餐桌谈话集中在我们以前没有涉及过的话题。生命的终结。那时父亲已经坐上了轮椅，他的腿基本上不能动了。他坚持不懈地盛赞罗斯福是个伟大的总统，他关心弱势群体，并且始终怀抱着良知与激情，一心要用自己的一生让这个世界变得更好一点。父亲还和我们探讨了当死亡降临时人会遭遇什么这一复杂深奥的问题。我父亲出身于一个严格的天主教家庭，年幼时就失去了双亲，因此他非常惧怕死亡。而且和我们许多人一样，他也不确信在生命终点之外等待他的将会是什么。他实在是怕得要死。

妈妈似乎可以坦然地面对死亡。

许多年前，我曾梦到过死亡。实际上我曾几次梦到过死亡，这只是其中一次。在那个梦里，父亲已经去世了。他在天堂，不再受限于轮椅的束缚，像个高中生后卫那样，黑黑的头发全都往后梳着，在球场上奔跑。2007 年 9 月 16 日那天我把这个梦在餐桌旁告诉了我父母，那天的情形我至今记得。

"我是不是跑向你妈妈？"父亲听后问我。

"不，你跑向你的父母。"我回答说。

他停了一会儿，然后又问："你妈妈在那儿吗？"

"不，她还没有离开这个世界。"我知道，这一回答对他来说意味着什么。

妈妈满怀信心地说："我的时候还没有到。"

是没有到。我的父亲在 2008 年 1 月 5 日去世，那天是我弟弟提姆的生日。4 个月后，5 月 21 日，妈妈去世了。我们在我妹妹劳伦生日那天将她安葬。这对他们两个的生日来说太沉重了。

那段时间，我们经历了哀痛的各个阶段：震惊；拒绝接受、感到孤独；愤怒、觉得不公平、想要争辩；消沉；经受考验；接受现实；重新燃起对生活的希望。我们还没有彻底放弃希望。

词典对希望的定义是伴随着期待的欲望。我们所有人都需要得到浇灌和滋养。妈妈知道她该离开的时刻，但她却始终守口如瓶。她的思想在某些方面趋于保守，在另一些方面则崇尚自由，但一直严守着传统的价值观。她常说她很后悔在许多场合没能把自己的想法说出来。这真让人难过，因为疾病正在吞噬她的聪明才智。她那一代女性虽然能被看见，却无法被听到，这多么令人悲伤啊。她们生孩子、养孩子，然后像胶水一样把全家人紧紧地黏合在一起。想象一下，如果我们再认真一点倾听她们的想法，那能学到多少东西啊！

我倾听的太迟了，我从她身上学到的更多是她面对死亡时的勇敢，而非她的智慧和对家庭的那份担当。与时下流行的自我放纵的文化形成鲜明对比，妈妈那代人非常看重无私的奉献，这并不是由于缺乏自信，而是源于母爱的本能——这种对爱的承诺远远超过了大多数男人所能给予的。即使患上阿尔茨海默症后，她的那份爱也依然顽强。

妈妈与阿尔茨海默症伤痕累累地抗争了 15 到 20 年，她始终拒绝倒下。有时候哪怕她不能确定自己身在哪个星球，她都仍像一个巴顿将军手下的士兵那样坚持呵护着我们。这令我和我的弟弟妹妹们都深感敬畏。妈妈的角色已经发生了变化，而且还将继续变化。可是，我们谁也不愿承认这一明显的事实：我们的妈妈正在渐渐偏离地球，被拽入冥王星的轨道。

照顾父亲也消耗了母亲的健康。她的记忆在不断褪色，就像被阳光越晒越白的雪松木搭建的屋顶；她的脾气也越来越坏；有时她会认不出家人或朋友；她常会神志恍惚或者心不在焉；她感到非常恐慌。即便如此，她仍然尽最大可能照顾我父亲和我们。古希腊文将最纯粹、最无条件的爱称为 Agape，它比 Eros（身体的激情）、Philia（兄弟间的情意）和 Storge（爱情）都更纯洁。妈妈只是想扮演妻子和母亲的角色，可角色却在她身上发生着变化。她一直在与病魔斗争，一次又一次地把那些黑暗中的怪物击退。

2007 年，我父亲又一次住进科德角医院，进行第二次生死攸关的血管搭桥手术。妈妈始终与他站在一起，应对所有困难。这是她的最后一战，她已经快不行了。一次在医院附近的一家餐馆午餐时，她把我妻子玛丽·凯瑟琳拉到一边，情绪几乎崩溃，我能听到她狠狠地吼着："我恨他，我恨他，我恨他，我真的恨他！"

她并不是真的针对我父亲，她只是在那一刻以为我是父亲的替身，因而向我发泄她的愤怒。她不愿与病痛中的父亲发生争执，敬重迁就他直到最后。一头大象在帐篷里。它占据了所有空间，于是就把我轰走了。

　　不过后来帐篷的门帘又打开了。我父亲被送往布鲁斯特的疗养院进行康复训练，妈妈也一同去了。一来她已经不能安全地独自生活，二来她也想与父亲在一起。他俩躺在一楼无菌病房里相邻的两张床上。很难分清谁是真正的病人。妈妈总是昏昏欲睡的状态，当她说话的时候，几乎没人能明白她的意思。她时而像一个不懂事的小孩，时而又像一个怒气冲冲的成人，反差剧烈，令人心惊。她的大脑已经近乎停摆了。她的感受也是混乱的。这样的场景仿佛给人兜头浇下一盆冷水，我的弟弟妹妹们来探望父母时都对妈妈病情的急速恶化感到非常震惊。父亲则总是疑神疑鬼，越来越偏执地认为我们想要把他留在疗养院里。讽刺的是，妈妈所需要的照顾远比父亲多。她已经近乎没有知觉了，虽然她对那些很久以前家里和生活中发生的事情仍然记忆犹新。他们入院后的第二天，尽职的护士就搀着她去图书馆，那里四面都是书。护士后来告诉我，当他们问她想看什么书时，她把所有书架扫视了足足 15 分钟，然后默默地、面无表情地取下了两本书。

　　"我想看这几本。"她说，但没有说出书名或作者名。

　　她选的书是《沙子里的秘密》和《科德角及岛屿的自然指南》——我许多年前出版的两本书。这两本书她一直摆放在伊斯特汉家中的客厅里。

　　"她把它们拿在手里时，看上去很安心。"护士后来跟我说。

　　在疗养院时，主治医师罗伯特·哈蒙发现我妈妈虽然已经从阿尔茨海默症的中期阶段进入了晚期，但她仍想继续扮演妻子和母亲的角色。哈蒙医生认为应就此进行家庭干预，所以他召集我们所有的兄弟姐妹开了个电话会议。与许多其他家庭的情况一样，那次电话会议简直是一场灾难。大家的态度截然不同。有人拒绝接受这一现实；有人表现得比较理智和谨慎；还有人对医院的要求感到很生气。不过最终哈蒙医生让我们认识到一个不可辩驳的事实，那就是阿尔茨海默症即将把维吉尼亚·布朗·奥布莱恩吞噬殆尽，而我们对此什么都做不了。什么都不行。

在接下来的几周里，作为我父母指定的法定委托人和医疗代理人——大家庭中一个很无奈的角色——我不得不在弟弟妹妹中间寻求共识，就像在加沙地带寻求和平一样。每个人的出发点都很好，但意见分歧很大。妹妹们认为妈妈在疗养院里能得到妥善的保护，这当然很有道理；弟弟们则觉得应该让父母一起呆在家里。谁也说服不了别人，分歧越来越大。我虽然感到非常纠结，并且私下也对自己的选择产生了质疑，但仍投下了关键性的一票：妈妈和爸爸应该一起呆在位于切斯塔罗路——那条死胡同——的家里。

于是一周后我父母回到了伊斯特汉。我父亲的求生本能和死亡恐惧促使他决心一定要与妈妈共渡难关。在他反反复复的要求下，我们为他们雇了住家的医疗护理人员，一个月的费用高达25000美元，都从我父亲的退休基金里支付。那几个护理人员都不错，很专业，也很敬业，不过那费用也实在惊人啊。

父亲和母亲的健康与财富都呈现出了自由落体。柏拉图曾说，"唯有死者看见过战争的结局"，雷德利·斯科特在其1991年执导的经典电影《黑鹰坠落》的开头也引用了这句话。我们都非常紧张，就像缩在座位里看着慢动作播放的空难片一样——我父亲坐在轮椅上，一直有内出血，腿已经完全不能动了；妈妈则基本上无法再运用她的大脑了。我通常每天晚上都给他们打个电话，确认一下他们的情况。如果没人接电话，我就会像消防车一样狂飙过去，哪怕是夜里十一点。我一边开车，一边满脑子想着他们可能已经过世了，结果发现只是妈妈没有把电话挂好。

这一状况也让我的弟弟妹妹很辛苦，因为他们不住在科德角。任何一个需要长时间往返探望的家庭都会遇到同样的问题。后来由于种种不协调，妈妈越来越爱大发脾气，父亲却为了活下去丝毫不肯做出任何妥协。一个星期天晚上，我们一起吃饭时我想向父亲强调一下家中的现状，可是他依然没有意识到与他生活了60年的妻子已经偏离了正常轨道，而且我也开始步其后尘，结果谈话不欢而散，我们两个都很生气。

很遗憾，我父亲曾经是我心目中的英雄，却从未读过厄内斯特·海明威的名著《太阳照常升起》。海明威在书中写道，"从一个地方搬到另一个地方并不能让你摆脱原来的自己。"从疗养院回到家，他没有发生丝毫的改变。而当我发现病魔也在我身体里，我大吃一惊。我自身的专注力和准确度都出现了偏差。但是我别无选择。妈妈太孤单、太脆弱了。

10月对科德角及其周边岛屿来说是一段特别的日子。每天早上太阳很晚才升起，而且只升出地平线没多远，不过已经足以照耀到翠绿的沼泽地。这时的科德角风和日丽，天气干燥而暖和，似乎与季节很不相符，但对本地人自然是一件格外开心的事。秋天的科德角被环绕它的海水温暖着，因此，夏天显得特别长，而春天则好像要到6月初才开始。

2007年10月14日那个星期日是哥伦布发现美洲纪念日，那天太阳下山后，我离开健身房前往伊斯特汉去看我父母。在路上我想了许多，关于我的父母和他们日渐衰弱的身体，以及自己决定让他们从疗养院回来一起住在家里究竟是对还是错。

我父亲——他的生命只剩下几个月了，这一点他自己也清楚——那天晚上由于持续的疼痛、内出血和濒临崩溃的身心而情绪激动。父亲显然已经快不行了，妈妈则完全丧失了思考能力，而家里雇的专业护工的英语表达能力又很有限。那天妈妈做的晚餐是腌黄瓜配甜麦圈，我上一次吃甜麦圈还是在大学时代。我到家时家里的气氛很不好。父亲已经彻底陷入了妄想，坚持认为我去是要送他和妈妈去疗养院。他已经做好了打架的准备。从哀痛阶段来说，我们那时都处于愤怒、觉得不公、试图讨价还价的阶段。

"告诉你弟弟妹妹我们在这里非常好，我们不需要你那该死的帮助！"他大吼着，"小子，你现在就走！我们不需要你！"

"爸爸，我来这里是看妈妈的。"我平静地说。

"可你妈妈也不想见你。"

妈妈听后马上走了过来，坐在我旁边的椅子上，并用她的右臂搂住我的肩膀。她什么也没说。这或许意味着她正在变换轨道。

父亲继续吼着："格雷格，我们还没死呢。你回家吧，你没有为我们做过任何事，所以赶快走吧！走！"

"爸爸，我明白，你很害怕死亡，我完全可以理解；但是妈妈病得很重，她需要我们的帮助。"

"你什么也没有为我们做，格雷格，从来没有！什么都没有！"

这些话深深刺痛了我的心。我虽然知道父亲是出于恐惧而说这些话的，可我真的受不了了。

"爸爸，"我大喊着发出一连串的诅咒，"你以为你是这个世界上第一个要死的人吗？死亡是很可怕，爸爸。我能想象，它让我毛骨悚然，可我们所有人都会有死掉的那一天！"

我停了一秒钟，但却感到过了好几分钟，然后我头脑无比清醒地喊道："那么你现在为什么不能尽量死得有点尊严，爸爸！同时尽量把妈妈照顾好！"

死一般的寂静，静得可以听到心跳声。我们都哭了，房间里的大象已经耗尽了氧气。加布里埃尔，我父母忠诚的护工，像天使一样过来帮助我们。他将我和父亲分开，示意我到后面的一间屋子里去。我刚才说的那些话也深深伤害了我自己，因此我跟着他向后走，妈妈则跟在我身后。加布里埃尔给我倒了一杯水，这一善意的举动至今留在我的脑海中。他什么也没说，又回去尽职尽责地照顾我父亲了。

妈妈和我静静地坐着。这间屋子四面全是我们家的照片——妈妈小时候在布鲁克林一个马场的照片；父亲当海军上尉时的照片，照片里的他看上去非常英俊；我们这些孩子小时候在瑙塞特海滩玩耍的照片。妈妈还在哭泣。

"我很害怕，"她对我说，"我到底怎么了？"

我看着她的眼睛对她说："妈妈，我明白你的痛苦。我已经能感受到一些。你不会孤单的，我们都会和你在一起。"

我用右手的食指点着她的前额说："你还记得那个在曼哈顿西区长大的小女孩吗？你还记得那个上法国修道院学校的小女孩吗？后来她长大了，结婚了，有了十个自己的孩子？"

"记得。"她目不转睛地看着我。

"妈妈，那个小女孩是一位伟大的母亲。她还没有离开，她还在你心里。相信我！"

"真的吗？"她问我，抽泣声变小了。这是她第一次承认自己迷失在宇宙中，而且不会再回来了。

"是的，"我肯定地告诉她，"只要你努力抗争直到抗争不动的那一天，你就永远是那个小女孩。你明白吧，妈妈？你明白吗？"

"我明白。"她坚定地回答。

这就是我想听到的。

我们手拉手回到客厅。父亲这时已经平静下来了，加布里埃尔守在他旁边。

"爸爸，我爱你，"我走出大门时对父亲说，"但你今天真的让我很生气。你不应该这样，你真不该这样。"

第二天一早，父亲就打电话给我。

"对不起。"他说。他没有说的更多，但意思已经很清楚了，而且非常诚恳。我感觉到了。

这件事已经过去了。最终，我们面临了相同的处境。我们各自的角色发生了彻底的变化，而同时每个人都在走下坡路。我自己逐渐经历了哀痛过程中消沉、思考和孤独的阶段，但这些我从没有告诉过玛丽·凯瑟琳，因为我不能确定她是否能够理解，直到现在我也不确定。不过即使她不理解，也不能怪她，不是吗？我从自己的内心寻找力量，尽可能守护我能守护的任何一点——作为丈夫和父亲。

第 13 章

意外的天使

我妈妈特别喜欢黄色，认为它是心灵和智慧的象征，也体现了一个人的力量和活力。黄色是所有颜色中最抢眼的，它象征着回忆、希望、幸福和欢愉。黄色还能够激发追梦人，鼓舞探索者。在经历哀痛的过程中，对黄色的热爱带给妈妈一种积极的憧憬。

黄色也是天使的颜色，在《圣经》中它象征着往更好的方面改变。妈妈相信有天使，我也相信。

2007 年深秋，妈妈去世前 7 个月，她对黄色变得更加痴迷。她走到哪里都能看到黄色，大部分都是汽车。她所谈论的也总跟黄色有关。起初我完全没注意到这点。但是几周后我带妈妈去超市，当车驶过伊斯特汉风车这个科德角最古老但仍在工作的磨坊时，妈妈大声道："格雷格，你看到那辆黄色的汽车了吗？快看，还有一辆，又来了一辆！"

现在我自己也看到了黄色。后来，我弟弟提姆也看到了，因为他买了一辆黄色的牧马人吉普车。他住在遥远的康涅狄格州，但经常来探望父母，非常孝顺。每次当他的车驶上家里车库门前的小路时，妈妈都激动不已，简直就好像耶稣再临一样。受我弟弟的启发，我也买了辆黄色吉普车。我们成了车轮上的天堂——妈妈身边的天使。她非常喜欢坐我们的吉普车，就像孩子在拉伊的游乐园坐游乐车一样。现在我弟弟仍然驾驶着那辆黄色的吉普车。我也是。我正开着那辆车走向坟墓。

从 11 月进入 12 月后，白天越来越短，下午 4:09 太阳就浸没在科德角海湾里。与此同时，我父母的生命也像沙漏里的细沙一样从我们的指缝间渐渐地溜走了。妈妈已经到了阿尔茨海默症的最后阶段；父亲也被循环障碍、前列腺癌和继续恶化的痴呆耗尽了生命的气息；而我则是一连数天心不在焉，思想飘忽不定。我们都生活在信念的边缘，态度有点像《疯狂》杂志中那个红褐色头发的顽童艾尔弗雷德·纽曼，他总是笑着说："什么？我会担心吗？"

其实我妈妈很担心，但她顽强地忍受着疾病的折磨。她的病情就像在潮湿的日子等着油漆干，虽然变化缓慢但一直在发展，而且最终的结果无需多言。不过她仍像一个忠于职守的护士，尽心尽力地照顾她的丈夫，和她那个时代的妻子们一样，无私地为伴侣奉献一切。但是这些女性都默默无闻，她们虽然克服了许多困难，做了许多事情，却从未得到任何奖章或新闻头条。

12月里，我们在科德角医院遭遇了许多危急时刻。父亲的内出血已经相当严重，妈妈则为了抓紧自己仅剩的一些思绪筋疲力尽。我紧随其后。我们都走到了生命中的临界点，就像一杯上好的波尔多赤霞珠葡萄酒洒在白色的亚麻桌布上，无可挽回。可以把酒杯扶起来，但不可能把酒再装回去，也不可能去除桌布上深红色的污迹。妈妈在打包行李，准备前往冥王星；父亲作为一名前海军，在属于他的泰坦尼克号上支起甲板椅，等待永远不会到来的救援；我们这些兄弟姐妹则一个个情绪激动。

不过我父亲尽量保持了他的幽默。在他又一次"死"而复生后，当家中电话铃响时，他大叫道："如果是殡仪馆的话，告诉他们我还没准备好！"

妈妈已经准备好了，但她自己并没有意识到。她的状态茫然且混沌，但她依然与父亲并肩作战——也许是害怕把她一个人丢下，也许是出于本能。父亲是她的磐石，我们是她的孩子，这样的安排她从来没有忘记，并且希望能一直如此。阿尔茨海默症可以破坏人的大脑和思维，但却无法消除人的本能，而本能是无需干预或理智就能明白事情的能力。"本能"（instinct）这个词源自拉丁文 intueri，意思就是"向内观望"。我妈妈以前就教我要学会看清内在的真实情况，特别是在你感到很难理解表面发生的事情时。

2007 年 11 月 11 日，我父母再次住进了科德角医院，那天距离父亲 85

岁的生日还有一个月，距离他去世还有大约 8 周的时间。爱丽丝·戴利医生是一位很有经验的内科医生，也是一位非常富有同情心的女性。她仔细研究了我父母的病历和病情，觉得是时候与他们进行临终前的谈话了，因为她清楚他们已经来日无多。由于父亲已经非常虚弱，只能躺着，妈妈坚持要与他呆在一起。她已经料到了最坏的情况，坐在父亲的床边陪伴他；而我站在床脚处，紧张得说不出话，感觉就像一个窥视者。戴利医生轻轻地问我父亲，是希望再延长一段时间还是选择放弃。"如果活着是为了过有品质的生活，无论是真实的还是想象的，那这个人就是在延长生命；可如果活着只是因为惧怕死亡，那这个人就是在拖延死亡的时间。"戴利医生这样对父亲说道。

父亲早已深陷痴呆症的痛苦，因此他只是在拖延死亡的时间。妈妈也一样。

接下来，我目睹戴利医生提出了一种最深刻的交换方式。她请我的父母给予彼此选择死亡的权利——即哀痛的应对阶段。

"维吉尼亚，"她用非常柔和的声音对妈妈说，"你对弗兰克的死亡有怎样的感觉？"

妈妈本能地站了起来。

"我会非常非常想念他，而且我会感到很害怕。"

戴利医生非常了解妈妈的状况，她意识到妈妈说这话时思维很清楚，但很有可能过一会儿就糊涂了。于是她赶紧抓住时机，直截了当地问妈妈："你允许你丈夫选择死亡吗？"

这个问题像一记重锤砸在我的脑袋上。

现场沉寂了一会儿，就像我曾经见过的那样令人动容。

"是的，我允许。"妈妈说。她的眼睛里噙满了泪水，那一刻她明白她和父亲即将面对生离死别。

戴利医生又问："弗兰克，你听到了吗？"

"听到了。"父亲回答。

"你对自己先于她死去有什么想法吗？"

"我愿意先死，"父亲平静地说，"我不愿意独自一人。我不想生活中没有维吉尼亚。离开她我没法活。"

妈妈抓住了他的手。

这一刻，拒绝接受现实终于让位给了直击灵魂的真实。

他们又传递了一次接力棒。

DNR 这一令人生畏的缩写的意思是"不进行心肺复苏抢救"（Do Not Resuscitate）。我们在成长过程中受到的教育是要珍惜生命，但现在这一重要理念却遭到了质疑。我父母都签署了 DNR 条款，即选择自然死亡。作为一个回头的浪子，我过去没有为他们做什么，现在却要替他们办这样的手续。这感觉真糟糕。年轻时的我从未料到会有这样一天。少不更事的我挥霍了父母并不富裕的收入，去旅游、喝酒，还试图高攀自己根本配不上的女人。现如今，DNR 条款重重地压在我心上。

消防演习仍在继续。圣诞节后，一天下午我劳伦来探望父母，结果发现家中只有我父母两个人。临时替换的护工去给我父亲买《纽约时报》和《每日新闻》了。当劳伦到家时，我父亲坐在轮椅上，面对着墙。他一直抽烟抽得特别厉害，当时正从把烟雾往氧气罐里吐，这简直就像在炸药工厂里擦火柴一样。妈妈则四处游荡，念叨着家里怎么就她一个人。多么可悲！我们婴儿潮出生的这代人都在大家庭中长大，可现在家中却没有一个子女陪在父母身边。

2008 年过新年时，我曾许愿，希望它能带给我们新的期盼，但是这一愿望没有实现。父亲已经非常明确地告诉我，他再也不愿意被救护车送往科德角医院了。他受够了。我告诉护工按他的要求办。可是 1 月 4 日那天我们的天使加布里埃尔轮休，替换他的护工被吓坏了，还是叫了救护车把父亲送到医院。一个半小时后，戴利医生给正在波士顿出差的我打电话，让我马上赶回去。我立刻沿 3 号公路狂飙到萨加莫尔桥，快得就像海鸥追逐装满鱼的渔船一样。

我一到重症监护室，就立即告知那里的医护人员安排我父亲第二天出院回家。他们听懂了，第二天出院，毫无疑问就这么办。然后我走进了父亲的病房。我刚一进门就吓了一大跳。几天不见，父亲已经瘦的只剩骨架了。

"格雷格，"他质问我，"这到底是怎么回事？我不想呆在这儿，我已经告诉过你了！我要回家和你妈妈在一起。"

我赶紧向他道歉："我明白，爸爸。你明天就回家，我已经和医生说过了，你明天就能回家了。"

"很好！"

"爸爸，你再也不会来这儿了。"

"很好……"

"你永远不会再来这儿了。"

"那就好。"

"爸爸，我再说一遍，你永远不会再来这儿了！"

这是我父亲最后的几个清醒时刻之一。他让自己皮包骨的身体坐了起来，然后就像一个父亲同一个还不懂事的儿子那样和我讲话。

"我明白了，"他像对一个三年级的小学生那样对我说，"我——明——白——了！"

为了表示他从内心明白了我的意思，他先用双手捂着胸口，然后非常缓慢地向左右两端伸开去。

我也明白了。这是父亲对我说的最后的话。

第二天医院将父亲送回家，让我们在家里进行临终照料。我相信妈妈内心深处一定清楚我们是在守候父亲的最后时刻。尽管她依然对时间和地点混乱不清，似乎她的世界被冰冻在了某一刻，但她一定知道与父亲离别的时候到了。

为了让父亲不要遭受剧痛，让他有尊严地、免于恐惧地平静离开，医生给他开了吗啡。那天晚上我去药房取回了吗啡，交给了伊斯特汉家中的护士。做这件事让我战栗不已——我带回去的是父亲的死刑判决书。

在去往伊斯特汉的途中我差点迷失了方向，完全不像我平时星期日从健身房回家那样轻车熟路。我思考着过去、现在和未来，脑海中像过电影一样不停地浮现出童年时与父母和弟弟妹妹们在一起时的场景。那天晚上唯有回忆过去能带给我希望，可回忆也已经到了尽头。

我从后门走进屋子，摸索着寻找我从未彻底修好的纱门。屋里没有一点生气，死亡的气氛笼罩着我父母的卧室。我父亲一动不动地躺在床上，眼睛睁着，他已经不能讲话了，但还在与死亡做最后的抗争。妈妈则一如既往地表现得很坚强，她坐在父亲的旁边。看得出来她虽然不太清楚接下来会发生什么，但对即将到来的变化也还是充满恐惧。

我将吗啡交给护士，她是我女儿科琳高中好友的妈妈。我觉得自己像个带着面罩的刽子手。

"你该与你的父亲话别了。"护士建议我说。

"什么意思？"

"格雷格，到时候了。"

"时候？"我紧张地问，"到什么时候了？我得给我弟弟妹妹们打电话，我得让他们赶快过来。"

我满脑袋轰轰作响。

"没有时间了。你得赶快和你父亲道别，他要回天上去了。"护士目不转睛地看着我。

本能起作用了，我紧紧抓住父亲的手。妈妈不用我提醒也将她的手轻轻放在我的手上面。她似乎感到这是她应该做的事。

这么做不需要培训和指导。

"爸爸，"我近距离地看着父亲已经暗淡的棕色眼睛，"如果你能听见我说话，就动一下你的头。"

他点了点头。

"爸爸，我想让你知道，我们会照顾好妈妈的。我们所有人都会，我保证！"

他摇了摇头。

"爸爸，你病得很厉害，该回天上了。"

他摇了摇头。

"爸爸，你能看见光吗？非常柔和的光？"

他摇了摇头。

"爸爸，你向着它去吧，拥抱它。我们一定会照顾好妈妈的，我向你保证！"

他摇了摇头。

"爸爸，"我接着说，"我爱你，能作你的孩子我感到很荣幸。"

他摇了摇头。

泪水顺着他瘦削、发灰的脸庞流了下来。最终我们——父亲、妈妈和我——站在接纳和希望的门口，透过映照着现实的镜子，见证了无穷。我觉得自己仿佛在凝视一个万花筒，或者说是一条不断折射着光和色彩的隧道，它们既让我感到惬意，又令我困惑。它们把我带回了纯真的童年时代，那时一切都很美好。可今天晚上的情况却并非如此。

片刻之后，我父亲闭上了眼睛。他再也没有睁开。

第二天早上，父亲被宣告去世了。他在家里，躺在自己的床上，按他希望的那样，安详地走了。妈妈躺在他旁边，双臂本能地环在他胸前。她虽然不清楚等待她的是什么，对父亲留下她独自一人也很害怕，但仍尽全力照顾他到最后一刻。

我在早上 6 点接到护工的电话，然后立刻赶了过去。当我到家时，妈妈一个人坐在餐桌旁，茫然地凝视着屋后的橡树林，寒冷刺骨的细雨淅淅沥沥地打在落地窗上。妈妈看上去很害怕，我拉着她的手走进卧室与父亲作最后的告别。父亲还在那里——彻底安息了。一直扮演妻子和母亲角色的妈妈坐在他旁边，把他的头发梳到后面，就好像帮他准备赴约会一样。

　　"妈妈，爸爸走了。"我说。

　　"我知道，"妈妈回答说，"剩下我一个人了。我不知道还能在这儿呆多久。"

　　几分钟后，殡仪馆的人来了。在科德角这样的小地方，大家彼此都认识。殡仪馆的人表达了慰问后，小心地用一块白色亚麻布将父亲的遗体包起来，然后放入一个带拉链的长塑料袋。当他们把拉链合起来时，我确定父亲已经死了。妈妈也这样认为。但是过了一会儿，我还是又把拉链打开了，为了让父亲能够呼吸。我想妈妈肯定也希望这么做。屋里所有人都表示理解。接着，我告诉殡仪馆的人我要抬着父亲的担架走到灵车跟前，我认为这是我应该做的。

　　我对妈妈说："妈妈，别担心，爸爸不会一个人离开这里的。"

　　到达灵车后，我们开始将父亲的担架放进灵车。我们先把脚的那一端放进去，然后我俯下身，亲吻了父亲的额头，再将拉链合上。现在，父亲安全地回到天上了。

　　剩下妈妈一个人了，她迷失在父亲去世带来的震惊之中。几天后我们在殡仪馆为父亲举行葬礼。殡仪馆位于韦尔弗利特一个很舒适的渔村中央，许多年前我父母曾在这里的港口手拉手散步。我弟弟安迪想的很周到，他给父亲戴上了他最喜欢的棒球帽，我想父亲对此一定会非常满意。妈妈整夜都睁着眼睛，目光空洞茫然，流露出阿尔茨海默病人的典型状态。儿女们和孙辈们一直在安慰她，可她完全心不在焉。她已经在准备去往冥王星的旅途了。

父亲葬礼那天，天气非常寒冷，大风呼啸，就像我父母这一生为了养家糊口所遭遇的跌宕经历。爱尔兰风笛发出的凄厉哀号打破了奥尔良圣女贞德教堂的寂静，僻静的克莱尔郡为它发出了回声。我在致悼词时引用了莎士比亚名著《哈姆雷特》中的一句话，因为我觉得它简洁准确地概括了父亲的一生："他是个男人。把他当作所有人吧。我们不会再看到他这样的人了。"

父亲享受到了军人的荣誉，他被安葬在伊斯特汉的常青公墓。可是那天妈妈完全陷入混沌状态，她没有下车，只是隔着车窗注视我们。在接下来的几周和几个月里，她的情况急剧恶化。她越来越糊涂，越来越爱生气，而且在听觉和视觉方面产生幻觉的次数也越来越多了。她在进入阿尔茨海默症晚期后出现的幻觉已经远不只我看到过的蜘蛛和昆虫了，她总觉得有魔鬼一般的怪物从地板上爬向她，好像要把她拽入地狱。

她常常大叫："它们要吓死我了！"

我们尽量让她平静下来，所有的弟弟妹妹都尽可能地提供帮助。我的弟弟保罗住在遥远的加利福尼亚州，他定期给妈妈打电话，和她聊一些以前的事情，因为她的长期记忆还在。提姆、莫林、劳伦、伯纳黛特、贾斯汀和安迪则一有时间就来看望她。我想象我那早已夭折的弟弟杰拉德和马丁一定在天堂为妈妈准备居住的房子。至于我父亲，我想他可能在往天堂的食品储存室里贮存食品，确保那里有妈妈喜欢的冰镇的霞多丽葡萄酒以及他自己需要的喜力啤酒和珍宝威士忌。

妈妈的病情一直在持续发展——从最初的不当回事到最终承认自己病得很厉害。这就是阿尔茨海默症的可憎之处，因为它是不可逆的，一点补救的办法都没有。现实的残酷在于：一旦你拥有了某样东西，你就只能带着它一起活下去。这是我一个朋友说的，真是发人深省。在后来的数月里，妈妈做出了许多令我们持续警觉的事情。2008 年春天时，有一次我妹妹伯纳黛特去看她，结果吃惊地发现她正在用防晒油刷牙。用防晒油刷牙后，妈妈的牙齿变成深褐色了。伯纳黛特温和地劝说她别再用它了，而妈妈回答道："但说明书上写着它是供皮肤白皙的人使用的。"

妈妈与世隔绝的情形也越来越严重。她有时甚至不能认出我们这些孩子。一个星期六的晚上，阿尔茨海默症的触角刺到了我身上。当我走进客厅时，妈妈就像看见一个陌生的闯入者一样大叫起来："你是谁？你……是……谁？赶快离开我的屋子！"

"妈妈，是我。"

"离开我的屋子！"她越发提高了声音，"离开我的屋子！"

我惊呆了，赶快走到屋后的露台让自己先平静会儿，然后又回到客厅继续安慰妈妈。这时她认出我了——阿尔茨海默病人就是这样，时而清楚，时而糊涂。她拥抱了我。我尽量让自己忘却这件事。

第二周，伯纳黛特来探望她，问她想不想去父亲的墓地看看。她起初表现得很不情愿，似乎很在意父亲怕死一事，但后来她还是答应了。

"好吧，我去，"她迷迷糊糊地对伯纳黛特说，"不过，不要告诉你爸爸。"

没有人会那么做。

墓地是生与死的分界线。和妈妈一样，我对接受生命的终结还有困难，因此也不大愿意去那里。复活节那天早上当我醒来时，发现天气特别好，于是决定那天去墓地看望父亲。我先开车去伊斯特汉看妈妈。我们坐在沙发上，聊得不错，她还给予了我复活节的祝福。几分钟后，我弟弟安迪打来电话，护工加布里埃尔把话筒递给妈妈。他们聊了一会儿，妈妈的表现很平常，只是讲话有些杂乱无章，不过我能感觉到安迪还是很开心的。这时妈妈突然问安迪："你想和你爸爸讲话吗？"

话筒那边没有声音了，妈妈把电话递给我。她就是这样，一会儿叫我"弗兰克"，一会儿又把我当成"父亲"。

"作为一个死人，你听上去很不错。"安迪在电话里对我说。

"安德鲁，"我回答道，"今天是复活的日子。"

墓地是令人感到恐怖的地方，我讨厌那里。但这个复活节与平时不同。这天天空是深蓝色的，微风从大西洋吹来，空气中飘着一股咸味。我有许多话想对父亲说，很遗憾他活着的时候没有机会说。那会儿我总以为可以改天再说，现在就是那一天了。

　　无名的墓地光秃秃的，上面还没有立墓碑，地上也很脏。那里只有我一个人，于是我跪在地上，用手指开始挖土，越挖越深，直到整个手腕都伸到地面以下。我让自己敞开心扉，彻底释放出来。我告诉父亲，我有多么想他；我们把妈妈照顾得很好；我很害怕；我对死亡的感知从未像现在这么深刻。我一边说，一边哭。

　　可是我一点也没感受到爱的回应，肯定是哪里出问题了。我掏出手机，拨通了提姆的电话。

　　"父亲埋在哪里了？"

　　"埋在一个叫欧洛克的人旁边。"提姆回答。

　　"紧挨着他吗？你能肯定吗？"

　　"是的，你为什么问这个问题？"

　　"没什么，就是问一下。"

　　我竟然忘记了父亲墓地的位置。我慢慢地站起，掸去手上和膝盖上的土，向左边父亲真正的墓地走去。

　　我再次开始说道："爸爸，就像我刚才说的……"

　　我可以想象父亲和他的邻居欧洛克在天堂看到我出洋相，一定会笑破肚皮。父亲会对欧洛克说："瞧瞧，这就是我那个笨蛋儿子。他竟然不知道我埋在哪里，跑到不认识的死人面前哭诉了半天。"

　　死亡能够将真理从世俗生活中洗脱出来。真理藏在我们每个人的内心深处，我们只有仔细倾听才能找到它。但是在妈妈最后的岁月里，我没有注意倾听自己内心的声音，而是只顾忌别人说什么，就像海浪在海边翻腾似的。后来还是妈妈让我彻底醒悟过来。

弟弟妹妹对应该让妈妈呆在伊斯特汉的家中还是去疗养院居住意见不一，这种争议在许多大家庭里都很常见。我的妹妹们认为妈妈应该去疗养院生活；弟弟们则坚持让她呆在家里，找个全职护理人员照顾她，他们觉得去疗养院就等于送死。现在回想起来，或许我妹妹们的想法是对的。莫林、劳伦、贾斯汀和伯纳黛特当时都极力主张把妈妈送到位于康涅狄格州格林尼治的一家疗养院，它距离拉伊不远。起初我听取了她们的建议，并且在 2008 年 4 月末亲自去疗养院了解情况。那里的确不错，工作人员都很专业、友好，设施和条件也很好，况且格林尼治本身就是一个不错的郡，非常适合在曼哈顿精英阶层中长大的女性。

我想，妈妈在那里会很安全。虽然我直觉上有点不对劲，但是为了照顾妹妹们的考虑，我还是同意了，决定送妈妈到格林尼治的疗养院。

我从康涅狄格州回来后和妻子一起去看妈妈，她还是和大多数时候一样处于混沌之中，眼睛望着窗外葱郁的橡树和松树林。我在妈妈能听到的地方与妻子商量送她去格林尼治疗养院的计划。说实话，我对这个方案还是有点犹豫，不知道该怎么开口跟妈妈讲。但我和妻子说话时就好像妈妈根本不在屋里似的，因为我觉得她应该又去冥王星了。

可是妈妈突然打断我们的谈话，对我喊道："格雷格，这不是一个好主意，它真的不是一个好主意！"

她紧盯着我，就像母亲教训一个缺乏纪律的孩子。

玛丽·凯瑟琳吓了一跳，我也目瞪口呆。不过，我得到答案了，妈妈已经从内心深处说出了她的想法，她是不会去疗养院的。多数阿尔茨海默病人都是这样，如果我们注意倾听，是能够明白他们想表达的意思的。我领悟到了，并且决定遵照妈妈的意愿。

无论是阿尔茨海默症，还是其他类型的痴呆症、自闭症或大脑残障，我相信这些患者的内心在一定程度上仍是与人相通的。我的母亲是这样，我的外祖父也是这样。现在，我在24岁的侄子肯尼身上也看到了类似的情况。他住在亚利桑那州，天生就患有严重的自闭症，但在疼爱他的父母的无私帮助下，他顽强地与疾病斗争，丝毫没有自暴自弃，依然乐观地面对人生。肯尼和我一直保持短信交流，他和别人也这么做，有时他甚至会在半夜发来短信。我常常会在夜里辗转反侧时收到他的短信，这让我感到自己并不孤单。肯尼也有同感。他是我最好的朋友，他虽然患有那种病，但一点也不傻。大脑缺陷和疾病并不意味着失去了智力，反而更能体现出一个人的勇气和坚韧。肯尼是这样一个人，我妈妈也是。

　　但现实终归是现实，这点我心里很清楚。又过了一段时间，妈妈确实不能再住在家里了。这次我们别无选择，因为死亡已经临近了。

　　全家人一起做出了一个折衷的决定——将妈妈送到布鲁斯特的疗养院，就在我家附近。我弟弟提姆负责送她去，但我得先把这一决定告诉她——我得与妈妈单独沟通这件事。她实在与疾病抗争不动了。我们之间的交流非常紧张，但也直接。我到家时，妈妈正呆在她平时常呆的地方。她坐在餐桌旁，直勾勾地看着远处的树林。以往我曾多次通知别人不好的消息，但它们与这次交流相比都不算什么了。

　　"妈妈，今天你得动身离开家了。我们会去布鲁斯特的新家。"

　　她一动不动。接着开始颤抖。非常剧烈。她走开了。

　　我跟上去，试图看着她的眼睛说："妈妈，你听见我说的了吗？我要把你带到一个离我比较近的地方去住。爸爸希望你去那里，我也希望你去那里，我们所有子女都希望你去那里。"

　　她的身体依然在颤抖。

　　"妈妈，看着我，请你看着我。"

　　她慢慢地转过来看着我。

"妈妈，我不会做任何伤害你的事情。我知道这让你很难受。但我们爱你，这样的安排对你来说是最好的。我向你保证。"

她又走开了。

"妈妈，看看我。你爱我吗？你相信我吗？"

她发出长长的叹息，就像把空气从气球里放出来一样，并让自己的情感随着这口气释放了出来。这一声叹息我永远不会忘记。

"是的，"她说，"我爱你。"

她不再颤抖了。

过了一会儿，我正在后院和我的一位老朋友通电话。这时妈妈自己走出后门，朝我那辆黄色吉普车走去。护工加布里埃尔跟在她后面，用手向我比划着。妈妈决定出发，因此我们连她的东西都没带就离开家了。

在去疗养院的途中，妈妈发现我们前后都有黄色的汽车。

"你看，我真不敢相信！"她对我说。

我充满信心地脱口而出："相信吧，妈妈。"

由于我们离开得太匆忙，提姆赶回去收拾妈妈的东西。我给他打电话说，"提姆，你恐怕不会相信，我们前面有两辆黄色的汽车，后面也有两辆。太震撼了，我都被吓到了！"

一路上，有的黄色汽车超过我们开走了，但很快又有新的黄色汽车出现。这样的替换没有停止过，一直到我们到达疗养院。

在疗养院，我和提姆尽最大可能将妈妈的房间布置得像家里一样。我们把家人的照片挂在墙上，还从家里拿了几件小家具，希望能借此唤起她的记忆。那天我和提姆都感到非常难过，那种感情上的伤痛是从脚下开始的，然后上升到腹部，令人痉挛，最后冲向头部。我特意把一张外祖父的旧照挂在她的床脚，这样外祖父可以时刻看顾着她。那张照片如今挂在我办公室书桌的上方。

提姆回康涅狄格州后，我感到非常不安。因为这样就只剩下我和妈妈了。

后来我带着儿子康纳去疗养院探望妈妈，给她带了一杯霞多丽葡萄酒，我和康纳自己则带了啤酒。我们到了不一会儿，一位老太太就坐着轮椅闯进来了。她显然已经处于重度痴呆，我叫她"疯狂的玛莎"。她一进来就侵占了妈妈的空间，乱七八糟地胡说一气。妈妈在她旁边，完全听不懂她在说什么，于是她冲那个老太太大喊："离开我的房间，快点离开我的房间！"

玛莎吓得瞬间消失了。

"爸爸，"康纳对我说，"我想我现在需要喝点啤酒了。"

妈妈在疗养院的时间并不长——其实她来这里就是迎接死亡的。我们两个经常呆在疗养院的公共休息室里，和其他一些痴呆症晚期患者一起看黑白电影。那里的工作人员都非常有爱心，但是那里的环境与经典电影《飞越疯人院》里完全一样，而且这是我亲眼所见。

有一天当我和妈妈坐在公共休息室里看黑白电影《美好的生活》时，我小声告诉她我要去一下洗手间。

我怕她会担心我去别处了，便接着对她说："我马上就回来。"

可是妈妈却回答："我真不敢相信你会这样！"

她的声音特别大，特别清晰，响彻了整个房间。这让我立刻感到她作为我妈妈，仍然掌管着一切。可是她的怒气实在有些莫名其妙。

"我真不敢相信你刚才竟然告诉满屋子的人说你要去撒尿！"

她对我的训斥博得了满屋子人的喝彩。他们都是些八十多岁的老人，男女都有。他们都在同阿尔茨海默症斗争，并且也都渴望找回自己当家作主的机会。痴呆不可能夺走一个人的灵魂。我很庆幸能目睹这次起义，感受到他们对主宰自己生活的渴望。

几周后，妈妈不幸患上了肺炎，需要不停地吸氧，就像父亲以前那样。她很害怕，她本来就已经很虚弱的身体几乎撑不住了。我告诉她别紧张，我们都会守在她身边。她转过身子，看着我的眼睛说："像胶水一样，我们要像胶水一样紧紧地呆在一起。"

第二天早上，我到达疗养院时，看见妈妈坐在桌子旁边，眼睛盯着一张儿女们的照片。那是一张许多年前在伊斯特汉的房子后头拍的照片。我能感觉到，她快要走了。

"妈妈，你可以不呆在这儿，你可以回天上。"我对她说。

她注视着我。

"你可以去与父亲团聚，与你的父母团聚，与你的儿子杰拉德和马丁团聚。你可以在你愿意的时候回天上，你说了算！你不必非要留在这里和像我这样的傻瓜说话。"

那天早些时候我弟弟提姆也给她发了类似的信息。

妈妈笑了一下，但接着又叹了口气，闭上眼睛，满怀惆怅地靠在椅背上。

那个周末的晚上 10 点，疗养院给我打来电话。

护士说："你母亲的情况不太好。她很害怕，她需要你。"

我立即赶往疗养院，5 分钟的车程里我的黄色吉普车遇到了许多坑坑洼洼的地方，后车轮一会儿滑向左边，一会儿滑向右边，但我仍不顾一切地向前开。当我赶到疗养院时，妈妈已经睡着了。我叫醒她，让她知道她不是一个人。

"妈妈，我在这里。很抱歉把你叫醒，但我想让你知道我在这儿。"

妈妈又笑了笑，她脸上的表情表明她很清楚要发生的事情了。她看上去有些警觉，但也很放松。她的父亲正在从她床脚挂着的照片里饱含温情地望着她，我感觉到他也在这间屋子里。

妈妈躺在床上，我把我的手覆在她的左手上。她是那么可爱，就像一个乖巧听话的小学生，那些她曾在学校教过的学生。慢慢地，她把她的右手放在我的手上，就和几个月前她在父亲病床旁做过的一模一样。我们说着话，直到她再次入睡。然后我亲吻了她的额头，准备起身。

她那绿色的眼睛突然又睁开了，而且睁得很大。她用非常温柔的声音对我说："格雷格，你要去哪里啊？"

我心里明白接下来要发生的事情，就坐下来，握着她的手，看着她的眼睛对她说："妈妈，我哪儿也不去，我们一起等候它……"

时候到了。我坐在那里，回想起几周前她给我的最后教诲："每个人的人生都是有意义的，要找到它！"

在那一刻我无法找到死亡的意义。但是我呆在她旁边，直到她又睡着了。我再次深吻她的前额，知道这次长吻是和她的永别。

几小时后，她走了。

第 14 章

土拨鼠日

近距离目睹死亡会带给人一种永远无法忘怀的肌肉记忆。在殡仪馆为妈妈准备葬礼时，对妈妈的回忆和阿尔茨海默症又一次把人打垮的现实在我的脑海中挥之不去。当我们所有兄弟姐妹在黑色轿车后面排队等候时，我让我弟弟提姆把他那辆黄色的吉普车开在妈妈的灵车前头，我的那辆则跟在后面。

"妈妈将在天使的簇拥下回家。"我对大家说。

葬礼弥撒在科德角圣母教堂举行，它位于一个古老的街区，而且被列入了国家历史遗迹名录。妈妈一定会喜欢这个地方的。圣母教堂的天花板是用橡木建成的，外形呈弓形，很像一个船壳。从我家慢跑几分钟就能到达那里。那天教堂里全是我们这个大家庭的成员和朋友，我的大妹妹劳伦第一个致辞：

"我母亲做了些什么？她所做的是她那一代大多数女性平常做的，而且她们也总是互相勉励。因此我们以为，她能和我们呆更长的时间，可是她还有别的计划，并且必须执行，因为母亲首先是父亲的港湾。她像胶水一样把父亲和我们所有人紧紧地黏在一起，无论顺境还是逆境……她太了不起了！"

劳伦说得没错。

但是我打断了她："可我们必须停止这样的聚会了。两位亲人，两次死亡，两场葬礼。才四个月！"

在世俗社会习惯于将名利视为成功标志的时代，我妈妈对"母亲"有其自己的定义。她虽然身材娇小，却总能管住我们兄弟姐妹们——让我们全都服服帖帖的——凭借她那非凡的智慧、才思和对我们无尽的爱。与那个时代的大多数母亲一样，她的爱无论是温柔的还是严厉的，都是公正和充沛的。她可以一眼看穿我们的内心，我就被她戳穿过许多次——我不得不承认，她每次的判断都是准确的。而且我还会真心悔改，因为妈妈每次都会原谅我并教育我，她的耐心是无穷的。

即使在她死后，她仍在设法教育我。

妈妈知道我特别不喜欢坐飞机，主要是因为航空公司经常弄丢我的行李。这种事情已经发生过许多次了。她去世后的第三天，我去北卡罗来纳州参加我女儿的毕业典礼，接着又匆忙赶回来参加她的葬礼。果然不出所料，我的一件行李又被落在普罗维登斯机场了。全美航空公司用电脑查询的结果是，那件行李上贴了别人的名字，然后把被运往了俄亥俄州的阿克伦城。肯定是机场柜台的某个工作人员出了错。

这么一来我不得不为葬礼准备一套新衣服。妈妈对我穿的衣服总是很挑剔，显然我衣橱里的那些衣服她都看不上。因此，她向我发出了指示。她知道我最终会给她一个满意的结果。

我在致悼词结束时对她提出了挑战。我说："妈妈，你快别笑了，先帮我找回我的行李吧！"我希望她能把这件事告诉负责失物招领的守护神圣安东尼。

她真这么做了。

几小时后，当我从墓地回到家时，看到门前放着一样东西——正是我那件行李。

它的标签上印着"布朗"——我妈妈的娘家姓。

父亲去了天堂，现在妈妈也去了。我开始考虑什么时候该轮到我了。我像妈妈那样不断对自己说：我不能生病。我不能停止思考和工作；我要全身心地应对生活；我绝不放手。妈妈以前曾经告诫过我，让自己尽可能保持好的状态，不要让别人发现你的焦虑。

妈妈总是说，放手就是投降，可另一方面，它也能把人从压力、恐惧、焦虑和疲惫中解脱出来。冥王星对我来说也是个不错的地方，但我觉得我还能够争取呆在更好的地方，至少我希望这样。病情的发展的确令人感到不安和难受。面对这种疾病，我们应当对它有全面的了解。我们要在混乱开始时就做好准备，而不能等病情发展到晚期才考虑。阿尔茨海默症就像 2008 年的电影《黑暗骑士》中蝙蝠侠最大的对手，那个施虐成性的小丑一样。小丑在电影里说："制造点小小骚动，打乱原有的秩序，让一切变得混乱，而我就是混乱的代表。你知道混乱是什么吗？就是公平！"

不，混乱不是公平。它没有任何意义。

C'est la vie.[1]

我们努力奋斗的生活是有意义的。当一个目标完成后，我们会制订下一个。死亡让人卸去了责任，父母故去后我就算光荣退伍了。那么现在我该干什么呢？我儿子布兰登目睹了我在父母晚年所做的一切付出。在他们离世后，布兰登说："现在爸爸回来了。"

我作为丈夫和父亲做得很不够，让玛丽·凯瑟琳和孩子们付出了很大的代价，但这实在没有办法。玛凯既当妈又当爹，替我承担了不少，而且她现在依然如此。作为父母的照顾者，我的心常常在对他们的责任和对妻子和孩子的愧疚之间拉扯。有时我觉得与其事先征求他们的许可不如事后请求他们的原谅，因此我选择了后者。

如今我又可以做回父亲，但和以前已经不一样了。我不能再给自己设定一个闹钟了。过去几年发生的事情和我自己症状的发展使我心有余而力不足。此前我的神经一直处在高度紧张的状态，直到送走父母之后，我才意识到自

---

[1] 法语，意为"这就是生活"。（译者注）

身的现状。我从噩梦中惊醒，结果发现自己实际上就身处于噩梦中。就像电影《土拨鼠日》中的天气预报员菲尔·康纳斯一样，我也陷入了时间循环中，一方面极力想让一切重回正轨，可另一方面却日复一日地走在妈妈的足迹里。为了防止脑子里出现的想法稍纵即逝，我需要记大量的笔记。由于我的短期记忆已经开始瓦解，我每天要给自己写30到40封邮件或者发同样数量的短信。有一天我在奥尔良的一家咖啡馆里记了几个小时的笔记，一位女士走过来，问我是不是作家史蒂芬·金。显然，她觉得我俩有点像。

"不是。"我回答她说，"不过我也在写一个恐怖故事。"

这个恐怖故事的情节几周后在洗车场展开。那天我的吉普车沾满了泥浆，同时我的神经元也运转的不正常。我进入自动洗车房后，那些橡胶刷板在车窗玻璃上不停摆动，在我眼中，它们就像外星人一样令人毛骨悚然。我吓坏了，立刻开动我的吉普车驶离了轨道，最后车歪在了洗车房的轨道外头。幸好洗车场的经理认识我，也知道我的情况，因此他及时妥善地处理了发生的状况。

"没事，奥布赖恩先生。"他声音平静，但我能看出他对刚才的一幕感到很不安。

阿尔茨海默病人需要得到周围人的接纳，就像我在洗车时遭遇窘境那样。后来我修理草坪时遇到的情况也与此类似。我喜欢将草坪修整得近乎完美，因此我对割草拖拉机的喜爱一点也不亚于吉普车。洗车房事件发生几周后的一天，正当我开着割草拖拉机时，我的神经突触又出问题了。我一边平整自家一大片杂草丛生的蓝草和匍匐的紫羊茅，一边突发奇想：为什么不去修整街对面邻居家的草坪呢？我的邻居叫查利·萨姆纳，是布鲁斯特镇的行政负责人，管理着镇上的一切。我感觉这是个不错的想法。我把割草拖拉机开上了陡峭的下山路，试图挤进拥堵的大道。我的割草拖拉机全速前进，一路轰隆隆地响着。就在这时，我脑海深处有一个声音告诉我：这么做很糟糕，非常非常糟糕。与此同时，透过我家屋后的树林我注意到了另一家邻居的草坪，在那里一位七十岁左右的老人正在用手推割草机慢慢地割草。这种做法早过时了。我没有经过任何思考，立刻把我的割草拖拉机开进了他家矮小的松树丛。割草拖拉机碾过了橡树、松树和枫树苗组成的树丛，除草的刺耳声回荡在整个街区，听上去像是救命的呼叫。我的邻居一定以为我是电影《猛鬼街》里那个可怕的梦境杀手弗莱迪。我根本没有看他，自顾自地把他的草坪修剪成一条条漂亮的平行线。然后我的拖拉机又冲回树丛，树苗和草丛在它的碾磨下再次发出密集的叫喊。我那位可怜的邻居逃回了房间，吓得够呛。几天后他小心翼翼地送来一封手写的感谢信，交给我儿子康纳。希望他没有因此留下什么后遗症。那年圣诞节时我也收到了他的一份贺卡。

我的老朋友、布鲁斯特警察局长迪克·科赫对我就像兄长一样，他对我的行踪一直很留意。这件事发生后他给我下了命令，再也不许我开着割草拖拉机上路了，否则他手下的伙计们会强迫我停车的。我接受了他的最后通牒！

从 2008 年迈入 2009 年的那段日子，夜晚变得特别长，我却越来越难以入睡。我看到更多可怕的幻影，虽然本能告诉我它们不是真的，但我仍会为之颤抖。我不想告诉别人我的这一问题，主要是因为对自己神志错乱感到困窘。我也不想让玛丽·凯瑟琳为我担心，而且出于爱尔兰人固有的骄傲个性，我也不愿意别人可怜、议论或同情我。一想到告诉孩子们实情就让我不寒而栗。设想一下吧，如果我说出这样的话："嘿，孩子们，我正在失去理智！不过别担心，你们的爸爸去厕所时还记得把牛仔裤上的拉链拉下来。"

在我患病的早期，这样的沟通让我感到非常丢脸和难过，同时也让我理解了为什么其他阿尔茨海默病人宁可自己应对和忍受孤独，也不愿意向身边的人寻求帮助。谁能理解他们啊？从那时到现在，我的自尊心都降到了最低点。

对于许多熟悉的面孔，我已经越来越多次认不出来了；而与此同时，我的脾气越来越坏，短期记忆日渐消退，并且由于身心的逐渐衰竭，判断能力也每况愈下。我个人的财务收支情况早已一团糟糊。大脑中的神经突触在不断死去，导致我经常莫名其妙地乱写邮件、打电话或发信息给别人。专家们把这种现象称为"虚构"（confabulation），它属于一种记忆障碍，是当事人在无意欺骗他人的情况下，对自己或周边世界的记忆进行了捏造、歪曲或误解之后的产物。在我看来，这是阿尔茨海默症的领地，困在这里的病人仍然试图寻求意义，但是他们脑中只有错误的数据和缺乏逻辑的连接点。

在打电话方面，我几乎得了阅读障碍。我的手机里存有大量的电话号码，但是当我想给某个人打电话，去查找通讯录里的名字时，结果会像我当面认错人一样，把电话打给另一个人。写邮件时的情况也是如此。

对时间和地点的困惑仍在继续，在估计空间距离时也遇到了困难。我的吉普车前后都被撞得凹进去了，不过我最近刚刚修理了同样被撞坏的车身。我变得越来越退缩，不愿与外界交往。以前我曾经是"动物之家"联谊会的代表人物，可现在我只想一个人呆着，不知道自己究竟变成了怎样的一个人，自己的未来会向何处去。

我遭遇的最窘迫的一件事是几年前在波士顿的时候。那天我的阅读能力出现了问题，内心充满了困惑和愤怒。一位客户刚刚交给我一部新手机，它所用的移动无线电频段是特别设置的，这样他就可以随时联系到我。在喝了几杯咖啡后，我去上洗手间。排队等了一会之后，我已经忘了那个手机的特殊功能，而我那位客户却开着双向无线电，大声呼喊道："奥布莱恩，你在哪儿？你那边在搞些什么鬼？"

当时我想，似乎是我的裤子在发出声音。站在我旁边小便的那个人显然也没见过这种新技术，一脸茫然。

电话那边继续传来声音："该死的，奥布莱恩，快回话！"

我不知道该说些什么，只能耸耸肩，摆出一副"没什么，就是我裤子口袋里住着一个小人儿"的样子。

旁边那人吓得尿没撒完就跑了。

2010 年 2 月 4 日晚上，波士顿的天气寒冷刺骨。我在附近的萨默维尔开完会后开车回家，途中经过邦克山纪念桥和波士顿城下方的奥尼尔隧道。那座桥从远处看很像帆船的桅杆，桥上发出蓝色的光。那天晚上看着它，我想起了塞缪尔·泰勒·柯尔律治的抒情诗《古船之韵》：

> 桅杆弓着身，船头淌着水
> 像有人在背后追打叫喊
> 却总是躲不开敌人的影子
> 只好低着头任其摧残
> 船儿在疾驶，狂风在呼啸
> 我们一个劲儿往南逃窜

我也在不停地向南行驶。我没有往东返回科德角，而是把车往南开，去一个我非常熟悉的地方。大脑给我发出的指令是回我们以前在拉伊的家，而不是后来在科德角布鲁斯特的家。当我开着车行驶在熟悉的公路上时，我脑中的突触又熄火了，我不知道自己在哪里。眼前一片陌生。这时我忽然想起了妈妈对我说过的话：不要恐慌，随着它去，最终它会回来的。事实的确如此。凌晨 1 点 45 分时，我把车开到了普罗维登斯外面，这里距离波士顿一小时车程，如果开回科德角则需要一个半小时。我终于清醒了，意识到自己开过了布鲁斯特的家，内心深处想回到我们童年时代居住的地方去——但那已经不可能了，如今我生活在噩梦当中。3 点一刻，我终于把车开进了家里的车库。尽量安静地，没有发出任何声音，只是长长地叹了口气。这一声叹息把我的整个肺排空了。几个月前在餐桌旁，妈妈曾向我诉说她对自己败给阿尔茨海默症的恐惧，随后，她呼出了与此一模一样的长长气息。

呼气对心灵有益，气体从支气管向外运动会让人感到舒适、轻松。呼气时人的横隔膜是放松的，胸腔变小，可以把体内的废气二氧化碳排出去。简而言之，呼气有助于清除身体里的垃圾，而我们都需要清除垃圾。因此，叹气能够把人的大脑、心脏和灵魂联结起来，让它们踏踏实实地呆在我们身体里。叹气的时候，身体在执行大脑的指令——冷静下来！

最近我发现自己越来越爱叹气了，但是在我状态不好的日子里，迷茫仍然存在。有一次我去教会参加敬拜仪式，那个星期天我到的特别晚，我的家人们都比我去得早。当我走进教堂时，祭坛前已经排了很长的队。我看见我的家人坐在左边的长椅上，冲我挥手。我心里知道仪式还没有开始，可我的大脑却告诉我要排队。我看到我的三个孩子布兰登、科琳、康纳都向我摇头，我妻子则正看着别处。但我的大脑却让我继续排队前行。教堂里还有许多我认识了几十年的人，他们也都盯着我看。我看了看排在我前面的那些人，发现他们大多八十好几了，可我的大脑仍要我呆在那里。当我走近祭坛时，我才突然意识到这个仪式是为患病临终的人准备的。我感到一阵恐慌，极力想找到退出的办法，可是所有人都注视着我，我只能呆在队伍里。当我走到队伍最前方时，两位神父围着我为我祷告。其中一位轻声问我："孩子，出什么事了？"

我拼命思索合适的词语来回答，但实在不知道该说些什么。我仍不愿承认自己身上那些阿尔茨海默症的早期征兆，当时医生也还没有查出我的前列腺问题，左右为难之下，我脱口而出："癌症！"

这一宣告就像一碗解酒汤，让我头脑清醒。

爱尔兰著名作家、诗人詹姆斯·乔伊斯曾说："爱尔兰人的清醒等同于他们的固执。"此话不假。2010 年 8 月 22 日星期日，晚上 10 点半，爱尔兰航空公司飞往香农的飞机在因雷电交加延误 4 小时后，终于从被雨水浸泡着的肯尼迪机场起飞了。我们虽然已经非常疲惫，但热情丝毫未减，为终能出发而举杯庆祝。这是我们家前往爱尔兰的一次寻根之旅，虽然出发时不太顺利，但旅行过程中我们对彼此有了更多的了解。我们家与爱尔兰有着很深的渊源：我妻子玛丽·凯瑟琳家里有爱尔兰血统；我们三个孩子的名字也都与爱尔兰的历史人物有关。布兰登取自一位爱尔兰修道院院长的名字，据说他曾带领一批下等的爱尔兰修道士们穿过大西洋到达现在的纽芬兰岛，就为了寻找上帝应许给圣徒的土地；科琳取自古爱尔兰语，代表着她是来自古代爱尔兰的女孩；康纳则是以康纳·拉金的名字命名的，他是列昂经典小说《三位一体》中的主要人物，也是 19 世纪后期爱尔兰共和兄弟会在争取爱尔兰独立建国斗争中的组织者。康纳还与奥布赖恩家族现在的族长康纳·奥布莱恩爵士同名，这位爵士是爱尔兰历史上唯一的一位国王布赖恩·博鲁的直系后裔。至于我，我父亲家和母亲家的根都在爱尔兰都柏林的威克斯福德，一个在劳斯郡，另一个在克莱尔郡，因此我是一个彻头彻尾的爱尔兰人。

　　我对这次爱尔兰之行充满期待，因为它恐怕是我最后一次以父亲的身份发号施令，而且这很可能是最后一次我们全家人集体出行。患上阿尔茨海默症后，将一家人聚拢在一起对我而言成了一件非常吃力和费劲的事情。我正在打一场人生中最艰难的比赛，但却在第四节被罚下场。

　　飞机在香农降落时天空清澈明朗。柏油路虽然还是湿的，但是天气已经晴了。我儿子康纳发现了一道彩虹，由红、橙、黄、绿、蓝、靛、紫七色组成。于是他断言道："这说明我们来对了。"他说得没错。我们在西海岸的那一周，天气是一年中最好的时候。

　　但驾车是件比较麻烦的事。我们一家人都习惯于用右舵开车，换成左舵后很不适应，特别是沿途郁郁葱葱的田园风景和那些保存了几个世纪的古石墙又总是吸引着我们的注意。那里的道路大多狭窄蜿蜒，当地人的一些驾驶习惯也有点怪里怪气。埃文·麦克林在《微缩爱尔兰》一书中对爱尔兰的描写非常准确："当爱尔兰人想碰碰运气时，他们玩爱尔兰轮盘赌。玩这个无需枪支，开车上路就够了。"

本能地，我选择了司机的职责。这可太糟了。我在掌控方向和目测距离方面都已经出现了困难。即使在已经开了几十年的熟悉道路上驾驶，我都有些力不从心了。没过多久，布兰登就不让我开了，因为我刮倒了一整排橙色的圆锥形路标筒，把警车都招来了。

"快点下来！"布兰登命令我说，"你不能再开了。"

我像一个犯了错误的孩子，乖乖地坐到了副驾驶的位置上。我什么也没说。我知道我担心的时候终于到了。然后我们谈了谈这件事。

"爸爸，别怕，"坐在后排的女儿科琳说，"我们会和你在一起。"

克莱尔郡是我们的老家。最后一天晚上，我们住在郡内的德罗莫兰城堡。奥布赖恩家族曾经在那个城堡居住了 900 多年，现在它成了一片占地 375 英亩（约合 152 公顷）的豪华商业地产。这座文艺复兴时期的城堡里有华丽的木雕、石雕像、手工雕刻镶板、精美的油画、古董家具、高尔夫球场和华丽的花园，保留着那个时代的魅力。它的接待区也显得非常庄重，前台对预订都有记录。

工作人员热情地问候我们："欢迎回家！"

房间的布置非常高贵，而且宽敞得能安排下国王的卫队。不过我们一放下行李就去城堡的酒吧了。但与其说是酒吧，倒不如说那里更像一个古老的图书馆。可是我笨手笨脚，完全没准备好享受皇家的待遇，刚到那就把一杯上好的红酒打翻在了外面的花园里。当我要求再来一杯时，他们对我说："这杯酒由您的祖先买单！"

后来吃晚饭时，我们发现周围的墙面上满满的全是奥布莱恩家族祖先的肖像画。侍者对我们说："所有奥布莱恩家族祖先的命运都很凄惨！"我当时想，这个傻瓜真不会说话，难道他没有意识到这满屋子坐的都是奥布莱恩家族的后代吗？

我们在班拉蒂堡附近的一家餐厅度过了最后一个欢乐的家庭之夜。当地人很快就和我们交上了朋友，这或许是因为我女儿科琳太迷人。因此我一直坚定地守卫在她身边。玛丽·凯瑟琳可能喝多了，两次把杯子掉在了地上，引起众人哄笑。玻璃碎裂的声音在餐厅里回响着。

启程飞回美国的那个星期六早上，我们一家人吃早餐时我又在大伙面前干了一件蠢事。当时我们围坐在一张看上去十分气派的铺着白色亚麻布的餐桌前，我坐在漂亮的高背椅里，伸手取了咖啡和奶油，然后把奶油全部倒在了鸡蛋上，而且还把它们溅到了晶莹洁白的瓷器外面。在那一刻，我感觉事情就该这么办。

房间里的大象又抬起头来了。谁也没法对它长长的牙齿视而不见。我们对这件人人避之不及的事一带而过，但大家都清楚我的病情进展是多么沉重不堪。即使在这短短几天旅行中都难以否认。我妻子一直竭力保护孩子们不要因我的病受太大影响，所以在出现这样的事情时总是试图开玩笑去化解。但孩子们还是开始意识到情况的严重性了。这次寻根之旅终于触到了它强硬、坚实的根基。这就是我们爱尔兰人的处事方式。

爱尔兰人通常不愿立即接受表面之下棘手的现实。我们会表现得无动于衷。这或许是一种生存本能，甚至可以追溯到维京海盗入侵的那个时代。我们一般不愿意谈论生活中不好的一面。我们不看，不听，也不说。尤其是对于个人遇到的非常复杂的不幸事件更不会公开谈论——直到灾难已经无法挽回。我妻子也是如此，她会自动应对这种情况，而不像我们的三个孩子那样明显受到影响。我们是从两棵不同的树上砍下的枝条，从这次旅行当中我更加体会到这一点。玛凯不愿接受这一残酷的事实，以此来保护我，她在对待我时仍好像我们的生活会永远像以前那样持续下去似的。不可能了。有时我会对她的这种妄想心生感激；但更多的时候，特别是现在，我还是更希望得到同情和坦诚的鼓励，让我能产生拼命前行的勇气。站在奥布莱恩城堡的门口，我扪心自问，我是不是也仍然有一些不愿承认的现实。

我们准点降落在波士顿。当爱尔兰航空公司的飞机驶离香农，越过莫赫悬崖，朝着大西洋飞去时，我不停地向后张望，仿佛自己落下了一件沉重的行李。

第 15 章

前往柯伊伯带

柯伊伯带是一个冰冷的椭圆形平面，在海王星之外很远，距离太阳则有几十亿千米。柯伊伯带可能是宇宙大爆炸后在太阳系诞生过程中剥离出来的碎片形成的，同时它也是像冥王星、妊神星（以夏威夷当地神话中主管生育的女神的名字命名）和鸟神星（以复活节岛当地神话中主管生殖力的神的名字命名）这样的矮行星的归属之地。那里还有无数不知名的天体和神秘的奥尔特云。后者据说很可能是闪烁在太阳四周的彗星的来源，而塞德娜就是奥尔特云内部第一个被人类观测到的天体。这片遥远而广阔的空间承载着生命的答案。

阿尔茨海默病人虽然无法自己找到这些答案，但那里的小行星、矮行星和奥尔特云都隐喻着他们所经历的现实。由于他们的言行经常会随机变动，毫无章法，结果他们会不断得到令其费解的警告，而这只会让他们感到更加困惑，并且加重病情的发展。

2010 年 9 月初的一天，我曾想试着去柯伊伯带寻找我的答案。但在宇宙的尘埃之中我什么也没找到。那天我感到特别沮丧，甚至想要放弃生命。

当天我在纽约州的查帕夸镇与客户见面后开车回家，沿途经过有着田园风景的格林尼治和费尔菲尔德，然后转往纽黑文，再向北去。一路上我都陷在沉思中：琢磨新接的工作可能出现的变数；回忆童年时在韦斯特切斯特郡那些平静的日子；担心家人的状况；思考阿尔茨海默症的综合症状；同时想着按计划下午要去做的第四次前列腺癌活检。前列腺癌活检也是件令人心烦的事，它虽然远没有女人生孩子那么痛苦，但也让人难受到作呕。当我行驶在普罗维登斯城外的 95 号公路上时，头脑异常活跃。我想象着医生把一根 10 英尺（约合 3 米）长的手术针捅进我的身体，就像用一把手提电钻往我的私密部位钻，"嗞！嗞！嗞！"

我把这一令人恐惧的响声与红袜队的偶像级球员大卫·欧提兹打出本垒打的"砰！砰！砰！"联系起来，以此减轻每次活检时的痛苦。

当我经过汤顿河与漂亮的纳拉甘西特湾交汇处的布拉加桥时，我被其东面长长的新港桥吸引住了。它就像一件悬挂在宁静水面上的艺术品。我刚看到它时产生了一种敬畏之情，内心也很平静，可接着却萌发出恐惧感。刚才思考下午要做活检让我暂时转移了注意力，而此刻我又陷入了对记忆丧失、与世隔绝和失去自我的极度恐慌中。我觉得自己太可怜了，对我的未来、我的价值乃至我这个人的存在本身都产生了质疑。

透过车窗望着外面美丽的纳拉甘西特湾，我在纷扰中突然顿悟，我大声叫喊道："滚蛋吧！全都滚蛋吧！"我决心只把注意力集中在妻子、孩子和工作上，至于其他的，它要怎样发生就让它发生吧。让它们滚蛋。我无法掌控其他的事，我妈妈以前也没有做到。我必须学会怀着信念前行。

过了一会儿，我发现自己的车跟在一辆行驶缓慢的黄色货车后面。我对这种颜色有一种天然的亲近感，因此把车开得离它更近一点。这时我看到车身尾部刻着一行字，"你是被需要的"，其中"被需要"（NEEDED）一词全部用了大写字母。这似乎是对我那些疑问的回答。

也许是妈妈在天上看护着我。不管怎样，我又找回了踏实的感觉。我跟着那辆车，反复思忖那句话的含义，直到我想起下午要去扎针做活检。于是我超过它，上了高速公路。开了一会，我看见一家旅店门前的电子标识，就是那种反复滚动的信息，你在公路上远远地就能看到。它闪烁着一句话："谢谢你，为了你所能做的一切！"

我开始有一点点明白这句话的含义了。40 分钟后，当我终于把车开到伯恩桥时，我再次陷入了自怨自艾的状态，并对工作、家庭和我的人生本身都备感烦恼。

我对自己说："这糟透了！"

这时一辆轿车从我的左边驶过。车上印着一句新罕布什尔州的口号"不自由，毋宁死"，还用十分夸张的样式印着一句"安全"。

我感到这或许是上帝给我的启示。

"砰！砰！砰！"当天下午活检后，我的私密部位就开始出血，而且它的四周也在出血。通常刚做完活检之后流点血是正常的，可几个小时之后，血闸大开。我给医生打了两次电话，每次他都说过一会儿血就会自己止住。但情况并非如此。我不再打电话给医生。我想，这或许是一个彻底了结的办法。我已经出血近24小时，失去了差不多6品脱（约合2800毫升）的血。我想，我不用承担自杀的罪孽就可以让自己的生命结束。对于未来，我已经看不到任何积极之处，因此，我没有把出血的事告诉任何人，包括我妻子。

我心里清楚，如果我现在睡过去，恐怕就再也醒不过来了。但是我没有权力这样结束自己的生命。于是在家人熟睡之后，我自己开车前往二十多英里之外的科德角医院。一路上我昏昏沉沉的，几乎分不清方向。急诊室里的护士看了一眼我惨白的脸，赶快让我坐上轮椅，几秒钟后就把我护送到急救室的隔离间。

我要求护士别给我妻子打电话。我想独自应对这一切，特别是如果这次真的能如我刚才所愿，成为我去往冥王星的最后旅程的话。令我吃惊的是，数年前我父亲因内出血被送进隔离间，就是现在我呆的这间。我妈妈当年也曾在这里因不堪重负而被阿尔茨海默症击垮。在隔离间里，我又失去了大概2品脱（约合950毫升）的血液。正常人身上只有8到10品脱（约合3800毫升到4700毫升）的血液。医学专家们普遍认为，一个人如果失去一半的血液就不行了。而我现在一共失去了8品脱的血。我已经是个空壳了。

"你知道你其实应该死了吗？"护士直截了当地对我说。我知道她这样说是为了尽量让一个沉重的时刻变得轻松点，同时了解我真实的动机。

"是啊，可是没有人敢告诉我。"我回答道。

当时我脑子转得飞快。我想起了我最喜欢的作家，《第二十二条军规》的作者约瑟夫·海勒。他曾在书中写道："他将永远活着，或者在尝试中死去"。我就是在尝试着死去。医生们在门外商量怎样给我止血，把我一个人留在隔离间里。这时，我感到在隧道的尽头有一束非常强烈、明亮的光线。我很平静。我希望妈妈、外祖父、父亲以及两个弟弟吉拉德和马丁都在那里迎接我。但同时内心深处我又很清楚，我的时候还没到。我看着地上那滩血，就和我父亲当年的情形一模一样。我大声喊道："要么让我死，要么让我继续活下去，但别把我留在这！"

几分钟后，我被推进外科手术室，医生们已经找到了止血的办法。因此那天还不是我最后一次去往冥王星。航班取消了。

对我们所有人来说，都要经历出生、活着和死去的轮回。但在这一过程中，总会出现一些绝处重生的机会。无论患病会导致怎样的情况发生，人的躯体都希望能活下去。细胞不断繁殖，呼吸无需自主，而大脑即使已濒临瘫痪也仍会发出活着和创造的指示。我因为碰巧再次遇到爱丽丝·戴利医生而获得了重生的机会。她是一位非常有爱心的医生，曾负责了我父母的临终对话。很显然我们属于一路人。

戴利医生走进病房时我对她说："医生，我希望，你不是来说什么我可以去死了之类的话的。"

戴利医生笑了，仿佛我躲过了一颗瞄准脑袋的子弹。

值班护士则答道："回去吧，不要再造孽了。"

这是一个催人清醒的指令。

第二周，我的私人医生科南特听说我曾试图流血致死，他非常生气。在一次例行的看诊之后，他在我的病历上这样写道："讨论了失血时的矛盾感受；对自己日益变差的记忆力非常在意；每天都需要借助地图或其他一些方法来维持正常生活；长时间探讨了存在的风险因素。"

然后科南特医生取出一张白纸，在上面画了一条钟形曲线，就好像我是一个小学生似的。他在钟形曲线向下的斜坡上画了一个大大的"×"，对我说："你现在就在这里，因此你不该再对高水平认知和判断能力抱有期望。"

"时间不多了，情况只会变得更糟。"他接着说道，"你需要我去你家告诉你的家人你已经丧失了许多能力吗？如果你需要的话，我就去做。"

这些话太令人难以接受了。我很喜欢科南特，把他当成自己的兄弟。但听了他说的这些，我非常生气。他可能是为了我好，但我实在不能接受他的话。他以为他是谁？医生还是什么？

"更糟？"我又想起了电影《疯狂圣诞假期》里的台词：看看你周围这一切吧，我们已经站在地狱的门口了！

那天的整个下午我都试图通过修剪草坪来消除自己的焦虑。但即使我驾驶着割草机，我脑子里仍然想的是科南特的那些话。

时间不多了？我反复这样问自己。真的吗？也许是的。那好，科南特，我们走着瞧。

在修整屋后的斜坡时，我发现戴在左手腕上的我最喜欢的手表松了，它是妻子送我的礼物。在接下来的几秒钟里，它就从我的手腕滑落，掉在了地上。我眼看着它被卷入割草机的刀片，最后只剩下一小块表带和一个银色椭圆形的手表壳。

"时间不多了！"这句话在我脑海中回响。我一直把那块表带和那个椭圆形表壳保存在卧室储物柜最上面的抽屉里，作为脆弱的见证。

那年春天晚些时候，我去波士顿郊外的米尔顿镇参加好友保罗·德金六十岁生日聚会时感到尤其脆弱。那个镇子以及周边地区有特别多的爱尔兰裔，通常我在这样的环境中会非常惬意，感到轻松自如。可是那天我出现了多次迷惑不清的情况，连一些老朋友也认不出来。以前在这种场合，我会表现得像一个资深的政客，朋友们都管我叫"科德角的参议员"。我会友好地与人握手，眼睛注视着对方，并且时不时来两句俏皮话。而那天我感到自己孤零零的，无法与别人融合在一起，从外向到内向转了个180度的大弯——我的性格发生了令人难以置信的变化。我只想一个人呆着，不愿意同任何人在一起。

但我还是硬着头皮在四周走了走，尽量与那些认识了二十多年的老友聊上两句，说的都是我之前说过许多遍的话。我已经总结出一套交谈策略，就是尽可能简短、切中要点，随后赶快离开以免被问到那些我答不上来的问题。但这么做还是让我感到疲惫不堪，我很想像杰克·尼科尔森在电影《母女情深》里描写的那样"赶快逃离"。我被吸入了谈话的黑洞，这里的巨大引力让我感到窒息。那天下午在房间里烦躁地呆了一段时间后，我实在受不了了。我走出保罗的家，躲进自己的车里。我在车里坐了一个半小时，握着方向盘，极力想弄明白发生的一切；我一边渴望着离开地球表面，一边也清楚自己被困在当下了。我怎么会落到这个地步？

尽管很不情愿，但我又回到了聚会中，感觉自己像一个与时间决斗的武士。保罗和他的妻子莱斯利都了解我的情况。

莱斯利问我："你从你的星球上回来了？"

"对，"我答道，"这是一趟摇摇晃晃的旅行！"

几个月后，我和女儿科琳乘坐航班从旧金山飞回波士顿。由于遇到了强劲的气流，飞机摇晃得很厉害。我去旧金山是因为公务，女儿则纯粹是为了陪我，因为医生已经建议我不要再单独出行。在旧金山开会的间歇，我们父女俩在一起度过了非常幸福的时光。科琳再过几个月就要嫁给马特·埃弗雷特了，一个来自巴尔地摩的很不错的小伙子。不过他对体育爱得近乎狂热了，至少我那愚蠢的脑袋是这么认为的。但我又恰恰因此而喜欢他，因为他总是不顾一切地向前冲。

科琳也爱他这种性格。从旧金山飞回波士顿的时候，航空公司为我预订了客舱第一排靠近紧急出口的座位，科琳的座位则紧挨着我。乘务员关切地询问我是否能在紧急情况下配合她们打开出口。我心想，那就见鬼了。科琳则答应了下来。但对我来说，这实在不是个好位置。大约在飞到芝加哥上空时，我又开始迷惑不清长达几个小时，而且我想上厕所。出事了。我的大脑告诉我，洗手间的门就在右前方，也就是那个紧急出口，我只要拉起那根杠杆就行了。于是我抓住了它。我感觉我做的完全正确。

"爸爸！"科琳吓得大叫起来，就连最后一排的乘客也能听到她的声音。"你要干什么啊？"

我的右手仍然放在紧急出口的操作杆上，但我已经从科琳的尖叫声中意识到我的做法是有问题的。当然有问题。一瞬间，我想象到飞机把我和女儿以及机上从第 2 排一直到第 30 排的所有乘客都抛出去。一次愉快的旅行竟然以这样的方式结束了。

我还想象到有关部门对我妻子说："你那个脑子有问题的丈夫想抄近路回家，结果把其他乘客全都连累了。夫人，他真太不像话了！"

放心吧，以后我再也不会坐靠近紧急出口的位子了。我保证！

科南特医生的钟形曲线被证明是有道理的。在我去玛莎葡萄园岛出差时，钟声又响了一次。我在那里的一家酒店约见客户，它位于古朴的奥克布拉夫斯港附近，里面的橡木和红木装饰非常精致。奥克布拉夫斯港因特产的姜饼和野营风格的建筑而闻名。

我一进酒店就开始寻找我的客户——这家酒店我去过太多次了——这时

我忽然发现右边有一间舒适的接待室，我以前从未注意到过。接待室的装修风格与酒店的整体风格差不多，人们围着吧台坐着，看上去都很开心，而且他们都在冲我招手。我仔细看了看，看见我的那几位客户坐在拐角处。我朝他们挥挥手，开始考虑自己该怎样进入那个房间。我找不到房间的门，于是就敲了敲窗户，想让客户们过来接我。可他们都笑了起来。我继续敲窗户，他们则继续招手和嘲笑我。我只能自己接着寻找门在哪里。情急之下，我走进了洗手间，以为那里也许有别的通道可以进入房间。但是不行。当我再回到窗户那里时，那些客户仍然在招手、发笑。我又敲了敲窗户，与此同时我的注意力突然被右后侧吸引过去。这下我可真是大吃一惊！我的几位客户就坐在我身后。闹了半天，我刚才一直在看镜子，看那个接入无穷的瞬间，看那个通往平行宇宙的大门。

那天的情形我一直记忆犹新。如果你眯起眼睛，你能从葡萄园看见冥王星甚至更远的地方。

神经科学家埃里克·坎德尔曾指出："记忆就是一切，没有它我们什么也不是。"2000 年，他由于在研究大脑记忆潜能方面做出突破性的贡献而获得了诺贝尔生理学奖。坎德尔认为，记忆就像胶水一样，将意识黏合在一起并使其具有连续性。他已故的导师、著名的神经学家哈利·格伦德费斯特曾建议说："如果想真正了解大脑，你需要采取还原论的方法，一次只研究一个细胞。"

于是，坎德尔把脑细胞一个个分开来进行研究。如果他研究得再深入一些，他就会发现记忆并不等于把大脑拆分之后的一切。虽然记忆确实为我们提供了语境和视角，但它并不能定义我们。对个体的定义存在于其精神和灵魂之中，对此我们必须深入挖掘才能获得。苏格拉底曾经说过："未经审视的生活是没有价值的。"

2013 年 8 月末，我和玛丽·凯瑟琳前往缅因州的卡姆登庆祝她的 61 岁生日。在那趟旅行中，我的情绪比较紧张。途中我们在波特兰停下来过夜。这是一个海滨城市，位于大西洋沿岸的一座小山上。第二天一大早，市区成群的海鸥从空中俯冲到帝豪酒店外面，像极了阿尔弗雷德·希区柯克的杰作《鸟》中的场景。6 点，阳光就已经十分灿烂，照亮了鹅卵石铺成的街道；空气清新，透出一丝秋天的味道；整个城市都处在淳朴、悠闲的状态之中。就连《波特兰新闻报》的内容都平淡无奇，本地新闻版面的头条标题竟然是《多拿滋甜甜圈店试用新纸杯》。

文中介绍的那种新纸杯用的是一种类似于塑料泡沫的材料，这样有助于给杯子里的咖啡保温，同时杯子的外面又不会烫手。可是那天早上我心里却有一种冰凉的感觉，因为我又陷入了游离状态，忘记了时空。帝豪酒店大堂播放的轻音乐让我不由自主地走出酒店，来到附近的一个公园，坐在那里的长凳上，背对着大海。那里播放着老歌。我听到了列侬和麦卡特尼演唱的《昨天》，被它深深吸引了。

昨天，我满怀希望；可是今天，我却漂浮在自己无法控制的思绪和幻觉中。它们支配着我，我只能像浮萍一样游荡。但在这样的过程中我也掌握了一些技巧。其中之一就是师法自然。

在前往卡姆登的公路上你能够闻到大海的味道。西佩诺布斯科特湾和远处缅因湾外遥远的福克斯群岛连成了一大片蓝色，根本看不到尽头，让人感觉这世界只是一个平面。福克斯群岛以及它的明珠维纳尔岛和飓风岛在公元前 3300 年时就迎来了首批居民，即被称为"红族人"的美洲印地安人。卡姆登的岩石海岸和与它相邻的充满艺术气息的罗克波特镇是能让人忘记自我的地方。在这里，大自然的壮美压倒了一切，当你置身于此时会发现自己完全被无比雄伟宏大的事物所包围。意识到这一点可以带给人很大的安全感，对阿尔茨海默病人来说尤其如此。

我独自坐在罗克波特镇的一个门廊上，四周是白色的柱子和红木制成的栏杆，能够以180度的视角瞭望海湾，因此我并不感到孤单。这是一座典型的缅因州别墅，它的主人是我的妹夫查理·亨得森，他是位退休的芝加哥基金经理。别墅的建筑风格具备了美国东部特有的别致。不过在我看来，与其说它是一个家，不如说它更像圣经中的方舟——长三百肘，宽五十肘，高三十肘。当我四处张望世界上剩下的动物时，我看到两只鹗正在空中优雅地飞翔。鹗是一种大型海鸟，翼展可达6英尺（约合1.8米）。在本能和物种方面它们有人性的因素。它是在世界各地都能见到的一种独居生物。这种猛禽筑巢为家，长期不辞辛劳地照顾雏鸟。它们的胃口极好，主要吃擒获的鲜鱼。我亲眼看见了一对鹗在海湾处俯冲捕食的经过。它们先在空中转圈盘旋，但是圈的直径越来越小，最后两翅折合，急速降到水面，伸出两只长脚将鱼捉住，一边溅起高高的水花，一边用双脚提着"战利品"腾空而起，像一个精神振奋的"渔夫"一样抖落身上的水珠。然后它们就飞回自己的巢中享用美食了。它们的巢只有大众轿车的报警器那么大，筑在距离地面50英尺（约合15米）的松树上，在那里可以居高临下地把整个西佩诺布斯科特湾俯瞰得清清楚楚。我妹夫告诉我说，四年前那个巢被连续不断的东北风摧毁过一次，第二年春天那对鹗又用小嫩枝把它一点点重筑了起来。他说，当时雌鹗就坐在以前老巢的地方，雄鹗则飞来飞去衔来筑巢用的材料，可雌鹗却总对它呱呱叫着，好像在抱怨说："大小不合适！"

　　但是与人类一样，鹗对生存的本能和欲望常常会超出它们的胃对食物的真正需求。爱尔兰诗人威廉·巴特勒·叶慈在他1889年的作品《乌辛之浪迹及其他诗作》中用流浪的鹗来象征悲伤。有时候它们捉住的鱼太大太重，没法提到空中，可它们却不愿放弃，结果自己被拽入海里淹死了。

　　这一天，大自然让我明白了许多。即使在死亡的旅程当中，也要寻求生存下去的机会。

回到科德角后，在夏天快要结束时，有一天我坐在办公室里，周围一片寂静。这次行程的启迪让我沉浸其中，一动不动。我终于明白了，阿尔茨海默症与过去无关。以前获得的那些成功、荣誉和成就，仅仅是一些谈资、一些背景，它们在冥王星那样的地方没有一点价值。阿尔茨海默症意味着当下，你既要用旺盛的斗志与它抗争，同时也要学会与它相处，和它共存。因此现在的一切，包括与他人的关系和经历，才是生活的重心和活下去的动力。对我来说，记不住别人的名字或面孔、丧失记忆和每天不得不使用许多即兴的手法来应付日常生活，都已不再重要。我要做的就是为自己的船掌好舵——调整好船帆，寻找到生命中的陆地，努力分辨出自己身处何处。我发现，更强大的力量，就在自己手边。

许多时候那些阿尔茨海默病人都会变得不爱说话，被不安全感、各种症状以及不愿了解他们的人的误解紧紧锁住。其实与平时生活中的正常人一样，这些因病而迷失在时空隧道中的患者也需要引导、接纳、信任和爱。因此，当他们去往冥王星时不妨与他们同行，试着读懂他们的旅行经历。那里不一定很糟糕。我们都可以去往冥王星，只是有些人去了之后就不再回来。

简而言之，阿尔茨海默症是一种认知失调。当人处于失调状态时，常常感到自己内在"失衡"，因而产生沮丧、恐惧、内疚、愤怒、尴尬和焦虑的情绪。阿尔茨海默病人即是如此。所有这些负面感受同时来袭，就像我办公室里那只小陶瓷象所代表的意义。

那次旅行回来后的几周里，房间里的大象又一次发出了令人战栗的嚎叫声。

大象带来了几个让人难过的消息。我在亚利桑那大学时最要好的同学帕特·卡尔汉因痴呆症去世了。帕特出生在凤凰城，在运动、友谊和对待生活方面都表现得很优秀。他能讲许多关于爱尔兰的故事，也是很多人的良师益友，而且他为人正直，对工作非常敬业。这么多年来，我们在运动场、滑雪场和酒吧里一同体验了许许多多美好难忘的时光。我们在一起谈生死，以及生与死之间的一切。帕特是个非常随和的人，他身上有一种与生俱来的亲和力，和所有人都能相处得很好。他还是个长相英俊的家伙，年轻时满头金发，还有一双海蓝色的眼睛。

数年前，帕特隐约感觉到自己出了问题，但却置之不理。他身边的人也注意到了这一点。他的神经元已经不能正常工作了，但他仍然试图不当回事。后来他终于被确诊患上了急速发展的痴呆症。虽然帕特在精神上一直保持乐观，但身体状况却日渐衰弱。他从未放弃活下去的强烈愿望，直到生命的最后一刻。他的讣告中这样写道："帕特在年富力强的时候不幸身染重病，并最终失去了认知能力。但病魔始终未能剥夺他对生活的渴望和他的灵魂。在与病魔的斗争中，他没有抱怨过，也没有妥协过。"

他是在疗养院呆了几年后去世的。一个星期天我和妻子在屋后露台喝咖啡时，她从别人发来的邮件中得知了帕特的死讯。我花了很长时间来接受这个消息，并竭力想弄明白这是怎么回事。我失去了一位密友，一位青年时代的兄弟。他坚强善良的妻子贝基、他的孩子们、他忠诚的兄弟们以及他们全家失去了一位了不起的战士。

我当时想，还会有别人吗？后来的情况是，还有很多人。

一个月后，我又失去了我的另一位朋友希利，他是因阿尔茨海默症去世的。他生病的时候我定期去看他，给他打气。他童年时代的一个朋友照料着他。他告诉我，希利在临终前的那段时间甚至分不清呼吸和吃饭的区别——于是他把两者都放弃了。这件事以及它在我脑海中引发的画面至今仍令我感到震惊。我夜不能寐。

阿尔茨海默症死亡人数的不断上升什么时候才能带来对这种疾病的更多研究和关注呢？现在应该是时候了。

我没有逃避这些悲痛的消息，反而觉得这对帕特和希利来说是件好事，就像我妈妈一样，他们终于解脱了。意识到这一点后我感到了一些安慰。不过，经历这一系列的冲击，就像查尔斯·狄更斯所著的《圣诞颂歌》里那些过去、现在和未来的幽灵同时出现一样，也让我感到迷惘失措。

　　希利去世的第二天晚上，我做了一个梦，至今仍铭刻在心。在梦里，我搬进了一处新居，是我妻子带我去的。刚开始的时候我以为自己又回到了亚利桑那州，因此我很好奇她是怎么说服我离开东海岸的。不过接着我就意识到自己不是在亚利桑那州。因为这里到处都是绿的，一片田园景色，还有起伏的山峦，更像是在佛蒙特州、缅因州或爱尔兰——对我来说有着特别意义的故土，有着高高的橡树、一些篱笆和蔚蓝的天空。我担忧我们怎么才能贷款买到这种石头建筑成的豪宅，因为我已经没有银行账户了。我问了玛凯，她告诉我是一位非常有爱心的朋友帮的忙。没什么好担心的。房子里还有些乱，因此我们商量了应当怎样重新布置。很奇怪，我对这里很满意，感觉它就像家一样。

　　我又看了看房前的院子——那里是一大片绿草，中间点缀着大理石和花岗岩的石板。这时我才惊讶地发现我实际上是住在墓地里，不过我没有任何不适感。没有恐惧，只有平静。我独自一人沿着房子右边的小路开始散步，四周都是我此生见过的最为茂密的森林。那一刻我感到自己不是身处在尘世间，那里给人的感觉，就像路易斯·卡罗尔的名作《爱丽丝镜中奇遇记》里的场景：所有的鸟、动物和昆虫都在说话，这与我患阿尔茨海默症后经历的一些幻觉很相似，因此我可以加入其中。它们不是魔鬼，我很乐于和它们交流，感觉非常享受，充满乐趣。

　　我重新返回石头房子，是从侧面的院子进去的。沿途和眼前呈现的墓碑数量令我惊叹。那些墓碑排列成行，非常整齐。当我向前门走去时，我信心饱满地摸了一下其中一个墓碑，拍了拍它的侧面和顶上，并且对自己说："我喜欢这个。"

当我进入石头房子时，我妻子已经走了。屋里只剩下我自己。我醒了。

几天后，我把这个梦告诉了我的医生科南特。那是夏天快要结束时的一个星期天早上，我们坐在他家后院的露台上，俯瞰着整个科德角湾。我们俩一边喝咖啡一边聊天，柔和的东南风拂过海岸线，海湾的颜色和秋分时的天空一样蓝。我们先随意聊了聊棒球和橄榄球比赛，然后就转向了严肃的话题。

科南特医生自己当时也在与胰腺癌抗争，因此我们花许多时间从很深的层面探讨了生死。他有百分之五的概率活下去，但我一直提醒他，最终我们的存活率都只有百分之零。我对科南特有一种男人之间的欣赏。虽然我俩在一些事情上的看法不一致，但我们始终像真正的朋友那样珍视和关心着对方，所以我们可以畅谈健康带来的欢乐，也能接受疾病带来的挑战。这么多年下来，我已经明白，所谓真理与看问题的角度有关。总有一天我们会发现谁是对的。

我给科南特讲了我的良师马尔科姆·霍布斯的经历。许多年前，他也与死神搏斗过。马尔科姆多才多艺，还是位老练的水手，而且几乎是我所渴慕的智慧的化身。从他的病床上可以看到奥尔良南部的阿里湖。一天他对我说他梦到自己的船快要被海浪淹没了，他伸出手希望能找到人搭救他。我告诉他，要一直把手伸着。第二天早上他说他已经找到了宇宙，发现了一种比他本身更为强大的力量。不管马尔科姆说的力量到底是什么，反正从此以后他就平静下来了。又过了一天，那是三月里一个比较寒冷的日子，当他向湖里望去时，看到浑浊的水面上有一层薄薄的冰，可是竟然有一只白色的小船正从东向西驶过。马尔科姆、他妻子格温和他女儿珍妮都看到了。

马尔科姆立刻从床上坐了起来。

"爸爸，那是你的小船。"女儿珍妮说，"你驾驶着它开出这条河，开进快乐海湾，然后再驶往大西洋。你驾着它回家了。"

当珍妮转回身看父亲时，他已经走了。马尔科姆已经驾着小船驶向天边，回家了。

这时我和科南特同时从露台向外张望，正好看见一只白色的小船悠闲地行驶在科德角湾。我俩都吃了一惊。接着，科南特又给我讲了他已故的父亲，科南特觉得，他父亲过世的时候就像一只高贵的蓝鹭。几分钟后，那只白色的小船从他家露台前面驶过，与此同时，一只华丽的蓝鹭掠过了海岸线。

我们满怀敬畏地坐在那里，谁也没有再说话，只是静静地看着海湾。

一周后，有人敲响了我办公室的门。我开门一看，门口站着一位四十出头的男人，他穿着一件教士领的黑长袍，露出洁白的领子。他表情非常安详，像天使一样，很像电影《与我同行》中的神父查克·奥马利。

我又仔细地看了看他，有点面熟，可我实在想不起来他是谁了。这时他叫出了我的名字，并做了自我介绍。他是詹姆斯·史密斯，二十年前我曾培训过的一位记者。他现在在内布拉斯加州进修神学，打算毕业之后做一名神父。

詹姆斯说他在报纸上读到一篇关于我生病的报道，因此觉得应当来看看我。他告诉我，他父亲也患上了阿尔茨海默症，而且快不行了。他此行显然是有目的的——他有话要对我说。我们讨论了超然、结束生命时物质的丧失以及知识财富。他认为，摆脱物质的束缚能够带来灵魂的升华。他在神学院学习的是亚尔伯·马格纳斯的思想体系。德国修士亚尔伯·马格纳斯生活在13世纪，被认为是世界上最伟大的智者之一，教徒尊称他为圣大亚尔伯。他是才华横溢的托马斯·阿奎纳的导师，他告诉阿奎纳，记忆是世俗生活中最重要的财富。但丁在《神曲》中把马格纳斯和他的学生阿奎纳都列为世界上最热爱智慧的那类人。

詹姆斯告诉我，亚尔伯得知自己到了生命的后期可能会逐渐丧失记忆，他便开始试着体验心灵匮乏的滋味。那个时候人们还不知道有阿尔茨海默症这种病。詹姆斯从他的 iPad（平板电脑）上给我读了亚尔伯的教诲摘录。这段摘录对我来说有点晦涩，但我能明白其大概。"智慧的果实是知识和才能……我们必须学会放弃好奇、虚荣和天生但无用的欲望……"

詹姆斯还给我读了另一段摘录："我们的记忆倾向于按照时间脉络将发生的事情一字排开，可实际上这其中只有当下是真实存在的，因为往昔已经过去，而未来还没到来……"

詹姆斯离开后，我一个人静静地坐在那里。七十年来的照片、剪报和值得回味的纪念品包围着我。记忆并非一切，但它是人生的胶水。

我的胶水瓶子已经空了。我每天都要在脑海中寻找散落各类的文件夹，把它们里面储存的点点滴滴的想法收集在一起。我的大脑就像软件出了问题的笔记本电脑一样，显示出一个快速旋转的令人烦心的彩虹图标，告诉你电脑已经死机了。一切都关闭了。

今天我的大脑又不运转了，彩虹图标又开始旋转。我回到办公室，那个摆满了记忆画面的地方。我想透过墙上妈妈的照片以及我身后外祖父的照片获得一些力量。我思考着接下来应该干什么。然后，我故作轻松地开始为自己起草讣告，就像以前我和报社那些哥们儿在过了交稿的最终期限之后，来几瓶啤酒，来几句真实性存疑的内容。我打算这么写："死了。这就是格雷格·奥布莱恩今天的情况。"

可是现在还没有到那一天。我又陷入镜子背后的无穷无尽当中——看着过去发生的事情，对当下迷茫无知，并且准备着在最后阶段前往冥王星、塞德娜甚至更远的地方。我对自己现在产生的预感很平静，对不能再抓住过去也没有任何不安了。

风向又改变了，谷仓山墙端那个风向标上生锈的铁制鳕鱼指向了西南，从东北方向快速而来的恶劣天气马上就要到了。我独自一人坐在高背椅上，就是以前星期天晚上在伊斯特汉我父母家餐桌边的那个位置。我陷入了孤独、探索的思考当中。在这么一个多云的秋天，对阿尔茨海默病人来说，这样的心境并不算是一件坏事。在我等候新的一天太阳升起时，我很清楚它在黄昏时又会落下，然后我再希望它重新升起。同时我也知道终有一天它将不会升起，因为那时我已经飘流到银河之中，找我妈妈去了。

第 2 部分

诊断以外的故事

第 16 章

新视野

> 我们一定要始终坚守这样的希望和信念，那就是在新的视野当中，会有更美好的生活、更美好的世界。"

——富兰克林·罗斯福

新视野是要付出代价的——从身体上和精神上，特别是处在外太空的时候。阿尔茨海默病人面对生活时，就如同我们面对深邃的太空时一样，会不禁发问：接下来会发生什么？

要想深入地探索银河系，我们必须设法进入银河系外围的柯伊伯带，在此过程中得避开数以亿计的远古以来形成的冰块、碎片，以及各种胡乱漂移的行星。美国国家科学院将探测柯伊伯带列为了解太阳系的重中之重。

2015 年 7 月，美国宇航局的"新视野号"飞船经历了一次具有历史意义的飞行。它越过了冥王星，进入柯伊伯带内部，然后又出来进入星际空间，在无尽的宇宙海洋中漂流，或许是希望能降落在上帝的手掌中。新视野号只有一架三角钢琴那么大，里面装着美国天文学家克莱德·汤博的骨灰，因为是他发现了冥王星。人们期待它在旅程中能足够幸运，躲开那些连光线都无法逃脱的黑洞以及其他引力巨大的天体。

如果罗斯福总统知道新视野号的经历，估计也会深受震动吧。

冥王星表面温度为零下 240 多摄氏度，这非同一般的低温带来了全新的景观：氮冰冰川、大爆炸引发的氮河流、普通冰山、可能存在的冰火山，以及周围朦胧的蓝色光晕。科学家们在对新视野号发回的数据进行研究后得出结论，在冥王星的"心脏"部位，即星体表面之下大约62英里（约合100千米）深处，有一个以冰块形式存在的海洋，其中水的储量与地球上的海水一样多，其中的含盐量则与加利福尼亚州的索尔顿湖相当。不错，冥王星确实拥有心脏，只是它的心脏主要是巨大的氮冰冰川，它们在近一半冥王星的表面散布着。对于观察它的科学家来说，这个天体显然在用它的心脏发声，就如同那些阿尔茨海默病人一样。

虽然液态水对人来说非常重要，但冥王星并不是适合生存的理想之地。不过，麻省理工学院研究行星的科学家理查德·宾策尔对《赫芬顿邮报》表示："谨慎的人永远不会说'不可能'这个词。"

目前而言有可能的是，冥王星将恢复行星的地位。美国国家宇航局的一些科学家提出，要对行星重新下定义，对此国际天文联合会正在进行审核。该联合会曾将冥王星开除出行星的行列，理由是它"未能清除其周边区域内的其他天体"。在行星的各项标准中，冥王星有3条不符合，这只是其中之一。

在最开始，对于冥王星是否存在这一问题都有许多争议。对于自己无法确定的事情，我们总是会感到恐惧，进而否认。

人们曾以为冥王星只是观测过程中一个不起眼的光点，因此新视野号对冥王星的揭示令人震惊。这和阿尔茨海默症一样，是一个教导人们要透过表面现象深入探索的绝佳例子。新视野号带来的发现也更加令我感到，冥王星的冰冷孤寂与阿尔茨海默症的与世隔绝是天生的一对。如果要对阿尔茨海默症给出一个完美的比喻，非冥王星和柯伊伯带莫属。如果你想理解阿尔茨海默病人和其他痴呆症患者那种心灵孤岛的状态，从互联网上搜一些冥王星的照片或插图就明白了，它们最准确地诠释了"一个人与物都消失得无声无息的地方"。

鲁迪·坦齐医生的使命就是要挑战这项不可能的任务——与阿尔茨海默

症斗争到底，不让那些病人无声无息地消失。坦齐医生是著名的神经科学家、哈佛大学神经学科的教授。他在波士顿的马萨诸塞州总医院工作，担任神经医学科副主任和遗传与衰老研究室主任，同时也是治愈阿尔茨海默症基金研究协会的主席，这是世界上研究阿尔茨海默症最好的机构之一。

鲁迪已经成了我的密友。除了处方药外，他还给了我许多专业见解和参考建议，帮助我尽可能保持头脑清醒。他建议我补充一些从植物中提取的Omega 3、DHA 和 EPA，它们有助于大脑和心血管功能健康运转，还有就是烟酰胺核糖（nicotinamide riboside），它对脑细胞的健康有帮助。你可以在互联网上搜一搜这些词。

鲁迪非常清楚冥王星有多荒凉。他与其他科学家合作，第一次发现了 3 个阿尔茨海默症致病基因；后来他又领导了阿尔茨海默症基因组项目，识别出了其他一些有关的基因。迄今，他已经发表了近 500 篇研究论文，并且获得了该领域的最高奖项，包括大都会人寿基金会奖和波坦金奖。除此以外，他还在 2015 年获得了史密森学会独创奖，并且被《时代》杂志评为当年"世界上 100 位最具影响力的人"之一。鲁迪与别人合著出版了几本书，包括《解码黑暗》《超级大脑》和《超级基因》。他还被《GQ》杂志称为科学界的摇滚明星，因为他曾经在"业余时间"脱下实验室的白大褂，在"空中铁匠"（Aerosmith）这一传奇乐队担当键盘手。鲁迪的好友，空中铁匠乐队的吉他手乔·佩里是"科学界摇滚明星"项目的发起人，该项目的使命就包括为绝症相关研究进行筹款和拓展社会关系。在表演过程中，乐队指导鲁迪要演奏得像"一位喝醉酒的教堂淑女"。

这真是太特别了……

键盘演奏给坦齐医生的研究注入了活力，他发现，"如果我不演奏乐器的话，我的创造能力就无法达到顶峰"。

如果有人能破解阿尔茨海默症的谜团，那这个人一定是鲁迪。前不久，他和他的同事已经开始在培养皿中培养可能诱生阿尔茨海默症标志物的脑细胞，业内人士将此举称为"盘中的阿尔茨海默症"。他们的这一做法对于科学家们更深入地认识阿尔茨海默症当中冥王星式的特质，同时也能更清楚地了解许许多多试图遏制这种绝症的新药有何效果。

阿尔茨海默症对鲁迪来说有着切肤之痛，因为这种摧毁意识的疾病夺去了他的祖母。虽然他一直对研究前景充满乐观，但当《波士顿环球报》问他这种病是否有可能找到治愈方法时，他回答说："治愈是个很有趣的词。"

按照我的理解，"有趣"意味着"发人深省"。

而发人深省就意味着，寻找治愈方法必须透过表面，拼命向深层挖掘，用双手、用指尖去刨。鲁迪手里已经掌握了一些非常具有潜力的东西。但要真正治愈，或哪怕部分治愈，必须要迈向新的视野当中才看得见，而这一时机尚未到来。不过，现在的确有许多临床实验和新药研发在进行中。

乔治·弗雷登伯格是"我们一同与阿尔茨海默症作斗争"（usagainstalzheimers.org）这一国际知名援助机构的共同创始人和主席。乔治也是我的好朋友。他认为，将来第一位被治愈的阿尔茨海默病人会从临床试验中产生，坦齐医生非常赞同他的判断。我也和他们看法一致。只是，现在就庆贺此事还为时过早。

弗雷登伯格还是全球阿尔茨海默症平台基金会（Global Alzheimer's Platform Foundation）的共同发起人之一，同时兼任全球阿尔茨海默症首席执行官倡议的联络人（Global CEO Initiative on Alzheimer's Disease）。他曾在美国国会演讲，陈述了阿尔茨海默病人在全球迅速增长的情况，并经奥巴马政府的美国卫生和公众服务部长凯瑟琳·西贝柳斯提名，进入根据阿尔茨海默症项目法案而设立的研究、护理和服务方面的咨询委员会。他也是世界痴呆症理事会（World Dementia Council）成员。

就像纪录片《阿尔茨海默症：分秒必争》所呈现的那样，应对这种疾病已然刻不容缓。这部纪录片由艾米奖获得者伊丽莎白·阿利奇导演并制作，艾米奖获得者格里·里士满担任执行制片人。它意在唤醒观众，让更多人知道阿尔茨海默症给国家、财政和医疗都构成了威胁——它已经成为美国和全世界面临的最严重的健康危机之一。这部纪录片还探讨了如果医学上迟迟不能取得重大突破的话，这一疾病将给社会和经济造成怎样可怕的后果。在它之前还有一部同样震撼人心的纪录片《谁能阻挡阿尔茨海默症？》。它的制作人兼导演莎拉·霍尔特也是一位艾米奖获得者。这部纪录片重点聚焦医疗研究人员的工作，他们怎样搜集线索，在分子层面再现最终导致痴呆的事件链条。影片记录了像坦齐医生这样的知名研究人员在该领域所开展的工作，以及他们针对这一神秘疾病所提出的理论。

在《阿尔茨海默症：分秒必争》中，坦齐说："阿尔茨海默症是美国面临的最大的流行病学问题。可是公众似乎并不担心它会对这个国家或他们的家庭造成怎样的影响，这令我感到非常震惊……情况只会变得更糟，因为到目前为止我们仍然没有找到阻止病情发展的药物……在过去五年中，美国社会开始逐渐有了这方面的意识，我们也开始感觉到由此带来的益处。但这只是杯水车薪。考虑到这种疾病的严重性，我们对它所知甚少，研究也远远不够，因此我们需要10倍的投入。我们得每年砸数十亿美元在这种病上。"

弗雷登伯格也在这部纪录片中提到："阿尔茨海默症已经成为一种流行病了。它会把我们拖垮，真的会把美国拖垮。我认为它无疑是21世纪财政方面的一个无底洞。"

不过，弗雷登伯格和坦齐仍对未来充满希望，他们认为联邦拨款一定会大幅增加，也会对临床实验给予更多的援助。

除了资金需求外，全世界各国都需要找到更多的病人成为志愿者参与临床实验。患者可以通过阿尔茨海默症协会以及上文提到的那些机构去报名。

"这是一场战争。我认为我们最终能够打赢它，但在此过程中我们也会失去很多东西。"弗雷登伯格在一次采访中说，"研究能给我们许多启发，但是要发明新药来延缓病症的发展并最终彻底治愈它，则必须有大量病人亲身参与临床试验。这场战争才刚刚开始，我们刚与敌人交上手，但它早已经侵占了我们的大片领地。我们似乎还没有做好准备，但必须开始应战了。"

通往治愈的路上到处都是令人费解的东西，充斥着失望和挫折。最终的"胜利"究竟会是什么模样？这取决于每个人的理解。虽然世界上最聪明的人抱着最美好的愿望正在不懈努力，但现阶段还没有人知道结果会如何。尽管如此，分秒必争是当下最要紧的事。或许最终的胜利只能做到通过药物延缓病情的发展而已。这样的结果也是令人鼓舞的，但许多饱受阿尔茨海默症折磨的患者并不想让余生都在痛苦不堪中度过。我们宁愿选择 10 年的有期徒刑而不是终生监禁。

如果可能的话，请把重点放在患病早期的干预和预防上吧。

坦齐医生认为，阿尔茨海默症的脑病理问题可能在 40 岁时甚至更早的时候就开始了，比实际显现出症状要早 15~25 年，但这些患者仍可能活到 80 甚至 90 岁。现在美国已被明确诊断出患上阿尔茨海默症的人数是 500 万，也就是说，目前潜伏着的患者人数可能是这一数字的两倍或三倍。许多阿尔茨海默病人未能在患病早期被诊断出来，或者由于尚未找到治愈的方法，医生不愿告诉这些患者实情。最近的研究表明，阿尔茨海默症已经在美国人致死原因排行榜上从第六位上升到第三位，而在英格兰和威尔士，它已经成了头号杀手。

坦齐说，"虽然人的寿命在延长，可我们的大脑却没有跟上"。

从 1999 年到 2014 年，阿尔茨海默症致死人数已经增加了 50%，而且预计未来还将继续上升，因为全国的老龄人口和人均预期寿命都在增加。

关于如何拴住这头野兽，坦齐特别指出，那些有利于心脏健康的因素恰恰也有利于大脑健康。坦齐总结道，在现阶段，想要拦住阿尔茨海默症的屠刀，适量的运动、充足的睡眠、合理的饮食以及必要的社交互动恐怕是最好、也最容易普及的治疗方法。

我最近出席了一场在波士顿举行的专家讨论会，坦齐医生在会上表示："有规律的运动是预防阿尔茨海默症的首选方法，因为它能阻止脑组织发炎，而后者是诱发这种疾病的一个重要成因。运动还可以促使大脑中与短期记忆有关的区域生成新的干细胞。"

而抵御阿尔茨海默症的第二条防线就是良好的睡眠——每晚应当有 7 到 8 小时的睡眠。坦齐将睡眠称为"心理牙线"，因为睡眠不足与认知能力下降关系密切。

许多人以为当一个人睡觉的时候，大脑也同样处于休眠状态中。但坦齐医生说，事实并非如此。他指出，人的大脑在睡眠状态中比在清醒状态中更活跃。良好的睡眠就相当于按下了记忆的"保存"键，从而开始加工和储存白天遇到的各类信息。"深度睡眠是整个睡眠周期中的一段，这个时候大脑会清空自己并且对脑毒素进行回收利用。"坦齐说道，"而且只有在深度睡眠阶段，大脑才不会产生那些能够聚集成斑块、破坏大脑功能的淀粉样蛋白。以前我为自己每晚只需睡 4、5 个小时感到很得意，但现在我每天都一定会认真地睡够 7、8 个小时。如果睡不够的话，那几个小时就跟你一直抽烟，或者窝在沙发里一直吃薯片没什么区别。"

坦齐说，健康的饮食对于应对阿尔茨海默症也至关重要。在这方面特别需要指出的是，地中海饮食被认为对降低阿尔茨海默症的风险最有效果。其特点是多纤维、多橄榄油、少黄油、多水果和坚果、少红肉、多鱼肉、蔬菜及其他蛋白质含量丰富的食物。所以——别再吃薯片了！

坦齐医生还敦促大家，要保持社交活跃并且经常使用大脑。

"要不断学习新事物，而不只是玩健脑游戏。因为每当你学习新东西时，你的大脑就会把神经细胞联结起来，增加突触并且建立突触储备。突触的缺损与痴呆症有很密切的关系。一个人如果想享受健康的退休生活，那突触的储备与金钱的储备都是必不可少的。积极的生活方式也有助于管控和减少压力，因为压力会引发脑部的炎症——即生成有毒的脑化学成分。当前的研究已经表明，管控压力和进行各种冥想练习有助于抵抗阿尔茨海默症的生物标志物。"

与生物标志物抗争需要全力冲刺。不过，许多人预测，也许有一天，当科学与医学在一个危险的交叉点汇合时——即应用人工智能——这场竞赛就会结束。这未必是一件好事。

虽然人工智能——这种技术模拟人类的思维过程，或许有一天会超越人类的思考能力——可以通过编程来实现既定目标，但一些批评意见指出，它可能会为了达到目标而选取有害的方式。计算机是没有灵魂的，它只知道完成任务。更不用说那些配备了人工智能的自动武器可以多么精准地消灭目标了。而人类之所以能在这个星球上生存下去，并不是因为我们在动物王国里最强大、最精悍或者最敏捷，而是因为我们最具智慧。但是，阿西莫夫在科幻名作《我，机器人》当中描绘的那个世界正在向我们靠近，也许很快就会出现你身边。理论物理学家和宇宙学家斯蒂芬·霍金警告说，机器人以及紧随其后的人工智能的繁荣可能给人类带来巨大的灾祸。我们现在只能等待验证预言真假的那一天。我不认为机器人会是治疗这种疾病的好药方，其他许多人也不相信。

我还是相信自然，而且像史蒂芬·威尔夏这样的人能带给我许多鼓舞。威尔夏是一位著名的英国画家、自闭症患者。他自幼沉默失语，但是所有的风景他只要看过一遍就能一点不差地凭记忆画出来。专家认为，大脑左右半球之间某种独特的联系方式使得威尔夏和其他类似的人可以挖掘出自身具备的创造力。我对专家们所说的"神经可塑性"，也就是大脑的可塑性，也感到很好奇。它认为当神经元不再活跃时，大脑中会建立起新的通道，而且这是一个自然发生的过程。简言之，神经网络具有改变自身连接方式的潜能，从而重新激活大脑。

除此之外，"记忆的无限性"也很吸引人。以玛丽露·亨纳尔为例，她是一位获奖女演员，同时又是制片人、作家和电台主持人。1978年至1983年，她在情景喜剧《出租车》里扮演了勇敢泼辣的伊莲·奥康纳·纳多一角，因而名声鹊起，并获得了第18届艾米奖。亨纳尔可以把每一天发生的所有细节都记住，像她这样具备超凡记忆能力的人在全世界也很罕见。这种记忆能力被称为"超级自动编目记忆"（Highly Superior Auto-Bibliographical Memory）。我有幸见过亨纳尔本人。当时她作为《记忆改造》一书的作者，想要通过此书帮助人们理解记忆究竟是怎么回事。亨纳尔简直就是个思维机器，可她书中描述的方式却异常通俗质朴。

有一次她对记者说："回忆就像唱卡拉OK，唱第一首歌时不太容易，可一旦你拿起麦克风，你就没法把它给别人了。记忆也是如此，一旦你打开它的闸门，就停不住了……"

希腊神话中有许多关于"思维机器"和人造人的故事，比如皮格马利翁的少女塑像、赫菲斯托斯的青铜机器人和克里特岛之战，它们都反映出古时人们渴望能具有神力。直至今天，人类仍然存有这样的想法。作为一门学科，人工智能开始制造能进行智能行为的计算机和软件，目前它已经发展到可以在人脑中植入芯片并捕捉人的思维了。在尖端科学与道德伦理之间保持平衡就像在没有保护网的情况下走钢丝。面对自身的智慧与人工智能，我们大部分阿尔茨海默病人宁愿选择默默步入黑暗。虽然科学开启了人工智能这样的新领域，但无法预知的东西还是太多了。想象一下，如果将记忆芯片植入大脑，它在互联网上冲浪，下载新奇的内容，它思考的速度比射出的子弹还快，能量比火车头还大。等一下，看看我们的脑袋里头，这是一只鸟，那是一架飞机——不，它是个机器人，一个具有超级智能的机器人。它才是主宰，而我们只是它的延伸。

现在关于机器人有不少怪诞的故事，比如它可以结婚，还可以当记者。"机器人记者，"CNN（美国有线电视新闻网）报道说，"他们不会把新闻记者称为'黑客'。在某些大型新闻机构里，速度就是一切，因此长期以来他们的报道都遵照一定的模板样式。记者只需键入一些相关事实和数字，然后就可以发稿。而现在，这些媒体机构已经开始让机器人来完成这些模式化的稿件了。"

无疑，这会使监管"假新闻"的团体忙得不亦乐乎。

在当今世界，"人类基因编辑"也已经初露端倪。"对人类胚胎进行修改，创造出可以传递给后代的新的遗传特性——这在以前是无法想象的。"《纽约时报》在报道中如此写道。这一技术将会带来预先对婴儿进行精心设计的"伦理"，这些孩子将比自然生育出来的孩子更聪明、更健康、更迷人、更成功。

再设想一下未来的另一种可能，全脑仿真（Whole Brain Emulation）。换句话说，就是"上传大脑到数字平台"。把一个人的长期和短期记忆扫描进计算机，然后计算机会运行你大脑的模拟程序，让你置身于虚拟现实当中。研究者认为，这也是一种"生命的延续"。

拜托，还是直接给我一枪吧。

在科学的名义之下，我们正在朝什么样的方向发展？这些植入和表征能够替代自然的痊愈吗？我希望自己有足够的智慧来找到答案，这实在是一个需要深入探讨的问题。

治愈是个很有趣的词。

1966 年，丹尼尔·凯斯发表了小说《献给阿尔吉农的花束》，后来它被改编成电影《查利》，由克里夫·罗伯逊主演，并获得了奥斯卡奖。影片中的阿尔吉农是一只实验室的老鼠，它通过外科手术获得了人工智力。而罗伯逊扮演的查利则是一位有严重智力残疾的成年人，他经过同样的手术将智商提高了三倍，成为了天才，震惊了所有人，包括他的老师、由克莱尔·布鲁姆扮演的爱丽丝。后来他们两人相爱了，而且爱得很浪漫、痴迷。但最终，阿尔吉农的高智商开始减退，随后它就死去了。查利由此明白自己的智力也同样无法持久，他开始退缩了。影片的最后一个场景就是恢复原状的查利在社区游乐场里和孩子们一起玩耍，而爱丽丝在旁边注视着他。

也许我们这些阿尔茨海默病人和其他痴呆症患者身上都有一点查利的影子。即使踏入了新的时代，人为的制品也还是抵不过自然的本真。就像那艘驶向冥王星的飞船，我们都处在一趟去往未知之地的旅途当中。生活是有意义的，只是很多时候我们没这么想。我的生活现在由旅途中一系列趣闻轶事和启示构成；在天使造访和魔鬼追赶的间隙当中，我与病友互相学习，彼此映照。生活的讲述里蕴含着它的指点，只要你认真倾听。

新视野是要付出代价的。

第 17 章

魔鬼在追赶

魔鬼在追赶，而且速度越来越快。穿过厚厚的橡树和红枫树，我能听到它们刺耳的啸叫和重重的步伐。就像海雾在泥滩上翻滚一样，魔鬼也是没有方向的。

我必须快跑，全力冲刺，以免在日落时被捕获。我的心怦怦直跳，汗水如注。魔鬼快要追上我，向我猛扑过来了！在科德角田园般的布鲁斯特，薄雾笼罩的春天的下午渐渐走到了黄昏，我也开始慢慢陷入麻木的状态——先是头感到刺痛，然后整个脑子都好像被厚厚的毯子裹住了，我迷失了时间和空间，从脖子向上直到前额都失去了清醒的意识。我独自一人，被恐惧包围着，对一切都疑神疑鬼。我能感觉到从北大西洋上肆虐的暴风雨中刮来一阵阵凛冽的寒气，令人无法喘息。在那一刻，我无处可逃，脑子里冒出各种怪诞的想法。

终于，我开始快跑，匆匆跑过布鲁斯特茂盛的庄稼地，那里有密集的玉米秸秆，一排排地竖立着，旁边是一片地面被苔藓覆盖的刺槐林。我弓着身子从它们中间穿过，几乎脚不着地地拼命往前跑。我经过古代船长们长眠的墓地，那里有 1783 年安葬的罗达·梅奥、1796 年安葬的迪安·格雷，还有 1848 年安葬的备受尊敬的奥第斯·培根。

此时炽热的太阳已坠入了科德角湾，就像蜡烛被水浇灭一样。魔鬼却一刻不停地前行着，而且速度越来越快。它们在追捕我。今天我还能使出全身的力量甩掉它们，可它们一定会更加凶猛地卷土重来。阿尔茨海默症就是这样侵蚀着人的大脑。

以前，我的生命像一次马拉松，现在却成了与死神争夺时间的百米冲刺。

在我被查出患病以前，我每天都会沿着科德角外围的田园小径跑6英里（约合9.6千米），跑1英里最多只需要6分钟，这对于一个五十多岁的人来说已经相当不错了。我跑步纯粹是出于喜爱，跑步时的那种独处让我感到十分舒服和放松，而且还有海鸥的声音、各种昆虫的鸣叫以及黑腹鸭的呱呱声陪伴着我。可是如今，我能听到的只有猫头鹰那令人毛骨悚然的叫声。现在，当我每天傍晚试图用跑步刺激自己的大脑时，我的脑子是麻木的，完全听不到鸟的鸣叫了。俗话说：你想得到它，得先抓住它。所以我要紧紧抓住现有的一切。我的腿在这些乡村小路上不停地跑，直到我觉得自己进入了一个可怕的迷宫，肌肉记忆让我觉得自己置身在一个闹鬼的森林中。我对自己说，就沿着那条黄色的砖路跑吧，或许能遇到巫师呢！可是就连巫师也不知道该怎么走出去。我还是得自己寻找路标。

从2014年到2018年，我的症状还在不断发展，大脑中的光亮越来越暗淡了。

我现在时常处在幻觉、困惑、愤怒以及持续的抑郁状态中。每天的跑步对我来说就像一种与恶魔赛跑的仪式，虽然我知道最终我肯定会输掉这场比赛。跑步就相当于把灯打开，让光再照进大脑；它也能起到平息愤怒的效果，就好像让蒸汽从沸腾的水壶里冲出去。跑步可以帮助我的身体和精神都增加耐力，它有助于让我的意识重新活跃起来，这样我就可以做自己最喜欢的事情——写作、思考和集中注意。如果我不跑步的话，那我的症状就会加重，衰退得会更快，会更早落入魔爪之中。

现在魔鬼还试图在我内心掌控我。我已经不敢在让我感到恐惧和迷惑的那条田园小径上跑步了。最近一次圣诞节，家人送我的礼物是一套能在黑暗中发光的运动衣和跑鞋，很像公共交通工程人员穿的那种荧光背心和裤子。他们对我说，以后还会送我这类礼物。因为他们害怕我走失、迷路或者被车撞到，所以送这样的礼物给我让他们感到安心一些。可是我很生气！因为跑鞋的鞋带上带有磷光，这让我看上去很像电影《黑衣人》中的那个外星人。好吧，我自己能控制的东西越来越少了。

接着，我妻子和孩子们又在手机上装了一个定位APP（应用程序），这样他们随时都可以掌握我所在的位置。这当然是"为了我好"，他们不希望我从科德角的边缘掉下去，就好像几个世纪以前哥伦布和船员们担心一直向前航行的话自己的船可能会从世界边缘掉下去一样。可这种做法只会令我觉得完全失去了自由。

我真希望地球是平的，不会让人晕头转向。而我的家人已经够让我头昏脑涨的了。在我的老家拉伊，有家惬意的小酒馆名叫"拉伊烧烤"。几年前，我们在这里举行了一次有众多亲戚参加的大型家庭聚会。在聚会当中，我妻子将安装定位APP的事告诉了我的弟弟妹妹和其他一些亲戚，结果他们立刻每个人都装了一个。我真是气坏了，我还能不能有点自由了？在那次聚会期间，我的几个弟弟妹妹和一些朋友几乎须臾不离地用那个装置跟踪我，不论我是去吧台、厕所、自助餐台，还是其他任何地方。这实在太让人讨厌了！

于是我做了一件任何一个需要尊严的人都会做的事。一位儿时的朋友告诉我等会儿他得提前离开聚会，开车去康涅狄格州取些东西。我就趁此机会让他带上我那个装有定位的苹果手机，去混淆家人的视线。

"得治治他们！"我十分得意。

很快，我的好哥们儿就沿着95号公路开远了。

"天哪！天哪！"监视我行踪的家人和朋友全给吓坏了，"格雷格开着车沿95号公路奔北去了！"

我等在"拉伊烧烤"门口，看着那些监视我的人们手忙脚乱地涌出来。

"放心吧，我还没死呢。"我对他们说，"所以别再招惹我了。"

我已经回到了室内，在健身房的跑步机上锻炼。锻炼时我必须紧紧抓住扶手，以防自己失去平衡。魔鬼也紧跟着追到了这里。它们让我失去了自己，变得更易发怒，甚至想到自杀。

两年前一个早秋的傍晚，我又一次怒不可遏。我决心要摆脱这些拼命追杀我的恶魔。我当时能做的和现在一样，就是飞速地跑，跑出我最快的速度。我请前台一名有着天使般柔和表情的年轻女士帮我记时。

"没有人会相信我。"我对她说。

她答应了。

我紧紧抓着栏杆，目视前方，想象我是在用自己的生命跑步。我在心里对自己说，今天我一定要战胜这些魔鬼，狠狠教训它们一顿。跑了半英里（约合 805 米）时，那位帮我记时的女士告诉我，我用了 3 分 5 秒。我觉得还不够快，魔鬼早晚会追上我，但绝对不能是今天！

1 分钟后，那位女士关心地问我："奥布莱恩先生，你真的要这么做吗？"

当时我的心跳得很快，跑得也发疯般地快。我回答她："亲爱的，你问错了。你应该问：你六十岁时还能这样跑吗？"

她给我加油鼓劲："你跑得像超人一样。"

1 英里（约合 1600 米）时，我用了 5 分 20 秒，打破了我的个人记录。至少在那天我战胜了怪兽。

现在我跑不了那么快了，我把纪录留在了健身房。阿尔茨海默症分解着我的大脑，也摧残着我的身体。不过跑步仍是我最亲密的朋友，医生也告诉我要继续坚持。

研究人员认为，跑步可以使人的心情变好。2015 年 12 月 15 日出版的那期《跑步者的世界》上有一篇文章指出，对于轻度和中度阿尔茨海默病人来说，跑步能够改善他们的大脑功能，这对提升其日常生活质量非常有益。艾丽森·韦德在这篇名为《运动可能是应对阿尔茨海默症最有力的武器》的文章中指出："对于那些最有可能患上这种病的人，运动还有可能发挥更大的作用。越来越多的研究表明，经常进行心血管运动可以保护大脑，延缓阿尔茨海默症发病的时间，并且能够同时提升当事人的认知水平和生活质量。"

在最近召开的阿尔茨海默症学会（Alzheimer's Association）国际大会上，来自韦克福里斯特医学院的老年学兼老年病学副教授劳拉·贝克博士提交了一份研究成果。她认为，对于阿尔茨海默症患病风险较高的人群，运动可以起到药物起不到的作用，特别是在延迟病情发展方面。艾丽森·韦德在文章中这样报道："贝克博士的研究发现，与只靠药物控制的对照组参与者相比，实验组参与者坚持每次 30 分钟、每周 4 次提升心率的运动，持续 6 个月之后，他们的认知能力出现改善，同时磷酸化 tau 蛋白的水平则降低了。科学家们通常会使用磷酸化 tau 蛋白的水平作为衡量阿尔茨海默病情发展的指标。这种蛋白会随着年龄增长而自然增加，人人如此；但对于阿尔茨海默病人来说，它的数量则多得多。可是在贝克的研究中，那些坚持运动的实验组参与者在 6 个月后，这种蛋白的水平出现了下降。"

目前没有任何一种药物能够达到同样的效果。

所以，我还要坚持跑步，直到我从世界边缘掉下去的那一天。

几个月后魔鬼们又回来复仇了。

那是傍晚时分，我正在石溪路上开车，很快就要到家了。那是一个比较原始的地方，在橡树林、油松树和最后一个冰河时代残留下来的锅形陷洞中蜿蜒而过。突然，一头鹿飞快地跑上石溪路，打破了宁静。当时我的大脑告诉我那是一头鹿，可现在我感到并不确定，我的医生也不能确定。25 年前曾有一头雄鹿也是这样突然出现，那次我的丰田车迎它而上，车头被撞得稀烂。可是这一次，我下意识将我的黄色吉普车迅速右转以免和它接触——

我的吉普车撞上了路堤，冲破花岗岩石墙，在附近教堂的停车场里滑出一道长长的车辙后才静止下来。我的头把汽车的挡风玻璃撞得粉碎。车里放着的不少初版《一个阿尔茨海默病人的回忆录》也被甩了出去，就像拉斯维加斯赌场荷官手中的纸牌一样，四散飞落在被雨水浸湿的停车场上。

我的头开始流血，脑子则是麻木的，冥王星似乎近在咫尺。几分钟后，警察和救护车赶到了。救护人员立即将我绑在担架上，迅速送往医院。他们责备我没有马上离开撞毁的汽车。这已经是我第三次死里逃生了。

当时我儿子康纳正好在家。后来他告诉我，当他看到警察朝家里走来时，他做了最坏的打算。"我紧张得无法呼吸。我给他们开门后，还没等他们说话，我就忍不住大哭起来。那位警察立刻明白了我的担心，对我说，'别害怕，你爸爸没事'。那天晚上在科德角医院看到你时我真的吓坏了……"

我的吉普车撞进去的教堂就是我妈妈举行葬礼的那间。

你相信有天使吗？

我的弟弟提姆相信。

几周后我收到他发来的一条短信："你绝对不会相信刚刚发生的事情……"

我马上打电话给他。在康涅狄格州一条结了冰的高速公路上，提姆正在中间车道行驶。这时右边车道的车子打滑，撞向了提姆开的黄色吉普车，把它挤进了左边的车道，撞上了那条道上的车——三辆车就像三明治一样，提姆被压在中间。他的黄色吉普车全毁了，前车轴折成了两半。但奇迹般的，提姆毫发无损。

妈妈虽然已经过世，可她仍在这两起惊悚的事故中保护着她的孩子。这下，曾在妈妈最后日子里陪伴过她的两辆黄色吉普车都报废了。妈妈在天堂里，不再需要保护了，但我们还需要。是她请求了天使来保护我们。

生活中的每件事都会有它的结果。在那次事故后，我的私人医生巴里·科南特在与布鲁斯特警察局长迪克·科赫沟通后，取消了我晚上开车的权利。因为考虑到病情还会发展，所以他不希望我再遇到危险。对我来说，这意味着又失去了一项自由，一项其他阿尔茨海默病人最终也要失去的自由。

巴里和我一起喝咖啡时常常会谈论对生死的看法。他是我以及其他在阿尔茨海默症当中挣扎的患者们的一个榜样。

船只遇险会给人的灵魂带来很大的触动，因为在茫茫大海上的那种强烈的孤独感叫人刻骨铭心。有时候当我在早上喝咖啡时，抬眼就能看到一幅画，画面中是一艘名为沃特·米勒的英国船只，它在19世纪末在科德角外因遭遇大雾而搁浅。每次看着它，我都会忍不住想，当时船上的人得有多么绝望。

科德角是许多沉船的墓地。自17世纪初开始，共有3000多艘船在从普罗温斯敦到查塔姆的途中，在这里搁浅遇难。但是121年前，绝望中变出了希望。科德角外围的村民们在狂风中排成一列，从岸上把滑索掷向沃特·米勒，滑索上挂一个裤形救生圈———一种非常原始的海上救生设备———然后齐声喊着号子，把船员一个一个拉到了岸上。

今天我和巴里这个科德角外围村民的后代一起吃早餐。作为婴儿潮时期出生的美国人，巴里和我也在生活汹涌的海水中搁浅了。我俩都因疾病的困扰和折磨而备感孤独无助，而且至今我们还没有得到救生圈，也没有滑索。

我们边吃饭，边漫不经心地谈论着生活中发生的变化。然而彼此的辛酸是无法掩饰的。

我们俩约定，每周六上午都在一起吃饭。巴里虽然才六十几岁，却患上了胰腺癌，能够活过未来三年的概率只有12%。而且他胸部还装有除颤器，因为他患有遗传性心脏病。

因此我们两个决意携手活下去。我们现在要探讨的是未来的可能和希望，而不是过去的失败和不幸。别忘了，我们是绝不服输的婴儿潮一代。

我们两个虽然一个是医生，一个是患者，但我们之间也有相同之处。当一个人同时照两个镜子时，会在镜子里看到一长串自己的影像，一直延伸到看不见的远方。每面镜子都会把影像反射到另一面镜子上，来来回回无穷无尽———有人说，这就是进入平行宇宙的门口。

巴里和我现在就站在门口，我们一同在当下回忆往昔，并期待未来。当我们喝到第三杯咖啡时，巴里说："现在我每天都感到自己好像走进了不同的教室去学习各种东西。这就是我努力前进的动力——去思考问题的本质而不是死记硬背一些条条框框。"巴里酷爱在科德角湾钓鱼。那里在退潮时，随着月亮的引力，可以把海水拉下去大约一英里远，露出柔软的泥滩，上面是大量的蛤类和蛏子。很多年前，他钓鱼总是越多越好，越大越好。

但是现在，他变了。癌症改变了他，他不再是海明威小说《老人与海》中的那种硬汉。他会把许多钓上来的鱼又放回去，只带一部分回到自家后院，然后在烧烤架旁俯瞰海湾。待人宽容如待己，巴里的心肠很软，却有鹰一般的眼睛。他会紧紧盯着海鸥俯冲到海水中捕食钓饵鱼、沙鳗和幼小的鲱鱼，他知道青鱼会追逐钓饵。他能花两个小时钓鱼，退潮前一小时，退潮后一小时。你大可不必担心潮水，因为它上涨的速度很慢。

巴里看着窗外的地平线，说人是无法分辨潮汐的流向的。如果不幸被潮水卷进去，那再游回来可得非常费劲——就像小说《大白鲨》里描写的那样。作为医生，他告诫我："你这样的阿尔茨海默病人，可千万不能去那里。"

但他接着又说，"不过，如果你小心一点的话，在傍晚时分去那里，你会发现落日的美丽实在是难以言说。太阳慢慢地浸入水里，就像蜡烛被浇灭一样，光线则随之黯淡下来。"

"生活也是如此。"他补充道。

巴里和我虽然是医生与患者的关系，但我们互相学习；在这样的谈话中，我们常常对调角色。

"我们都是永恒宇宙中的一部分，可绝大多数人并没有意识到这一点。结果他们被每天强加给自己的压力所搅扰，沉溺于不健康的行为而忽视聆听心灵深处的声音，拒绝去寻找那个能够跨越记忆的地方。"

我能理解他说的这些，因为我就被记忆所困，总在担心失去它。我要改变自己，努力尝试着用心而不是用脑去说话和写作。如今我想追逐一种自由的精神，就像正处于"巅峰体验"中的运动员或者艺术大师。不屈不挠的精神是大师与匠人的区别所在。只有当你忘掉自我，才能找到真正的自我——看似对立的两件事却会同时发生。

巴里也在寻找他的真我——与患有癌症、阿尔茨海默症、艾滋病、肌萎缩性脊髓侧索硬化症、帕金森氏症、亨廷顿舞蹈病以及其他所有让人的肉体和灵魂饱受折磨的疾病患者的寻找轨迹差不多。他说："我希望当癌症将我带走时，我能够是平静的。我还能记住自己是永恒宇宙的一部分。"

巴里说他要努力克服恐惧，超越它。

我告诉他我一直受到恐惧的驱使，但现在通过彼此这样的交流，我知道我们真正应该寻找的是什么。

不论我们最终去向哪里，我们的时间都快到了。倒计时的钟声已经响起。我们对这钟声充满感恩。

巴里说他希望自己可以放下所有的遗憾，用最得体的方式与家人和朋友告别。"我想怀着爱与妻子和孩子告别，但要简短一些。然后静静地呆在科德角湾的浅滩边上，回忆我到底是谁。"

我告诉他我常去海滩散步，那个地方总能给我安慰。或许我会在那儿看见他甩鱼竿。

巴里和我经常一起喝咖啡，这约等于我去看病。我极不喜欢医生办公室里那种毫无生气的感觉，巴里非常清楚这一点。今年夏日里的一天，他邀我去一间他经常去的咖啡馆。那间咖啡馆离我家很近，看上去也很时尚，但我从未去过。咖啡馆的名字叫"雪鸮"，取自一种黄眼、黑喙的猫头鹰。这种鸟身上有非常密实的羽毛，连爪子上都长满了羽毛。雪鸮咖啡馆内部很像一座乡下的谷仓，有200多年历史的旧木板铺在墙上和天花板上。这里客人很多，十分嘈杂。巴里看出了我的迷惑不清和无法集中注意力，于是建议我们坐在外面，紧挨着一堵长长的石墙。我们开始聊家庭、运动、钓鱼，然后是各自的身体情况。聊到一半，我突然发现一群公鸡沿着墙顶向我飞扑而来，它们脖子上的羽毛就像刷子一样又短又硬。巴里没有表现出害怕的样子，他似乎完全没注意到。而我坐立不安，又想起那些困扰我的幻觉。那群公鸡越来越近，巴里依然在讲话，我汗如雨下。我看了看巴里，然后又盯着公鸡，忍不住问："真是见鬼了，巴里，你没看到公鸡吗？"

"什么公鸡？"他问。

"那些正朝我飞来的吓人的鸟！"

巴里摇摇头，眼睛看向地上……然后像个孩子似的笑了起来。

公鸡显然是我的幻觉，巴里在笑我。我一直鼓励他要保持正常的心态。他的笑也让我跟着笑起来。一个与癌症拼命抗争的男人的大笑感染了我，令我也可以笑着面对自己的症状。那一刻只属于我们两个老男人。

但生活中并不是每件事都这么好玩。不久前，巴里的生活又遭遇了一次搁浅，他的癌症时隔四年，复发了。这次检查在他的胸部发现了两个肿瘤。圣诞节时我给他发了封邮件，告诉他，他在我心中是一个了不起的榜样。当时我没有收到他的回复，又过了几周，他通过邮件告诉我他的病情，并且打算切除肿瘤。

"我不想让你为我担心，特别是在圣诞节期间……所以我没有马上告知你。我觉得让你知道这个坏消息没有任何意义，你的记忆能力已经有限了，而应该记着的东西又很多……如果下周扫描的结果不好的话，我恐怕很快就得停止工作了。和你不一样，我不想一直工作到倒下去的那一天。我想在病得不能动之前花点时间和精力做些自己想做的事情。不过我仍然盼望着一年后你我还能坐在一起畅谈。到那时，我们回忆起这段日子，会发现它只不过是又一次考验和挑战，而我则完全摆脱了癌症。我希望并且祈祷你能继续保持你的最佳状态；我也希望并且祈祷自己能够战胜病魔。我还想能常与你呆在一块，好纠正你的拼写错误……爱你的，巴里。"

好消息是，到我写下这一段时，巴里的癌症没有恶化。我仍在继续为他祈祷。

人生航路中的搁浅搅动着我们的灵魂。

我从许多地方都获得了前行的力量，比如我的病友们。我的老朋友鲍勃·曼福德也给予了我巨大的支持。

　　爱尔兰剧作家乔治·萧伯纳曾对我们的存在有过这样的阐述："人生不是一支短短的蜡烛，而是一支火炬。此刻它握在我手中。在把它交给下一代之前，我想让它燃烧得尽可能光明、灿烂。"

　　鲍勃现在就燃烧得很灿烂。对他的家人和朋友来说，他就是带来光明的火炬。我与他相识是在三十多年前，我那会儿是一个初出茅庐的小记者，他却已经在负责筹划科德角的道路交通了。科德角一到夏天，从各地涌入的游客人数足以赶上波士顿，可整个半岛却只有一条路能够进出，而且它的形状就像铁匠的拳头和前臂，是一个死胡同。19 世纪 50 年代，亨利·戴维·梭罗在科德角海滩漫步过一次后写道："那是一个既狂野又高贵的地方。一个人站在那里，可以把整个美国置之脑后。"但这里的路就像贝壳缝一样窄，如果对路况不熟悉，真的没法开车。

　　鲍勃至今仍对科德角的交通了如指掌，而且岁月让他变得更加睿智。现在他就像梭罗形容的那样，将一切都置之脑后了。

　　几个月前一个暴风雨的日子里，我和他在新奥尔良的一个咖啡馆里见面。从远处看到他时，他显得很健康，五十多岁依然英俊潇洒。他笑容迷人，握手时也很有力，身体语言从容自若。

　　但我还是发现他有了一些变化。他戴着一顶很紧的蓝色滑雪帽，遮住了脑袋上一个很小的白色吸盘。他还提着一个小型烤面包机大小的帆布包，包里有电线连接到滑雪帽里面。

　　"每天都靠上帝保佑。"鲍勃一见到我就说，他看出来我还不知道他身上发生了什么。

　　不过他早就知道我患上了阿尔茨海默症，而且明白这与遗传有关，因此他直截了当地问我："你最近怎么样？"

我也发自内心地回答："每天都靠上帝保佑。"

这时他摘掉了帽子。我惊呆了。

我想说点什么，但能说出来的只有："天哪！"

鲍勃的头发全部剃光了，脑袋上接着电极。他跟我解释说，他患上了一种罕见的致命脑癌，现在正接受一种新型疗法，即通过电场摧毁不断增殖的癌细胞。

去年五月，在波士顿的达纳·法伯癌症中心，医生将他脑部能够切除的肿瘤都尽可能去掉了，但与此同时，也不得不去掉他75%的头盖骨，因为它们覆盖着大脑。头盖骨起着保护大脑和支撑面部结构——如眼睛和耳朵——的作用，确保它们能够最有效地发挥感官功能。

因此，实在难以想象失去头盖骨是一种什么滋味，恐怕就像一个鸡蛋从桌上掉下去。

手术后鲍勃就得时刻携带那个帆布包，靠里面的设备维持生命。他问医生他得戴多久。

"至少6个月，也可能永远。"医生回答。

鲍勃又问："永远有多远？"

这是一个我们许多人如今都在思考的问题。

但鲍勃真的很了不起，他对于自己脑部的状态和记忆力严重丧失仍然保持着乐观。如果病人1秒钟就能忘掉一个想法或一件事情，那一天下来会忘掉86400个想法或事情，这真令人沮丧。而且你不知道接下来还会有什么失误。到最后只剩下思考自己到底是谁了——好的、坏的，还是丑陋的。丑陋的方面是无法忘怀的，有许多事情你衷心希望它没有发生过，但不可能了——只留下失败和内疚的感觉。

现在，鲍勃和我都上年纪了。我们坐在角落里喝着咖啡，回忆往昔。过去我们一直相信好日子还在后头呢，但现在，我们都需要重新定义自己的生活，因为阴影已经悄然而至。凄惨到死吗？我俩都不这么认为。

"很不幸，生命本身是一种致命的疾病。"鲍勃说道。

我点点头："确实如此。"

那么，像我们这样非要逆流而行的人，难道不是有点疯狂吗？

鲍勃有两个特别出色的孩子，他妻子莎拉美丽而和善。莎拉和朋友们发觉鲍勃状态不佳，记不住事，有时甚至会失去自我意识，便赶紧催他去检查。

"你的身体出了问题。"医生证实他患上了一种罕见的多形性胶质母细胞脑肿瘤。目前确诊患有这种病的只有 8000 人，其存活率只有 1%，而且必须马上手术。

鲍勃对于能够顺利完成手术感到很开心，"我躲过了一颗子弹"。自己现在可以"吃饭、思考和说话"，就让他很满足了。

"手术前我跟医生说，一定要让我活着出来。"

这是鲍勃的真心话。每个人都会从摇篮走到坟墓，可这场突然降临的疾病很可能会让旅途缩短，他当然心有不甘。

如果换成另一个人，可能会选择一种更容易的方式，但鲍勃选择了"战斗"。 如果在韦氏大词典里查这个词的话，你或许会看到这样一条注释：参见鲍勃·曼福德。

这些年我亲眼目睹了外祖父和母亲饱受阿尔茨海默症折磨的过程，它漫长又痛苦，只不过是缓步走向死亡罢了。我曾有过轻生的念头，但没能实施。现在鲍勃用他的经历让我意识到，衡量一个人的真正标准不在于他有多少股票、他担任什么职务、他拥有多少财富或者他的外表多么好看，而在于当他被命运击倒后是否还能爬起来继续战斗。躺在原地就等于认输。可鲍勃站了起来，逆流而上。

这样的挑战还可以深入挖掘一个人的认知储备。不论是癌症、阿尔茨海默症、肌萎缩性脊髓侧索硬化症、艾滋病、自闭症、心脏病还是任何其他可恶的疾病，与疾病症状抗争的过程都会令人筋疲力尽，但每一次的胜利却也会带给人振奋和新的动力。

我俩的谈话渐渐转向了大自然，包括鲱鱼和它们的嗅觉。每年一到春天它们就开始迁徙。它们在迁徙时会不断地被泻流冲回来，头撞到岩石上，但是它们会本能地坚持往前游。我俩不约而同地提起了这件事。我们的谈话不含多少有意识的思考，而是想起什么就聊什么，当然尽可能幽默一点。

　　笑是止痛的有力武器。医生认为，大笑一次不仅可以缓解紧张情绪，还能使肌肉放松大约 45 分钟。笑能增强免疫力，减少应激激素，同时释放内啡肽——一种天然药物。

　　鲍勃的笑容让人忘掉了他戴的蓝色滑雪帽。这也是一种胜利，让我们勇敢地去争取新的一天。

　　然而这只是当时的情况。几周后，鲍勃去世了。但是他的火炬依然发着光，照亮我继续与死神搏斗。

第 18 章

"你要相信！"

坚持不懈、无条件的爱和绝不屈服的意志，是我们所有人都应努力具备的。但如果说有人让我最深刻地理解了它们的重要性，那这个人非拉尔夫·布兰卡莫属，他是布鲁克林道奇队的传奇投手。布兰卡把"坚韧"当作自己的人生信条，即使在他的记忆开始衰退后，他也没有改变这种态度。

那是在许多年前，当时，布鲁克林区就是整个世界。

那时哈得逊河就是美国东西部的分界线。作家艾略特·韦伦斯凯所撰写的历史读物《当布鲁克林等于整个世界，1920—1957》一书截取了这段时间。当时布鲁克林的街道就像露天剧场。每家每户的门口都有孩子在玩台阶弹球，上门推销员自信而体面，抓石子和跳绳也很流行，邻居常常在一块聊天，流动零售小货车摆放着刚烤好的面包或新鲜水果。

1920 年，地铁修到了布鲁克林区的外缘，将曼哈顿区与这个当时美国的中心连接起来。这里曾有著名的埃贝茨棒球场，它于 1913 年投入使用，1957年伴随着这一地区的黯然失色而关闭。那时哈得逊河也已盛名不再，变成一条普通的河了。但在当时，这个球场赫赫有名，它有 35000 个座位，是备受尊敬的布鲁克林道奇队的主场。在那个年代，道奇队就是体育精神和美国人顽强意志的象征。

拉尔夫·布兰卡是 1944 年 6 月 12 日加入道奇队的。他身材魁梧，体格健壮，是一个极具天赋的投手。他穿 13 号球衣，在很多重要方面都可以说是布鲁克林区的化身，同时也体现着美国人奋勇向前的意志。1951 年他在与纽约巨人队比赛时对垒鲍比·汤普森，汤普森在回击他投出的球时发出的声音

"震撼世界"，由此被载入史册。这一记本垒打让巨人队登上了冠军的宝座。

历史就是这么残酷。

2016 年感恩节前一天的午夜，拉尔夫·布兰卡去天堂打球了。天堂里的圣徒们一定开心死了，13 在天上可是个幸运数字。他的职业生涯会在那里继续下去。

布兰卡过世后，他的女婿，前大都会队和红袜队的经理巴比·瓦伦泰在推特上写道："在他 91 年的人生岁月中，每一天都活得尊贵而从容；他走了，但把这些都留给了我们。"

拉尔夫·布兰卡出生在弗农山，是家中 17 个孩子里的第 15 个。他远远不止是一个天才棒球手。但了解棒球的人或许知道，他一共赢得了 20 场全美职业比赛，3 次入选全明星阵容。在他参加的 12 个赛季的比赛中，他创造了赢 88 次，输 68 次的记录。在 1484 局比赛中，他共击球 829 次。在其职业生涯中，他的投手责任得分率是 3.79。在 1947 年赛季开始时，黑人杰基·罗宾逊首次登场，由于肤色的原因，其他队员拒绝和他站在一起，而布兰卡却主动站在了杰基旁边。他们在场上场下都成了最要好的朋友。他在接受 ESPN 电视台采访时说："杰基太孤单了，我只不过做了我小时候大人教导我做的事。"那年他参加比赛的记录是 21 次胜，12 次负，在 280 局比赛中他的投手责任得分率是 2.67。也就是在那一年，他首次入选全明星阵容。

然而我们都明白，比赛成绩只是故事的一部分。

1951 年汤普森那震撼世界的一击后，拉尔夫很长时间感到无法释怀。他频频发问，"为什么？为什么是我？"

许多年后，在接受 ESPN 采访时，布兰卡说："后来家人告诉我，只有我能背负这样的重压。那天我是最适合被汤普森击败的人。现在我释然了。"

拉尔夫让那些在生活中企图放弃的人明白，风雨过后，总有彩虹。

职业棒球大联盟官方网站的马蒂·诺布尔在宣布布兰卡去世的消息时写道："失去了这样一位正直、勇敢和强大的人是体育运动——不，是整个美国社会的一大损失。"

的确，布兰卡在赛场上、下都有一颗强大的心脏。他的女儿佩蒂和玛丽对此可以做很好的见证，而我是和她俩一起长大的好友。

在赛场、名人圈和纽约媒体营造的光环之外，拉尔夫对我来说就像父亲一样，许多在韦斯特切斯特郡长大的孩子们都有这种感觉。我们都是他的"孩子"，他对我们甚至比对自己的孩子还要好。在他家，我们想呆多久就可以呆多久，听他讲一个又一个有关棒球的故事。更重要的是，他让我们学会了爱、宽容、幽默的自嘲，还有不顾一切克服困难的勇气。这些都令我们终生难忘。我想，我会把它们带进坟墓。

在我们这群孩子看来，布兰卡不仅是一位著名的棒球运动员，而且也是我们的人生导师。他总是言传身教。尤其对我来说，我父亲因抚养家里的10个孩子而无暇顾及我们的教育，而拉尔夫恰好及时弥补了我在这方面的缺憾。作为家中的长子，我得靠自己成长，而拉尔夫时不时会张开安全网接住我。

"接住"可以准确地形容他对我的态度。有很长一段时间，我成了他家后院的接球手，或者用他女儿佩蒂的话，我简直就是"拉尔夫的专属接球手"。我那会儿非常腼腆，不爱说话，而且一点自信心也没有。但每次当我跟他提到有关棒球的事情时，他总是很认真地听我说。就好像我是全明星队的约吉·贝拉，正在向他讲述自己连续两年赢得纽约州冠军的比赛经过。拉尔夫倾听的时候总是目不转睛，也从不打断我。

20世纪60年代末，拉尔夫已经退役许久，可他仍然没有放松，希望能参加他好友吉尔·哈吉斯率领的大都会队的训练。此时的大都会队意气风发，于1969年击败巴尔地摩金莺队，获得了世界系列赛事的冠军。因此，我俩每天都会在拉伊中学的球场上进行投球和接球训练。

拉尔夫投球仍非常有力，至今我的左手手心还能感觉到透过手套接住他投过来的球的威力。这已经成了我的肌肉记忆。拉尔夫经常带我去观看洋基队和大都会队的比赛——我总是作为他的接球手跟在他后面。我们会谈论赢球的技巧，只是那时我没有意识到其实拉尔夫是在指导我应当怎样面对生活。虽然我还是个毛头小子，但在拉尔夫看来，我就是他的搭档。他乐于教我，他就是我的导师。

拉尔夫知道我一直想上场打比赛，这是我儿时就有的梦想，可是我缺乏这方面的天赋。1969 年早秋的一天，经过让人筋疲力尽的练习后，他告诉我，他第二天要去纽约希叶体育场参加大都会队的训练。

他像父亲一样对我说："你和我一起去，而且你也要上场。"

第二天，按照事先的约定，他开车来我们家接我去希叶体育场。他让我穿上比较正式的长裤和衬衣，并且带着自己的棒球装备。我的邻居菲尔·克兰西是道奇队的忠实球迷，忍不住打开门探头朝这边张望。他看见传说中的拉尔夫·布兰卡，就好像看到耶稣再临一样。他把脑袋伸出来看，又缩回去呆会儿，然后忍不住又伸出来看，就这么反反复复。

事后在妈妈的敦促下，我把那天在大都会队训练的经历详细记录了下来，并且用那台至今仍放在我办公桌上的打字机打了出来。我特意把这份文稿放在一个塑料文件夹里，善加保存。当帕蒂发邮件告诉我她父亲去世的消息后，我打开了那个文件夹，往事如潮水般涌上心头。

在大都会队的更衣室门口，保安向布兰卡打招呼："您好啊，布兰卡先生。"更衣室门上贴着警告标志："专属房间，不得入内。"威慑力十足。我想，它言下之意是："格雷格，这下你小子可算是……"

走进更衣室，我觉得自己就像走进了路易斯·卡罗尔的名作《爱丽丝镜中奇遇记》中所描述的世界：一切都不像是真的，因为一切都不是真的。

在里面我见到了汤姆·西弗、杰里·科奥斯曼、罗恩·索波达等许多大都会队的明星球员。更衣室后面的墙上贴着球队的座右铭："你要相信！"

是的，我开始相信……

拉尔夫离开了一小会儿，去隔壁办公室跟什么人说了会儿话，然后他冲我喊道："格雷格，到这儿来。我想让你见个人。"

我小心翼翼地走了过去。

"格雷格，这是吉尔·哈吉斯，"拉尔夫向我介绍说。接着他告诉哈吉斯，我是和他搭档的接球手，目前在费尔菲尔德大学打棒球。我听后急忙说："那只是一所很小的学校，哈吉斯先生。今天能来这里我感到很荣幸。"

"格雷格的接球手套可不是闹着玩儿的，"拉尔夫对吉尔说，"今天就让他和我一起上场吧？"（我后来才意识到他们已经事先谈妥了。）

"但我有个小问题。"哈吉斯回答。

"哈吉斯先生，"我连忙说，"我能站在这里已经很激动了。"

哈吉斯说："不，我得给他找一套队服，不穿队服是不能上场的。"

哇唔！

过了不一会儿，负责器具和设备的经理拿来一套叠得整整齐齐的大都会队服。53 号，这是传奇球星埃迪·约斯特穿过的队服！我和布兰卡在更衣室的隔间里换好衣服。汤姆·西弗的更衣柜就在我的左边。

几分钟后，哈吉斯拍着手，穿过更衣室，嘴里喊着："好啦，先生们，咱们上场吧！"

我跟着拉尔夫与其他 15 位球员一同走了出去。我们沿着一条黑暗的地道往前走，我们的鞋在混凝土地面上发出震耳欲聋的声音。快走到地道尽头时，我远远看到一个外表魁梧但姿态和善的人站在那里，但我看不清那是谁。他用他的手套拍了一下每一个经过他身边的队员的屁股。

当我走近他时，我简直移不开眼睛。我惊呆了。他是赛场教练尤加·贝拉！

贝拉盯着我看了一会儿，可能他以为我是从某支强队调来这里进行集训的。他一边用手套拍我屁股，一边大声喊着："把你的本事都使出来！"

"当然，教练！"

我使劲掐了自己一把。踏上赛场后，我傻傻地看着周围的一切，就像一个人头一次来到纽约中央车站，会情不自禁盯着它的天花板一样。

布兰卡看见我一幅没见过世面的样子，便对我说："你为什么不去做些准备活动呢？"

我被带到了外场。我吃惊地发现大都会队里的明星球员们都正在那里做着各种赛前准备。克里昂·琼斯主动向我做了自我介绍。

我告诉他，我是个一文不名的接球手，只是作为拉尔夫的朋友来到这里，想圆自己的一个梦。

琼斯笑着说："噢，那看看你能不能学到些什么。"

第一个球就朝我投了过来，距离我右边大约 12 英尺（约合 3.6 米）。琼斯冲我喊道："赶快接住啊，小子！"我一跃而起，可双脚仿佛套上了铁链。但不管怎样，最终我整个人扑出去把球接住了。感觉不错！很快我就用一只手接球了。我还把球投向场内一个假象中的击球手那里。

你相信奇迹吗？是的，只要和拉尔夫·布兰布在一起，奇迹就会发生。

后来，布兰卡招呼我回到本垒板右侧的看台附近配合他练习击球。有一帮小孩子在那里等着索要签名，就跟我以前一样。拉尔夫上场后，一个孩子手里举着一个棒球叫我。

"先生，能在上面签个名吗？"

以前从没有人要过我的签名。那真是一个胜利的时刻，我太开心了！

在那个年代，整个球队的队员都会在一个棒球上签名。我把球翻看了一遍，看到上面有西弗和科奥斯曼的签名，然后我把我的名字也签了上去，交回给那个孩子。

我圆梦了！拉尔夫像天使一样帮助我梦想成真。

许多年过去了，随着我被查出患上了早发性阿尔茨海默症，一些尚未完成的梦想变成了噩梦。

我忍不住问拉尔夫："为什么？为什么是我？"

拉尔夫的回答没有一丝犹豫。"上天自有安排。不要自暴自弃，继续战斗。"其实那会儿他自己的记忆力也开始衰退了，身体的许多功能也日渐衰退，但他仍在激励我。拉尔夫不愿意多谈自己的生活，更不会探讨他人生最后的结局，只是我们心照不宣。"活着就是战斗，这样才能鼓励其他人去战斗。"他总是这样说。

布兰卡去世前几个星期，他女儿帕蒂打来电话，告诉我她父亲可能快不行了，让我给他打个电话。我马上照办了。我们在电话里聊的很好。这是我们俩最后一次交流，也是发自内心的告别。拉尔夫还像往常一样，不谈自己的状况，却对我过得怎么样很感兴趣。他还在给我打气："继续战斗，不许放弃……"

我们就像一对真正的父子。我把他的话铭记在心。

得知拉尔夫去世的消息后，我一大早就把它告诉了我儿子康纳，因为拉尔夫也曾数次像导师一样与康纳谈心，如同他以前对待我那样。

"爸爸，你知道吗？"康纳吃惊地说，"我昨天夜里才梦到拉尔夫。在梦里，你、我和他一起打棒球。"

拉尔夫在回天堂的路上也不忘给予一个需要帮助的年轻人鼓励，和他几十年前对我做过的一样。他的这场比赛完美地结束了……

第 19 章

冬 至

光线开始暗淡下来了。

关于夏至，一年中最长的这天，人们写过许多文章，认为它标志着盛夏的到来，但也有人用它来比喻阿尔茨海默症。可是我却觉得用冬至，也就是一年中最短的一天，来比喻痴呆症更恰当。我的病友们也有同感，我们好像从此就生活在黑暗中了。

作家埃德加·爱伦·坡曾这样写道："我长久地站立在那里，凝视着黑暗深处，充满了好奇、恐惧和怀疑……"

对地球上的所有生物来说，没有什么比日光更重要。它能令记忆盛开，并照亮生命。而黑暗使人麻木，孤寂则让心灵变得扭曲。

冬至出现在准备庆祝圣诞节和盘点一年收获的时候。这天太阳照射地球的角度倾斜到只有 23.5 度左右，是一年中它距地球角度最低的时刻。这天的日照时间只有 9 小时 32 分钟——是一年中白昼最短的一天，也是我们所有人在心中进行内省的一天。

人类在很久以前就测量到太阳照射地球的时间每天都在发生变化，从最短到最长。从英格兰的巨石阵到秘鲁的马丘比丘，人们都为此竖立了纪念碑。

对许多人来说，冬至是一个充满着抑郁和强烈孤独感的黑洞，因为阳光被夺走了。人们将这种问题称为季节性情感障碍。古人想尽办法奋力抵御严冬的折磨，他们选择庆祝冬至，试图在幽深的黑暗中找到精神寄托。公元前3200 年，居住在爱尔兰东北部的纽格兰奇人会在冬至那天用草在田野上搭建一座坟墓，上面留一些开口，寓意着它们能够把天上的阳光带到地下。而生活在墨西哥图卢姆的古代玛雅人则在自己搭建的石屋顶端留一条小裂缝，这样冬至那天太阳升起时就会产生光芒四射的效果。

而对于我们这些阿尔茨海默病人或其他痴呆症患者来说，对于冬至这天太阳从地平线升起，我们没什么可庆祝的，因为我们仍旧生活在黑暗中。夏至是一年中白天最长的一天，常用来比喻阿尔茨海默病人需要应对挑战的漫长过程。而白天最短的一天则象征着患这种疾病的下场——它往往发生在黄昏时分。

医学专家们将阿尔茨海默病人每天傍晚表现出混沌不安的症状称为"日落"现象。当光线开始暗淡下来，患者的内心不确定、易激惹和游离状态就会加剧，进而表现出更大的愤怒和情绪波动。

随着病情的发展以及脑内斑块和缠结的增多，专家认为患者可能在日落时出现"超交叉神经核"区域的功能损害。它是下丘脑的一小块区域，负责控制身体在一天24小时里的节律。

患上阿尔茨海默症后，我们就会不按常理出牌。

有一天夜里，我又是四点钟就醒了。自从患病以后，我的睡眠严重不足。当我在黑暗中摸索着朝浴室走去时，麻木感正从脖子往上一点点向脑子里钻，渐渐地，我整个脑子都僵住了。不一会儿，我觉得自己大脑里的光被切断了，我完全被黑暗吞噬了，不知道自己在哪儿，也不知道自己是谁。我拿起手机，给家里的座机打电话。我妻子就睡在距离我几步之遥的卧室里，她从梦中被惊醒，非常紧张地拿起电话，担心是哪个孩子出了车祸或者哪个亲戚去世了。

是我。竟然是我。我在自己家中的浴室里迷失了。

那些阿尔茨海默病人以及照顾他们的家人所承受的压力，堆积在黑暗的最深处。在患病的早期阶段，谁也不知道每天病人会呈现出什么样子：是以前熟悉的自己？还是患病后陌生的自己？今天我的大脑会亮着光还是会断了电？

当我在"黑狗"手里饱受折磨时，我的脑子就断电了。

在罗伯特·勃莱的诗集《身体周围的光》中，有一首名为《忧郁症》的诗，诗中这样描述了抑郁的感觉：

风暴中突然看见一束光，雪

从各个方向吹来，像睡眠被撕成碎片

我一个人

正去往黑暗的谷仓，

半路上，一只黑狗靠近我。

黑狗咬起人来可比它的吠叫危险得多。在有些人看来，黑狗是人类最好的朋友、小货车后头的忠诚伴侣，特别是在科德角、楠塔基特或者玛莎葡萄园岛这样的地方。但对另一些人来说，它却象征着抑郁的阴影。一切都取决于人的视角和理解。我在生活中早早就被它咬了，而且从那以后伤痛再也没有消失。夜里我难以入睡，总是被忧郁的恶魔纠缠着，常常在凌晨就醒来，然后再也无法休息。

《金银岛》或许是英国文学史上最好的作品之一。它的作者罗伯特·路易斯·史蒂文森在书中把黑狗塑造成了海盗和暴力的化身。但 84 年后，玛莎葡萄园岛的传奇水手罗伯特·道格拉斯在乘他的帆船谢南多厄号出海时，与一只黑色拳师狗成了朋友，并且根据史蒂文森的作品给他这只小伙伴取名"黑狗"。在此后的 16 年时间里，道格拉斯与他的伙伴形影不离。后来他在温亚德港开了家很有名的酒馆，特意也取了"黑狗"这个名字。

但在 16 世纪的英国神话中，黑狗是与恶魔和地狱相关联的。它是夜间的幽灵，它的出现往往预示着死亡。对此我也有同感。对于那些生活在抑郁中、或者对抑郁充满恐惧的人来说，这并不夸张。伟大的喜剧演员罗宾·威廉姆斯曾勇敢地与这些怪兽搏斗，对此肯定更加心有戚戚。当他自杀的消息传来，公众大为震惊，不停地问："怎么会这样？"他的死像一把匕首，捅进了1900万饱受抑郁这只"黑狗"折磨的人的内心。根据验尸报告，威廉姆斯患上了路易小体痴呆症，这很可能是导致他决定自杀的原因之一。

对于抑郁症和痴呆症，人们普遍存在着误解，这实在令人沮丧。因为它真的不只是情绪波动、缺乏处事技巧、性格缺陷或者某天、某月、某年"过得不太好"，而是一种非常可怕的、致命的疾病。许多人与威廉姆斯一样，面对这个恶魔的攻击选择了奋力抗争，希望能够战胜它。但这是一场孤军奋战的斗争，他们有时可能会输给对方。但这并不意味着他们是失败者，反而证明他们曾尽力抗争过。威廉姆斯只比我小一岁，他与抑郁和痴呆进行了勇敢的搏斗。他是位英雄。

痴呆会加重抑郁，而抑郁是没有"关闭"按钮的。抑郁患者的生活中不会出现影片《月色撩人》中的那种场景。在那部诺曼·杰威森执导的经典影片中，雪儿扮演的洛蕾塔·卡斯托里尼不停地掌掴尼古拉斯·凯奇扮演的罗尼·凯莫莱尼，命令他："振作起来！"

人在抑郁时根本无法振作起来。甚至连温斯顿·丘吉尔这样伟大的领导者都承认他经常受到抑郁这只"黑狗"的侵扰。他曾这样回忆自己陷入抑郁时的状态："当火车驶过时，我不敢站在月台边上。我会往后退，最好是能站在一根柱子后面。我也不敢站在船边往水里看。只需一秒，一个动作就能结束一切。只溅起几滴绝望的水珠。"

与罗宾·威廉姆斯一样，丘吉尔也努力把这种痛苦转化为一件好事。在他看来，这就如同在第二次世界大战中与希特勒作战。精神病学家安东尼·斯托尔写过一本书，名叫《丘吉尔的黑狗、卡夫卡的老鼠和人类心理的其他现象》。他在书中描述了丘吉尔如何利用抑郁帮助自己做出政治上的判断："一个人只有在无望的情况下仍能捉住一丝希望，能让自己的勇气超越了理性能够支持的范畴，能让自己的进取心熊熊燃烧，势不可挡，他才能在情感层面上赋予'抵抗'这样的词语以真实，从而让我们在1940年夏天那样深重的恐怖中联合起来、振作起来。"

观察人士指出，丘吉尔的抑郁帮助他充分全面地评估了纳粹可能造成的威胁，从而意识到当时英国采取的绥靖政策只会让希特勒更加肆无忌惮。于是，作为首相，他改变了历史的进程，对希特勒采取了正面对抗的战略。他把他的黑狗利用到了极致。

历史记载显示，许多领袖人物和充满创造力的艺术家和作家身上都存在情绪和焦虑障碍，但他们把这只黑狗当作了捕捉灵魂的镜头。尤金·奥尼尔、田纳西·威廉姆斯和查尔斯·狄更斯都曾患有临床抑郁症，厄内斯特·海明威、列夫·托尔斯泰和弗吉尼亚·伍尔夫也有过同样的经历。

抑郁症难以理解，它会令人无所适从，正如同许多年前喜剧演员乔治·卡林提出的那个问题："既然上帝无所不能，那他能造出一块自己搬不动的岩石吗？"

抑郁症让人感到沉重，而且它很复杂，是由许多因素造成的。

根据哈佛医学院发布的一份名为《了解抑郁症》的健康报告所述，"人们通常都以为抑郁症是化学失衡造成的，但这样的观点无法解释这种疾病的复杂性"。

研究认为，抑郁并非源于脑部某些化学物质过多或过少，它有多种潜在的原因，包括大脑发出的错误的情绪指示、先天的疾病易感性、生活中遇到带来压力的事件、药物或医疗引发问题等。学术界认为，几个因素的互相作用才导致了抑郁症。

我年轻时就患上了抑郁症。现在回想起来，我在那时就常常感到孤独、自卑、绝望和困惑。我虽然在校时成绩优等、爱好运动、外形帅气、在集体环境中常给人们带去欢乐，可我仍觉得自己一无是处。我曾跟我父母提过这个问题，但他们告诉我很快就会没事的。几年后，我发现父亲也在服用治疗抑郁症的药物，后来我妈妈也开始服用。而不久之前，我的一个舅舅竟在抑郁发作期间结束了自己的生命。于是我决定去看医生，结果被诊断出的确患上了抑郁症。

医生说，它也可能被其他疾病引发。阿尔茨海默症就是其中一种。

这只黑狗在我体内横冲直撞，所以我想找条绳索捆住它，或者变弊为利，做得像那些伟人们一样。

但在阿尔茨海默症的持续冲击下，控制抑郁举步维艰。对阿尔茨海默病人来说，瞬间的狂怒或咒骂都绝非个人的选择，这种病自己根本控制不住。在某些方面它有点像儿童身上那种抽动秽语综合征，这是由于大脑中海马区的突触死去了，导致患者无法区分私人与公众情境。罗格斯大学进行记忆障碍研究项目后发现，海马区是一个"记忆通道，在进入大脑完成永久性存储之前，新的记忆必须由此通过"。

罗格斯大学的研究项目指出，阿尔茨海默症和头部受伤都会对海马区造成破坏，导致大脑内存不足，失去储存新记忆的能力，但是那些从前的、远期记忆仍会完好无损。因此，对那些海马区遭到破坏的人来说，他们可以清楚地记得童年时和受损前发生的事情，但受损后产生的短期记忆却很难储存。

海马区受损还可能造成味觉和嗅觉的丧失，以及无法处理声音。健康的大脑可以过滤噪声，专家将这种现象称为"鸡尾酒会效应"，即人具有从谈话背景噪声中区分出与自己有关的声音的能力。但对于阿尔茨海默病人、其他痴呆症患者以及脑部受伤的患者来说，由于海马区出现问题，则无法做到这一点。结果是，和他们有关的声音和谈话会与背景噪声混淆在一起，导致他们无法抓紧谈话的线索，最终只能选择退缩。

劳拉·寇金是挪威科技大学系统神经科学研究所和记忆生物学中心的研究人员，她把这种现象比作收音机。想象你的大脑是一台收音机，当你转动旋钮寻找你想听的电台时，旋钮突然卡在两个频道中间转不动了，结果你听到的是一个台播放的歌曲和另一个台播放的新闻交织在一起的混乱声音。患者的大脑就是如此，他们同时接收到来自不同波段的不同信息。

位于南加利福尼亚的索尔克研究所的神经生物学家维塔利·克莱契柯则认为，突触的本质是要防止超载，它绝不会把接收到的所有信号都再传递出去。事实上，在神经元接收到的信号中，只有10%到25%会通过突触传递出去，其余的都被"丢掉"了。

因此，当大脑失控时，人就会因内部持续受挫而产生无法节制的愤怒和焦虑。我最近就有一次这样的经历。那天我去位于波士顿联邦大街的哈佛大学俱乐部参加"治疗阿尔茨海默症基金"的一场研讨会。我的朋友坦齐医生是研讨会的主讲，他的演讲像往常一样精彩和引人入胜。演讲结束后，所有常春藤名流都聚集在俱乐部二楼继续参加一个招待会。

招待会大厅里的各种声音混杂在一起，让我觉得震耳欲聋——这就是阿尔茨海默病人的日常感受。我和一些朋友站在一起，想与他们交流，可是噪声却越来越大。我注意到不远处的一个人，他穿着波士顿银行家常穿的那种深蓝色西装。虽然我非常肯定他讲话的声音绝不比其他人大，可是我的大脑却盯住了他，告诉我他在咆哮，而且是电影《惊魂记》里那种撕心裂肺的呐喊。

最终，我再也无法忍受了。我向他走去，一个对我来说完全的陌生人。我拍拍他的肩膀，打断他与别人的交谈，怒不可遏地冲他喊道："你他妈的能不能闭嘴！"

整个大厅鸦雀无声。

站在我旁边的一位朋友连忙把我与众人分开，嘴里说着："好啦，好啦，没什么事。"另一位朋友则赶快向那位被我吓坏了的先生解释这究竟是怎么回事。往好处想，这也许可以算得上是坦齐医生演讲后的一次临时安排的患者实情课堂展示。

我被朋友护送到楼下大堂的沙发上坐下，在那里让自己渐渐恢复平静。丽萨·吉诺瓦是我的好友，她也是哈佛大学神经科学专业的博士、纽约时报畅销书《依然爱丽丝》的作者。她坐在我旁边陪着我。几分钟后，当我提出我想回楼上时，明智的丽莎谨慎建议道："为什么不在这里多坐一会儿呢……"

喧闹的招待会、充满压力且时间紧迫的场合以及大型集会都会使阿尔茨海默病人感到痛苦不堪。因此患者最好学会用幽默应对这样的尴尬场面。在楠塔基特机场，我还发生过另一起类似的事情。

由于医生建议我最好不要再开车，因此我现在大部分时间都呆在科德角、玛莎葡萄园岛和楠塔基特。我会在海角外围和岛上走很长时间。有时遇到朋友或好心人，他们便把我送回家。因为他们觉得如今我就是那个"村里的二傻子"。

我经常乘飞机或快速渡轮去楠塔基特，后者只需 1 个小时。通常我会和约翰·图西格律师一起去，他以前是位于波士顿的古尔斯顿 & 斯托尔斯律师事务所的合伙人，现在则是新英格兰发展局的执行副总。约翰就像我的守护天使和人生导师，当然也是极好的朋友。他的岳母曾与他们一家人在一起生活了六年，最终死于阿尔茨海默症，因此约翰对我这样的病人十分了解。他帮助我和病魔斗争，让我能继续从事媒体沟通与策略方面的工作。他的妻子苏珊也是位律师，她也在帮助我，我们组成了一个很好的团队。我对他们充满感激。

前不久，为了赶一班回程的飞机，约翰和我租了辆车开去楠塔基特机场。我坐在副驾驶的位子上，两位来自波士顿的精英建筑师坐在后排。我们有点晚了，很可能赶不上飞机。于是我还凭自己的记忆指了一条最省时间的路。到达机场后，约翰让我们先下车卸行李，然后他负责去停车场归还这辆租来的车。我对他说："你把车钥匙也给我吧，你只管去停车就行了。"

说着，我就伸手去拔车钥匙。我认为自己的想法很聪明。难道你们不觉得吗？

"如果你把钥匙拿走的话，我开车和停车都会遇到问题，"约翰回答说，"我只能自己推车……"他意识到我的神经元又熄火了。

"好吧，"我尴尬得要命，"看来这不是个好主意。"

坐后排的那两位建筑师脸都吓白了。约翰从后视镜里瞥了他们一眼，看见他们彼此交换眼神，好像在问对方"这都是些什么人啊？"他们的肢体语言清楚地表现出他们随时准备逃离。

约翰和我像孩子一样笑了起来。那两位建筑师也意识到我可能有些问题，但现在已经没事了。之后他们知道了我的经历和病情，其中一位以前还读过我写的第一本书呢。这件事拉近了我们之间的距离。后来当我们坐在一起喝咖啡时，一位建筑师突然忘了自己想说什么，另一位问他："你是不是一直在喝格雷格杯子里的咖啡？"

我的好朋友们都说我一直在跟拉里·戴维用一个杯子喝水，因为他曾塑造过一个失去过滤能力的典型形象。戴维是获得过艾米奖的喜剧演员、剧作家和制片人，他推出了大名鼎鼎的情景喜剧《宋飞正传》和《抑制热情》。他扮演的角色说出了我们在前额叶皮质处于正常状况时想说却不能或不敢说的内容。医学专家说前额叶皮质是大脑的一部分，主要用来过滤不恰当的想法、评价或行为。宾夕法尼亚大学的一项研究表明，抑制这个过滤器的功能，可以释放那些未经过滤的、具有创造性的思维。戴维扮演的角色是个天才，可以随心控制这个过滤功能的开关。可对于大多数阿尔茨海默病人来说，我们平常的做法是没有预设或脚本的，完全是直接的表现：我们常常在语言和行动上不顾社会规范，表现得非常随性、粗鲁和无礼。受疾病的影响，任何言语、举止和行动都会不经前额叶皮质的过滤就呈现出来。许多人以为阿尔茨海默病人只是认知能力和判断能力变差、失去近期记忆、感到抑郁、缺乏时间感和空间感、易怒，以及有时会出现妄想，但实际上，这些症状及其出现的时间都是因人而异的。而"过滤"这件事，即因脑部病理变化导致人的性格随之改变，却是更加突出的问题，它影响了患者整个人。

每当我因缺乏过滤能力而表现出不当言行时，我会尽量对造成的尴尬一笑了之。在这方面，拉里·戴维是我的榜样。戴维承认说，"我是一个会走路、会说话的谜团。我们这种人属于濒危品种……我并不想走出自己的舒适区，哪怕它只有拇指那么宽。"

因此我们只能随遇而安，坦然面对路上的颠簸。

《抑制热情》中有这样一场戏。在飞机上，戴维从头等舱的座位上站起来，掀开将头等舱与经济舱分开的帘子，走向经济舱的洗手间，因为头等舱的洗手间被占用了。可是他立刻遇到一位女士的阻拦，那位女士早些时候想用头等舱的洗手间时被人阻止了。

这位女士拦着他说："我们属于不同的区域。"

"我很遗憾他们那么做，"戴维抱歉说，"这太糟糕了！"

"谢谢你的理解。"女士答道。

"虽然我理解和同情你……可我还是得用这里的洗手间。"

"怎么啦？"那位女士坚决不肯让步，"你以为坐头等舱就是上等人，你就可以为所欲为吗？你可以先登机，享受免费的酒水，你还有热毛巾……"

"我不是什么上等人，我就是个普通人。"戴维想让她明白她错了。

可那位女士不依不饶："但是你完全没有普通人的样子，你就是一副上等人的做派。"两人的争执继续升级，都开始用夸张的表情模仿头等舱和经济舱乘客的样子。

最终戴维不得不冲向公务舱的洗手间去解决内急。

前不久，我脑部的神经元又一次在大庭广众下出故障了。这次是在波士顿的洛根机场，我和妻子从那里出发前往洛杉矶。可能是由于刺耳的噪声和各种飞行提示带给人的困惑感，我无法表现出"头等舱乘客"的潇洒淡定，却因为与外界隔绝的感受而觉得自己很无用（如今我时常这样）。以前，当航空公司开始办理登机时，我可以走到柜台前，换好登机牌，放下行李，然后走向登机口。这期间或许还有时间喝杯咖啡，再吃个面包圈。

这样的从容再也不可能了。

现在的柜台都换成了机器人那样的自动装置，这对我来讲特别复杂，我感觉自己得搞到总统的核密码才能取得登机牌。要知道过去我是个爷们儿——丈夫、父亲、能搞定一切的男人，我多么希望自己一直都是这样的人！可是现在我却处于混乱和焦躁之中，不再是家里的顶梁柱了。现在家里的一切都要靠我妻子玛丽·凯瑟琳来操持。

当她为拿到登机牌和行李标签摆弄那个自动装置时，我在旁边冲她喊道，"它坏了。"这是我能想到的唯一能显得我仍然很懂行的说辞。

可是我的脑细胞短路了。我又喊了一遍："看我没说错吧，它就是坏了。"

在机场这样的地方，人们尽量保持安静。可是我却在那里提高嗓门，大喊大叫。

玛丽·凯瑟琳一边继续摆弄那台机器，一边制止我："没有，它没坏。"我的话明显让她感到了压力。

"这该死的东西就是坏了！"我的声音越来越大，开始引起周围乘客的注意。

几秒钟后，一个表情严肃、身材强壮的女性工作人员朝我走来。

"怎么回事？"她试着让我不再折腾。

"它坏了，这该死的家伙坏了。"

"没有，它没坏。"

"它就是坏了……"

那位女性工作人员也顾不上礼貌了，把我妻子挤到一边，自己开始操作起来。她像个钢琴大师一样用手指娴熟地敲击着键盘。

我们的登机牌和行李标签很快就出来了。

她得意洋洋地把行李标签递给我。

我仍处在困惑之中，大喊道："我现在到底应该拿这东西怎么办？"

"把它贴在你的行李上。"她的声音中带有明显的嘲讽。

我觉得自己受到了挑衅，但不甘示弱。我上前几步，身体紧挨着她，直盯着她的眼睛，高声喊道，"那我他妈的也应该乘这架飞机，对吗？"

真该死！我已经完全失控了。乘客们纷纷停下来看着我们之间的对峙。我心想：完了，千万不要被禁飞，千万不要被禁飞。

我妻子立刻把我们两个人隔开。现在她成了负责搞定一切的那个人。其实她对发生的一切也感到很害怕，而且不知道自己对我这种突如其来的暴怒和谩骂还能忍受多久。她向那位女士解释了我的病以及它所引发的地毯式轰炸。虽然没有人谅解我，但我们却被放行了。

那位女性工作人员告诫玛丽·凯瑟琳："你得紧盯着你丈夫。"

从洛杉矶回家的飞行中同样事故不断，我尽量用幽默去应对它们。

除了其他症状不断发展，我还出现了小便失禁的毛病。为了防止尴尬，我再也不敢穿浅色的裤子了，因为我的大脑常常忘记告诉我该去洗手间。

从洛杉矶回波士顿的飞机出发几个小时后，我妻子转向我，以妈妈对小孩子说话的口吻命令我："去洗手间。"

我用一种四岁小孩子的语气回答说："我不！"

她又说了一遍："去——洗——手——间！"

"就不去！"我的声音引得周围的乘客纷纷侧目。

"去洗手间，不然你会尿裤子的。"

这话吸引了更多的眼球。

"我去不了，"我告诉她，"餐车把飞机后面的通道挡住了。"

玛丽·凯瑟琳快压制不住自己的怒火了，催促我说："那就去前面头等舱的洗手间。"

"不行，"我十分坚定，"穿过将我们与头等舱隔开的帘子就如同穿过古代犹太圣殿的帷幕。我会被雷劈的。"

前后四排的乘客们都合上了他们手中的笔记本电脑，摘掉耳机，专注地听我俩的对话。

"赶快去吧。"玛凯仍在坚持。

最后，我服从了，小心翼翼地穿过了那个将我们和头等舱隔开的帘子。

"我得用一下洗手间，"我不好意思地说，迷惑不清的感受仍然支配着我，"我知道我不应该用这里的洗手间，可是我快憋不住了。我可以进去尿尿吗？"

头等舱乘务员叹了口气，摇着头说："那就快点吧。"

这时我已经非常焦虑，我问："洗手间在哪儿？"

"就在你身后。"乘务员的表情就好像我是个白痴。

我的脑袋里突然发出极刺耳的声音，脚步也有些不听使唤了。

在我身后的左边有一扇门，中间也有一扇，我不知道该开哪一扇。我想或许两个都应该试试。在混沌状态下，我忽然想起以前的一档电视游戏节目"成交吧！"的画面。

我不停地自言自语道："我该开哪扇门呢？左边的还是中间的？中间的还是左边的？"

最后我决定选择中间的那扇门，我握住并转动了它的门把手。选错了！这是机长室！

该死！这下麻烦大了。

这时，那位乘务员看出了我脸上的惊恐，意识到我的大脑可能出问题了，于是她立刻像一名经验老道的部队教官一样，指示我开左边那扇门，后来又将我带回自己的座位。

"请坐。"她在离开我的座位之前严肃地说，"不过请不要再起来了，再也不许起来了！"

玛丽·凯瑟琳抬头看看我，问道："你到底干什么了？"

周围乘客又朝我们转过来，像看电视一样。

"你差点害我被扔下飞机。"我抱怨道。

"你到底干什么了？"玛凯提高嗓门又问了一遍。

我只好承认："我拧了机长室的门把手。"

"你说什么？"

"我拧了机长室的门把手！"

从第8排到第12排，所有的乘客都倒吸一口冷气。

"好了，行吧！"玛丽·凯瑟琳回答说，"从现在开始，你就尿在裤子里吧……"

好消息是我平安地回到了自己的座位，机上保安没有把我拷起来，飞机很快飞到了波士顿。

类似这样的事情发生得越来越频繁。有时候你实在无法从中找出令人感到好笑的地方。有天晚上我躺在沙发上，在几个新闻频道之间来来回回看了半天，终于在被世界各地的新闻搅得精疲力尽后睡着了。我醒来的时候，忽然感到自己躺在沙发旁边的茶几上。接着我看见一个绿色的小恶魔在嘲笑我。等我完全清醒后，我的本能告诉我得挥手把它赶开。可是它仍呆在那儿，而且嘲笑我的声音越来越大。我一次又一次挥手赶它，但它还是徘徊在那里。起初我有点害怕，后来变得非常愤怒。我抬起右腿向它踢去，结果由于用力过猛，把茶几的玻璃台面都踢飞了。玻璃划破了我的牛仔裤，把我的脚踝也划伤了。实际上根本没有什么恶魔，只是我的幻觉而已。第二天早上我只能很丢脸地向妻子解释茶几的玻璃为什么碎了。其实对这种坏消息再怎样解释也没什么意义。那个星期天上午，我捡起那些碎玻璃片，把它们拿到垃圾场，扔进回收箱里。

我真想自己也跳进垃圾箱。

不过，我们家的那只拉布拉多寻回犬"短袜"则总是带给大家好消息。"短袜"的名字取自波士顿红袜队，它一直是我出行时的好向导、好伙伴。狗有很强的嗅觉。人身上有大约 500 万个嗅觉受体，而动物专家说，视品种不同，狗可以拥有 1.25 亿至 3 亿个嗅觉受体。由于狗具有如此敏锐、准确的嗅觉和对它们周围不同能量形式的高度觉察，因此有时它们能够感受到人所患的疾病，包括癫痫、癌症和痴呆症等。有专家指出，狗的祖先灰狼之所以能够生存下来，依靠的就是能够及时发现族群中哪头狼生病了的先天技能。

"短袜"知道我生病了，便承担起看护我的责任。在家时它总是跟在我身边，就像值班的哨兵一样看着我，常常还会舔舔我的脸来给我安慰。有时候我突如其来的暴怒也会吓着它，它会躲开一小会儿，浑身颤抖。但它总会再回到我身旁，好像在对我说："我能理解。"威尔·罗杰斯曾写下这样的句子，"如果天堂没有狗的话，那当我死后，我宁愿去有狗的任何地方"。他说得一点不错。

生活对我们所有人来说都充满了意外。举行超级碗比赛的那个星期天，大家正在等着看直播，我却破坏了家人的兴致，打电话告诉他们一个不幸的消息，一个我永远不会忘记、令我痛彻心扉的消息。

我不得不让家人知道，我们 14 岁的"短袜"已经走到了它生命的尽头。它曾带给我们一家人坚定的信念、希望和爱，可是那天晚上，它由于肾衰竭、内出血和神经系统的并发症就要死了，而且我必须承担刽子手的角色。

这样的谈话没有剧本可以参考，我得自己考虑怎么说。在我成年后的大部分时间里，我都以文字为生，可是现在我的脑海中却是一片空白。我搜肠刮肚地想，却什么也想不出来。这几年家里人见证了我的阿尔茨海默症越来越严重，现在轮到"短袜"了。它一直是家中的守护者，如今却再也扛不住了。

"是时候了。"我妻子和我一道把这件事告诉了孩子们。"短袜"陪伴着布兰登、科琳和康纳从小到大。这太令人痛苦了，我几乎说不出口。

"短袜"已经住进科德角的宠物医院。它在我的照料下又活过了一天。那里富有爱心的医生们愿意配合我，但那天晚上，他们告诉我"短袜"很痛苦，可能更愿意平静地死去。

这正是我需要知道的。我应该让"短袜"趴在我腿上安详地离去。

医生对我说："'短袜'的身体功能已经衰竭了，而且它还出现了神经问题，头脑迷惑不清。"

"这是什么意思？"

"换句话说，它患上了痴呆症，或者说阿尔茨海默症。"医生并不知道我生病的事，"这么解释也许最好懂。"

"它患上了什么？"

我妻子和我都惊呆了。"短袜"竟然与我患上了同一种病！

失去它不亚于失去一位亲人。但愿我能一直记住它。

"短袜"是一只纯种母狗，它总是活力四射，对我们绝对忠诚。"短袜"是作为我女儿科琳的十六岁生日礼物来到我们家的。她小时候总想养一只小狗，现在，她在巴尔地摩当老师，马上就要生下她的第一个孩子，而我也要升级当外公了。

"爸爸，求求你就给我买一只吧！"科琳说这话时的眼神能把我的心给融化了。

作为一名资深的调查记者，我跑遍了新英格兰地区有资格繁育品种狗的地方，最后在波士顿郊外的一家人那里发现了这只刚出生的拉布拉多——它的毛色和我女儿的头发颜色一模一样。那家的主人患上了癌症，想为小狗找个安全又有爱心的人家，于是"短袜"就来到了我们家。我把它作为生日礼物交到科琳手上，她举着这个毛茸茸的小家伙激动得又蹦又跳。

很快"短袜"就成了家里的女强人，到处乱跑，肆无忌惮。它可以越过纱门，在家里的木地板上四处小便，身上的毛掉的又快又多，一见能吃的东西就往嘴里送。当我们纠正它那些不好的行为时，它会羞愧地低下头，然后时不时抬起它那棕色的眼睛，怯怯地瞧着我们，看看训话是不是结束了。它小的时候，有着赛车手般旺盛的精力，可以在我们的房子外边一圈又一圈地绕着跑，直到最后累趴下。

"短袜"去查塔姆上宠物行为训练课时总是不及格，没给那里的驯导员留下什么好印象。

但是它留给我们的则太多太多了。这些年来它已经完全占据了我们的心，让我们对生活有了许多新的认识，特别是教会我们怎样无条件地爱人，以及在有需要的时候可以低吼但绝不能张嘴撕咬。它非常单纯，惹人怜爱，并且身上综合了各种矛盾的特征：既有天才般的敏锐，又有孩子般的童真。我们外出时，它总是在家门口守候我们；一看到我们回来就高兴得直摇尾巴，好像我们走了一年似的。它能像全明星队的球星那样在半空中接住投给它的网球；也能像园艺师那样轻巧地衔起后院的树枝；它跑起来比飞驰的子弹还要快；即使是很高的建筑物，它也能一跃而过。而且我认为"短袜"觉察到我生病了，因为只要我在家，它就总是呆在我旁边，不时舔舔我的脸安慰我，或者陪我一起躺在沙发上。

偶尔，"短袜"也会偷偷溜出去。我发现它总是去科德角教堂的停车场。狗死后能去天堂吗？许多年前，教皇保罗六世在安慰一个泪流满面的孩子时说，这是有可能的。

"短袜"很喜欢海水和海滩。夏天的时候，它会坐在我的船头和我一起出海。它总是面朝大海，就像电影《泰坦尼克号》里的莱昂纳多·迪卡普里奥。当我们到其他海滩旅行时，每次它都会先吃一嘴沙子，然后跑到岸边，喝好多好多海水。我们当然会训斥它，可它却我行我素。直到有一次，它咳出了差不多一水桶海水，还把沙子排泄到了别人铺好的毯子上。

不过它也有很乖的时候。有一次它陪着科琳和她的未婚夫马特·埃弗雷特在克罗斯比海滩上约会。当马特突然向科琳求婚时，它知趣地坐在旁边一动不动。

其实我们对"短袜"快不行了都有思想准备，因为这几年它已经表现出了一些迹象：体重减轻、听力变差、精力减退，甚至走路都开始吃力了。孩子们小的时候，每天晚上它都会跑上楼梯，像个值班护士一样去他们每个人的房间里转上一圈。后来它渐渐爬不动楼梯了，就耐心地呆在楼梯下头，等他们下来。

随着它的健康日益恶化，我们的角色转换了。我开始照料它的生活，成了它的看护者。它晚上不能睡很长时间，每隔两小时就要起来到后院撒尿，因为它的肾功能越来越差了。于是我睡到了客厅的沙发上，好不让它觉得孤单。夜里每隔两小时，我会起来领着它到后院，我们俩一起小便。然后，我再尽可能喂它吃一点东西。它已经无法消化狗粮了，因此我会喂它一些脱骨的鸡肉和肉丸子。但它的肋骨依然越来越清晰。不过为了我们这些爱它的人，它还是顽强地支撑着。而我们俩则以一种新的方式依偎在一起。

后来我才知道狗也和人一样，会得痴呆症，即"犬类认知功能障碍/痴呆"。"短袜"表现出的症状非常典型。它走路绕圈、尿失禁、在熟悉的地方迷路、无法循着自己的脚步回家、常常出神地注视远方、对于原本能听懂的指令缺乏反应、夜间无法入睡。和其他许多阿尔茨海默病人一样，这些症状我以前也不愿意承认。不过，我敢肯定它没有喝我杯子里的东西。作为我的看护者，和我走进了同一个死胡同。

那天晚上在宠物医院，我从内心告诉自己是时候让它离开了，尽管我非常非常的不舍。我在挣扎。"短袜"一动不动地躺在地板上，眼睛注视着我和妻子。它知道要与我们永别了。孩子们陷入了巨大的悲痛，都想和它见上最后一面，于是我们和布兰登、科琳还有康纳进行了视频通话。

科琳第一个安抚"短袜"。可她几乎说不出话来。这个时候，爱胜过任何言语。

科琳尽量平静地问："它很疼吗？"我们能听到她的呼吸声，"短袜"也能听到。

"亲爱的，它就要睡过去了，"我告诉她，"再也不会疼了。"

"爸爸，求求你，能再让我看它一眼吗？"

我把手机举在"短袜"头上，它立刻看到科琳了。那双纯真的棕色眼睛仿佛在对我们说：我不会扔下你们，我只是走开一会儿。

"爸爸，替我亲亲它……"

康纳，我们最小的孩子，已经因为悲痛而变得僵硬。

"你能替我挠挠它的头吗？"他问，"你能抱抱它吗？"

在视频通话中，那一刻获得了新的定义。

最后轮到长子布兰登。

我把手机放在"短袜"耳边，布兰登说："嘿，伙计，是我，布兰登，我非常非常爱你……"

大家都控制不住了，每个人都哭了起来。

"短袜，我爱你！你是我们这个家的核心。你曾让我那么开心，那么快乐。爸爸，我太难过了，我真他妈的难过。"

他说不下去了。

玛丽·凯瑟琳对"短袜"说："再见啦，宝贝！我爱你！"

最后只剩下我一个人和它在一起了。就我们俩，就像当初我把它带回家时那样。我也在地板上躺下，就在它旁边，抚摸着它的头。

我紧紧地搂着它，一遍又一遍地轻声对它说，"我爱你，没事，去吧，爸爸爱你……"

过了一会儿，没有任何预兆地，"短袜"突然站了起来。它舔了舔我的脸，又围着我转了三圈，接着再次舔着我的脸与我告别。随后它就倒下了，再也没起来。

这时医生走进了房间，手里拿着两支注射器。一支是为"短袜"止疼，让它放松；另一支则是让它离开这个世界。我把"短袜"抱起来放在我腿上，让它的头枕在我的右膝上。第一只针注射下去后，它好像真的不觉得疼了，身体慢慢舒展开。注射第二针时，医生让我和"短袜"说话，不要停。

"听力是最后丧失的。"医生说。

我告诉我的天使"短袜"，我们多么爱它，它是我们家的一员，我们会永远记住它。我紧紧地抱着它。它渐渐平静了。

医生将听诊器放在"短袜"的心脏那里听了听，然后轻轻说出了我永远不会忘记的话：

"它走了。"

前不久天使们又聚在凤凰城，这次它们出现在一位名叫肯尼的优步司机身上。那天我和儿子康纳从波士顿飞往太阳谷参加一个亲戚的婚礼，并且打算在那里呆一周写点东西。我妻子玛凯随后也会来。

那次的飞行时间很长，对康纳的耐心是个考验。前面我已经提过，我现在飞行期间的表现很不好。因此出发前，玛凯给我的医生写了封邮件，请他给我开了些镇静药，并坚持让我带在身上。

她在给医生的邮件中写道："感谢你为格雷格所做的一切，你的帮助和友谊对我们非常重要。格雷格现在越来越容易在令他困惑的情境下暴躁、发怒，尤其是在旅行途中，因为周遭的一切都会让他感到不安。我很惊讶航空公司至今还没有把他列入禁飞人员名单。以前医生为了让他平息愤怒给他开过50毫克剂量的曲唑酮，可格雷格说那药让他变得'怪异'，因此不肯服用。你能建议他在旅行途中服点别的药吗？我们很快会有两次旅行，一次是去凤凰城，另一次是庆祝我们结婚四十周年。我只希望我和他在飞机上时我能对过去的四十年充满感激！"

我把医生开的药片拿在手里，答应玛凯我一定服用。但我并没有这么做，而只是把我平时例行服用的药加大了剂量。怕什么？我在高中时也是上过生物课的。

康纳和我得在亚特兰大转机，因此前后用了一整天的时间。当我们抵达凤凰城机场时，我已经快坚持不住了，迫不及待地想赶快离开那里。其实凤凰城机场的整体设施很好，可是他们的行李传送带却总在变换。我们一会儿被告知行李在一区，一会儿被通知在二区，然后又改到三区，最后竟说应该在四区。这对我这样的阿尔茨海默病人来说真是个挑战。

我习惯于等候在行李出口处，这样就不会有人错把我的行李拿走了。而且我的行李上都贴着大大的、紫色的"格雷格·奥布莱恩，在冥王星上"的标签，这是我的好友莱斯利·德金为我制作的，为的是让我能从一下子涌出来的一大堆行李箱中立刻识别出自己的。

康纳通常会等在行李传送带的另一端，因为我等行李时的那种焦虑不安会影响到他，让他也变得烦躁。不过，这次什么问题也没有，因为我的行李第一个出来。太好了！我抓住它们，仔细地看了看，确定它们肯定是我的。没错，是我的！康纳也拿到了他的行李。于是我们迅速叫了一辆出租车，前往希尔顿酒店。它距离机场只需 15 分钟，过去二十年里我们每次来这里都住这家酒店。我对它很熟悉，一切也都没有变化：可以看到水景的迷你高尔夫球场、墙上的欧式风景画、餐厅、让人放松的房间布局以及可以隔窗远眺的山峰。什么也没有变，太好了，因为现在的我不喜欢变化。

当我们到达酒店大堂时，前台照例为我们安排了最好的房间。可就在这时我的手机突然在我裤子口袋里振动起来。我把它掏出来，发现是我妻子给我发来短信。因为航空公司打电话给她，告诉她我在机场拿错了行李。怎么可能？当时我的大脑告诉我这就是我的行李。但现在仔细检查发现这玩意儿跟我毫不相干。

我在前台徒劳地大呼小叫，把同样深夜到达的客人吓坏了。康纳很尴尬。

我给玛丽·凯瑟琳打电话，她却还是给我坏消息。

玛凯被吵醒了，人还是迷迷糊糊的。

我问她："我该找谁换回行李？"

我妻子困倦地回答说：“这得你自己想办法搞清楚吧？”

嗒！我按下了手机的挂断键。

我忍不住骂了一大串脏话。

康纳向前台表达了歉意，过了一会儿我也向他们解释了我的病情以及由此带来的易怒问题。前台的服务生特别友善，答应帮助我们。就像巴顿将军一样，他立即找来一位非常出色的名叫肯尼的优步司机。他是当地人，是我见到过的一位最乐于助人又随和冷静的人。前台那位服务生感觉到我和康纳随时可能吵起来，就让康纳先拿着真正属于我们的行李去房间休息，同时安排肯尼陪我去机场换行李，他向康纳保证不会让我离开肯尼的视线。在去机场的路上，我再次就自己刚才的怒吼向肯尼道歉。我们聊了聊阿尔茨海默症，他似乎很能理解。他问了我许多问题，或许他家里也有人得了这种病。他竭力使我平静下来。我告诉他，对阿尔茨海默病人来说，一定得有幽默感、顽强的毅力和坚定的信念，不过那天晚上我实在幽默不起来。我还告诉他，我最喜欢的一个侄子，也叫肯尼，他正在像一个勇士一样与自闭症抗争。

这时电话又响了，这次是航空公司打来的。

“奥布莱恩先生，我们已经拿到了你的行李。我们现在急需你手里拿着的行李，因为乘客和我们在一起，他的行李中有他需要马上服用的药品！”

“我也一样。”我回答说。

情况变得更糟了吗？我焦躁得快要爆炸了。

“把车往四号航站楼开，我们在南侧入口等你。”航空公司的那位女士在电话里给我们指路，她的语气就好像深夜在大城市找一个陌生的航站楼跟你感到口渴时从冰箱里拿出一听雪碧一样容易。“快点！要快！”

我又回到了暴怒的状态，对着电话大吼道：“见你的鬼！什么他妈的四号航站楼和南侧。我在从东面去机场，不是南面！你认为我身上会带着狗屁的指南针吗？”

忽然，我感到有一只温柔而坚定的手拍上了我的肩头。是肯尼。

"格雷格，"他轻声说，"我能从这里开到那儿。"

肯尼非常沉稳，他把我的手机拿过去，耐心地与对方沟通怎样去往四号航站楼南侧。可当我们到那儿的时候，排队的汽车有几十辆。肯尼当机立断，把车停在了停车场，然后迅速拉着我走到约定的地方，另一只手里还提着那件拿错的行李。航空公司的两位代表像士兵一样等候在那里。现在回忆起来，那一刻的严肃气氛就像是在交换战俘。

我们彼此没有说太多的话，只是交换了行李。航空公司的代表终于松了一口气，不过我敢肯定他们对我相当不满。我请求与那位耽误了这么久的乘客讲几句话，向他道歉。他是位非常友善的黑人，看上去关心我更甚于关心自己的行李。我们还拥抱了一下。

几秒钟后我们拿着我的行李离开了。肯尼从我手里取过行李，对我说："格雷格，还是让我拿着吧。"

第二天晚上与朋友们聊天时，我讲述了换行李这件事。后来我又收到我侄子肯尼的一条短信，问我是否一切安好。我侄子肯尼快三十岁了，常常会一天给我发十几条短信。他和我一样，写的和说的都是发自内心。

几分钟后，我又收到肯尼的一条短信，他好像换了一个手机号。

短信的内容是："你好，格雷格先生，今天过得好吗？我是肯尼。"

我回复他："你什么时候去喜互惠超市上班？"

"我明天一天都上班。"

"康纳和我在一起，我们想去店里看看你。"

"没问题，什么时候？"

之后信息中断了一会儿。

"你知道我是谁吗？"肯尼忽然又发短信问，"我是昨晚开车带你去机场的司机肯尼！"

两个肯尼都极具幽默感。司机肯尼知道我又把人搞混了，刚才一直在陪我瞎聊。我们俩都笑了。

在凤凰城时我雇了肯尼好几天。城里的路上一辆车挨着另一辆车，太需要一位他这样娴熟的司机了，我的这个决定绝对英明。一周后当他送我和妻子去机场时，我们一路上都在回忆和谈论几天来发生的各种事情，欢声笑语不停。临别时，我们紧紧拥抱。

我的妈妈与其他母亲相比虽然谈不上完美，但在我心目中，她充满了智慧和关爱，是位超级英雄。但有些时候，她似乎也有很多烦恼。

在我十几岁的时候，我就发现她常站在厨房的窗户旁边，向外注视着远处的玉米地。她好像在与人交谈，可我不知道交谈的对象是谁。起初，我以为这是她舒缓压力的一种方法，毕竟她要抚养我们这么多孩子。可是后来她变得越来越心不在焉，把东西放错位置，记忆力衰退，判断频频出错，产生幻觉，而且动不动就大发脾气。这些迹象数年后都在我自己身上出现了。

在精神上，妈妈始终与我同在，无论过去还是现在，她活着时还是她去世后。几个月前，在贝弗利山庄的舞台上我又再次与她相遇。那天金球奖的颁奖仪式在那里举行，我受邀在一个为阿尔茨海默症筹款的晚会上当着 1000 名好莱坞明星的面发言。这是这项年度盛事的最后一场晚会，全场星光熠熠。

晚会的主持人是戴维·海德·皮尔斯，来自获奖电视剧《欢乐一家亲》。参加演出的有来自《生活大爆炸》剧组的演员乔伊·麦金泰尔、杰森·亚历山大和格雷斯·波特，以及塞思·罗根等一些一线大牌。

在幕后等候上台发言时，我的紧张程度简直难以想象。我几乎没有经历过这样的场面。我告诉自己要镇定下来。我对自己说，我今天来演讲筹款是为了我的妈妈，为了她教给我的一切。

然后我听到一个温柔但充满信心的声音："你真棒！格雷格，你真的很棒！"

我确实很棒。我把准备好的讲稿顺利读完了。

当我站在讲台上时，我觉察到有一位女士站在我身后的右手边。我能觉察到她站在那里是为了鼓励我，给我打气。这让我感觉良好，而且冷静。有好几次我很想转过身看看她是谁，但内心告诫自己："保持专注，一定要保持专注！"

等我演讲完，转过身时，那位女士已经不见了。

后来我问我妻子："刚才站在我身后的那位女士是谁？"

"格雷格，没有什么女士。刚才讲台上除了你没有别人。"

我坚持说："有一位女士站在我身后右侧，她是谁？真的有一位女士在我身后，她还对我说我很棒。"

"格雷格，没有什么女士。"

我不死心，又问了一遍。

我妻子只好又回忆了一遍刚才的情景，然后说："真的没有。"

我坚信，是妈妈的灵魂与我同在讲台上，或许还有其他被阿尔茨海默症这个恶魔吞噬掉的病人的灵魂。他们在我演讲后一定开心地聚会来着。要是我也能参加就好了。

我妈妈生前一直是引人注目的人物，但她从未想到过有一天我也能受此礼遇。我刚演讲完，听众中的一位好朋友，伊丽莎白·盖尔芬德·斯特恩斯，影片《依然爱丽丝》的制片人，就给我的另一位好朋友，畅销书《依然爱丽丝》的作者丽萨·吉诺瓦，发了条信息。丽萨后来特意发给我看，上面写着："格雷格成明星了！"

接下来的星期天，我再次受邀在沿科德角运河举行的有数百名阿尔茨海默病人参加的行走活动上演讲。我学着我妈妈的样子，充满激情地鼓励大家凭着信念、希望、勇气和幽默向前行走。之后当我和妻子并肩经过行走活动的起点时，我看到右侧的一位女士举着一块牌子，不停地向我挥舞。我实在认不出她，只好用手机拍了张照片。照片里，那块牌子上写着："你真棒！"

那一刻我泪流满面。

第 20 章

寻求救赎

我们都渴望伊甸园，我们不断地向它眺望：那里是我们本性最好的呈现，绝对自然纯真，没有遭到一点玷污；它高尚、充满人性，却也潜伏着被放逐的危险。

——约翰·罗纳德·瑞尔·托尔金《书信集》

与其他阿尔茨海默病人一样，我现在也面临着被放逐的危险。一只脚踩在现实的土地上，另一只已经跨入了死亡的边界。可是现实又是什么呢？以前我一直认为自己知道答案。

当大脑——我们认为人最本质的部分——开始渐渐要停摆时，我转而追求精神层面的东西。物质现在对我而言变得索然无味，毫无价值，就像一部为电视制作的电影，失去了大银幕带给人的那种视觉享受。面对这一新现实，我努力尝试着不去在意自己日渐朽坏的身体和大脑，虽然忘却家人和朋友总是让我感到很痛苦。

这是一个从摇篮到坟墓的征程。

于是我努力把失去正常的思维和理智变成一件有意义的事情。我认为在心灵深处没有虚荣名利、没有政治偏见、也没有意识形态，而只有智慧。想到这些，我就备受鼓舞。数十年前，当我还是个年轻、傲慢的记者时，我以为我知道一切问题的答案，而我的工作就是通过我的报道和文章把这些答案告知更多的人。但在患上阿尔茨海默症后，我才明白其实我什么答案也不知道。当我不能再依靠自己的大脑，我变得更愿意跟随自己的直觉。

也许我到死也不可能得到生命的全部答案，但我仍会不懈地求索。而且与此同时，我还要从敌人、家人、朋友那里寻求宽宥，获得救赎。在这样的征程中，许多人都激励着我，其中包括已经退休的屡获殊荣的《费城问询报》体育记者比尔·里昂。他在几年前被查出患上了阿尔茨海默症，他的妻子埃塞尔则像一位女战士一样，一直在与癌症和肺气肿抗争。里昂将自己与阿尔茨海默症战斗的过程记录下来，发表在专栏里。他的第一篇文章的题目就是："我与阿尔茨海默症的斗争：永不放弃"。他在文章中写道：

那是 2013 年冬天，二月份的天气冷风刺骨。我坐在宾夕法尼亚记忆中心一间狭小的无菌检查室里，一位穿着白大褂的工作人员问我是否知道阿尔茨海默症是怎么回事。

我回答说："一点一点地死掉。"

然后他说："你患上了这种病。"

我很肯定，在那一刻我周围的世界一下子凝固不动了，接着我的脑海里响起了火车驶过般的轰鸣声。我坐在那里，呆若木鸡。到现在我都记得，当时我在想：这个可怜的家伙干的这份工作实在太糟糕了。

里昂将阿尔茨海默症拟人化，给它取了个名字，"Al"。我现在也经常用这个名字了。

起初，"Al"只是表现出健忘的症状，但一段时间后它就显现出了著名电影《沉默的羔羊》中食人狂魔汉拔尼那样的特征。在我们不停地找不到钥匙、忘记把车停在那儿了、走进房间却想不起来要干什么的过程中，"Al"不知不觉地教会了我们这代人一样东西。有人将其称为"岁月"，"Al"却认为是"不留漏网之鱼"。随着我们逐渐步入五十岁、六十岁和七十岁，许多人都产生了一种急迫感，希望能抓紧时间最后能再做些好事，留下些美好的回忆。而美好的东西往往源自努力克服困难和弥补不足。

里昂写道："'Al'是个隐藏的、不断搅局的混蛋，它是个胆小的懦夫，不敢出来正面对战，却埋伏在我的脑袋里偷袭我。所以我只能对着镜子告诉它我不在乎，不过我真的很想把它揪出来暴打一顿。"

我的想法也一样。我还给它起了另一个绰号，叫"混蛋先生"。

里昂在他打动人心的专栏文章里说，他和其他病友在与疾病抗争的过程中并不孤独，因为他们有家人和朋友无私的爱，以及护工、医生和研究人员的悉心照料，并且得到了国家、地区和居住地的大力帮助。不过他也承认，当大脑中的光亮毫无预兆地突然熄灭时，突触会像狙击手一样疯狂射击，这时我们就只能撤退到地堡里，发出愤怒的吼声，一边把自己与外界隔绝开，一边把抱着头躲发射过来的子弹。

我对混蛋先生的愤怒与日俱增，无法遏制的怒火喷向四面八方，经常会伤及无辜，特别是那些我挚爱的人——妻子、孩子、朋友和上帝。是的，我对上帝也充满怒气。

我从心底冲着上帝大喊："你知道我是谁吗？你知道我现在的处境吗？我年轻时你就让我患上抑郁症，后来又得了癌症，现在又把阿尔茨海默症加在我身上。而且我还有轻度肺炎、椎管狭窄、脊柱侧凸等一大堆毛病。我现在从小腿到脚底都没有感觉，免疫系统完全失灵。去你妈的！"

我怒气未消，又一次向上帝大声喊道："你到底知不知道我是谁啊？"

当我发泄完之后，周围一片寂静。

不是我为自己开脱，事实上，很多阿尔茨海默病人或者痴呆症患者也都常常讲出这类粗鲁的言语。当他们失去过滤能力后，这成为他们表达愤怒的一种方式，同时还会伴随着打、抓，踢、推、拽、咬、扔东西、尖叫和发出怪异的声音等，这些都是疾病使人失控后的反应。我倒不担心我会伤到别人，但我的确害怕我会在无法遏制的暴怒之下伤到自己，比如用拳头猛击玻璃窗——我已经有过这样的行为了。医学上对这种表现有一个专门的术语，叫作"秽语"，即无法控制自己持续反复使用污秽的语言，它是精神障碍或脑部疾病的症状之一。我曾就这方面问题寻求过医疗帮助，并且最近又与社工就愤怒、失控和随之而来的懊悔进行过交流。

我的好朋友道格拉斯·斯卡利塞是一名社工，周围许多人在遇到问题时都会去咨询他。他今年52岁了，但身材依然保持得很好，精瘦但结实，动作敏捷。他以前是科尔比学院棒球队的队长，现在则是科德角中年棒球队的队员——队员们的年龄都在40岁以上。他现在仍可以击中带弧线的球，并且将这样的技能带到了工作中，因为作为社工他们必须能够应对各种现实又刁钻的问题。

从斯卡利塞办公室的装饰就能看出他对运动的热爱，并且你会发现他是一个很顾家的人。在他书桌的右侧摆放着波士顿塞尔蒂克队球员拉里·柏得签名的球衣，书桌的左侧则是泰德·威廉姆斯亲笔签名的照片。通过一个人的办公室，总能很快地了解到许多信息。

与我们所有人一样，斯卡利塞很清楚他的生命转瞬即逝。前不久，他也与死神擦肩而过，因为他被诊断出患了一种叫作"寡妇制造者"的致命心脏病，他心脏左冠状动脉的前室间支有98%被堵塞了。在一次运动后他突然感到胸部剧烈疼痛，幸亏科德角医院急诊室的外科医生处置及时，救了他一命。当我向他寻求生活的建议时，他对我说："我们每个人的生活都有保质期。'当你行过死荫的幽谷，便无所畏惧。'"

显然，斯卡利塞已经体验了死荫的幽谷，明白那是一种怎样的滋味。

"你无法乘直升飞机飞过山谷，你必须徒步穿越它。登山的人都明白这一点。因为山谷里是黑暗的，你常常看不到下一个拐弯处在哪里。你只能不断地往前行。"斯卡利塞说。

"独自一人吗？"我问。

斯卡利塞是一个极具智慧的人，他指着一张照片让我看，那上面是一群飞得很高的鹅。由于照片拍摄时采取的特殊技术，那群鹅看上去正在飞过月亮。他跟我解释说，人们一般都只知道鹰能够飞得很高，但实际上当一群鹅呈 V 字形一起往前飞时也可以飞很高。

"这就是团队的作用。"他补充说，"它们轮流带头，冲破风的阻力。群体里其他的鹅在前面那只鹅的带领和保护下，互相鼓励，共同向前。它们都要轮流去当领头鹅，这个角色的任务最艰巨。这也是对领导力的锻炼，谁也不会被落下。我们在生活中也当如此。"

斯卡利塞懂得人们为什么去找他倾诉。比起黑暗的幽谷，心灵在有光的地方更放松。

我向他讲述了我的秽语和愤怒。斯卡利塞喜欢讲故事。他告诉我，他认识的一位女士最近死于阿尔茨海默症。当这位女士失去说话的能力后，她与她丈夫就通过眼神进行交流。斯卡利塞说，"人的内心太深了，言语难以表达。"

"永远不要停止把内心的话说出来。当我们的身体因疾病而衰弱时，我们的心会变得更有力量。"

我以为斯卡利塞告诉我这些是为了纾解我的怒气，安抚我，或者让我摆脱无法控制自己的羞惭，但这并不是他的全部意图。他又给我讲了一个故事，来自吉米·斯图尔特的经典电影《生活多美好》。在这部电影里，乔治·贝利办公室的墙上挂着一个小镜框。大多数人都没有注意到它，但实际上导演兼制片人弗兰克·卡普拉给过它两次短暂的镜头。那上面写着："你能带走的，就是你所付出的。"

"这是怎么回事？"我问他，"为什么我会这么愤怒？我还应该付出什么？我现在已经什么都没有了啊！"

"你有权利愤怒。"斯卡利塞说，"但你也有必须要做的事。"

斯卡利塞告诉我，当一个人走过生命中"最黑暗的山谷"时，可以选择让它造就自己，也可以选择让它毁灭自己。"一定不要浪费这样的机会，你会在这样的经历中得到成长。"接着他讲了一个关于沸水中的胡萝卜、鸡蛋和咖啡豆的寓言。

一位年轻的妇人去探望母亲，说她觉得人生十分艰难，不知该如何应对，很想放弃。她感到自己的生活中似乎总是一个问题刚得到解决，另一个问题又接踵而来，所以她已经对持续的奋斗感到疲惫不堪。母亲听后把女儿带到厨房，往三个罐子里倒满水，接着将胡萝卜放入第一个罐中，鸡蛋放入第二个罐中，咖啡豆放入第三个罐中。

母亲什么也没说，开始在炉子上煮这几个罐子。过了一会儿，她关掉炉子，把胡萝卜从罐子里拿出来，放在一个碗里；又把鸡蛋也拿出来，放在另一个碗里；最后她把一些咖啡倒入一个杯子里。她问女儿："你看到了什么？"

女儿回答说："胡萝卜、鸡蛋和咖啡。"母亲把她拉近一些，让她摸摸胡萝卜。女儿照办了，发现它们已经变得很软。母亲又让她摸摸鸡蛋。女儿把鸡蛋的壳剥掉，发现鸡蛋已经煮得很硬了。最后母亲让她喝一口咖啡。女儿呷了一口，品尝到了咖啡浓郁的芳香。

女儿问母亲："这到底是什么意思？"

母亲说，每一样东西都面临着同样的逆境——沸水，但它们的反应却各不相同。胡萝卜本来很强硬，似乎不屈不挠，可是被沸水煮过后就变得软绵绵。鸡蛋本来很脆弱，只有一层薄薄的外壳保护着里面的液体，但被沸水煮过后却变得结实了。还有最特别的，磨碎的咖啡豆被沸水煮过后，改变了水本身。

母亲接着问女儿："你是它们中的哪一种呢？当逆境找到你，你会怎样应对？你是做胡萝卜、鸡蛋，还是做咖啡豆呢？"

"每个人都该问问自己，"斯卡利塞说，"我们会是哪一种。"
这让我深受触动，而且有些惭愧。
斯卡利塞还讲了另一个寓言。一个农夫和一个路人谈论自己种的大豆和玉米，当时雨水充沛，土壤肥沃。

可是农夫说："我的庄稼都很脆弱，哪怕是短暂的干旱也可能会毁灭它们。"

路人问："为什么呢？"

"雨水充沛是件好事，"农夫回答，"在这样的时节庄稼的根不需要埋得很深就能得到水源。可是如果庄稼的根只在地下很浅的地方，干旱就会发现它毫无准备，立刻就能把它消灭。"

对！我应该尽可能把自己的根扎得深一些。

杰出的科学家和发明家布克·华盛顿曾说："不应该同情那些在生活中遇到麻烦或难题的人，反而是那些从未遇到问题和未曾经历磨难的人需要得到同情。因为生活没有给予他任何可以用来磨炼意志、发挥潜能和懂得加倍热爱生命的机会。"

在逆境中坚持奋斗也许是最困难的事，但它是通向伊甸园的唯一道路。

下一站：瑞士。

第 21 章

是瑞士，还是剃碎渣……

瑞士的阿尔卑斯山脉从日内瓦湖上升起，它笔直地矗立在那里，就像一条从人间通往天堂的路径。神圣的阿尔卑斯山形成于距今大约 3400 万到 2300 万年前。专家们认为，当时非洲板块正与欧洲板块推推搡搡，互不相让，结果堆积起了连绵的高岩。

这是自然造就的完美。

日内瓦湖位于雄伟的里斯坎峰、魏斯峰和马特峰脚下，在太阳的映照下闪烁着波光。它的形状像一个牛角面包，是西欧最大的冰川湖和天然湖。众所周知，瑞士这个国家以中立著称——为了维护国内的和平，在历史上它对法国、德国和意大利都采取了绥靖政策——但日内瓦湖的风景可一点也不低调。

2016 年秋天我受邀去日内瓦湖畔的洛桑，在一次世界卫生大会上发言。这次会议是关于阿尔茨海默症的，会议的主题是"迈向 2025 年：让下一代获得阿尔茨海默症的治疗方案"。玛丽·凯瑟琳和康纳与我一同前往。事实上在洛桑每年都会召开对话会议，邀请全球的资深医学专家交流在阿尔茨海默症的研究和控制方面的最新进展。第一次这样的会议召开于 2014 年，以响应八国集团在英国举办的关于痴呆症的峰会上提出的"2025 年消灭阿尔茨海默症"。2015 年，世界卫生组织的部长级会议上再次强调了这一目标，那次会议的主题是"全球行动，防治痴呆症"。到 2025 年消灭阿尔茨海默症是一个非常大胆的提议，需要创新、协作和开拓思路，同时还要吸取治疗其他疾病的经验教训，并注意倾听患者的心声——这是我受邀参会并发言的原因之一。

洛桑对话会议是在经济合作与发展组织（oecd.org）的赞助下召开的。经合组织储备了世界上最大量、最可靠的有关经济和社会的数据资源，同时负责观察国际发展趋势，采集数据，分析和预测未来经济的走向，并且在广泛的公共政策领域调查不断变化的模式。此外，洛桑工作坊还得到了瑞士国家教育、研究和创新秘书处、全球首席执行官发起的攻克阿尔茨海默症倡议委员会和国际阿尔茨海默症研究机构的大力支持。

显然，与那些来自世界各地的医疗专家和智力精英相比，我实在头脑空空。当我走上讲台发言时，我唯一能想起来的只有《如果我只有一个大脑》的歌词了：

我可以消磨时间
与花聊天
与雨攀谈
我会摸着脑袋
让思绪荡漾
如果我只有一个大脑

我们得向已故的雷·博尔杰表达歉意，他在经典电影《绿野仙踪》里扮演了那位没有头脑的稻草人。对于我们这些阿尔茨海默病人来说，无论是早期、中期还是晚期，脑子里都常常被塞满了稻草，做事的时候就像他扮演的角色那样没有头脑，但我们却没有意识到自己就是那个角色。

我在会上很不好意思地告诉那些著名专家，我无法与他们交流复杂的医学问题，因为我在高中生物课上只解剖过一只青蛙。但我可以从外行的角度让他们知道我怎样借助坚持、希望和幽默与阿尔茨海默症共处，以及对付这种疾病所需的各种策略。

我在发言结束时总结说："我盼望着，你们能帮助阿尔茨海默病人把他们脑海中那些散落的碎片联结起来。"然后我朗诵了威廉·欧内斯特·亨利经典诗作《不可战胜》中的一段：

就算被踩倒践踏
也不会畏缩呼叫
就算承受无数打击
头破血流，却不弯腰屈膝

我接着说："这首写于维多利亚时代的诗与当今阿尔茨海默病人的处境有许多相似之处。亨利在这首诗的结尾处呐喊道，'我是自己命运的主宰 / 我是自己灵魂的统帅'。"

我们都渴望成为自己灵魂的统帅。

在去洛桑的途中我的大脑又出现了短路。AI 再次发力，我又被它控制了。

大型喷气式飞机在从波士顿的洛根国际机场出发前往日内瓦的途中，得在阿姆斯特丹停一下。阿姆斯特丹史基浦机场是荷兰重要的国际机场，这里非常富有人情味，置身其中你会觉得就像在酒吧里一样。可是对于初来乍到的人来说，却很容易感到茫然和迷失，因为它非常繁忙、嘈杂，各种语言混合在一起，还夹杂着特色鲜明的当地服装。扩音器里持续不断地播放着各航班抵达、晚点、取消、转机的信息，可是你完全听不懂它的内容。

"嘟嘟，嘟嘟……嗒嗒嘟；嘟嘟，嘟嘟……嗒哆啦嘟……"

荷兰的心脏阿姆斯特丹以及这个机场在各个方面都给人留下深刻的印象，但我只感到自己的思路断裂成碎片。说话声、噪声和各种各样的语言在我脑袋里叫嚣着，就像恐怖电影里故意营造的极刺耳的小提琴声。

我得离开这里。

"他妈的，我要出去，"我一边对妻子说着，一边起身朝航站楼外走去，"我不行了，实在受不了了。"

她冲我喊道："你快坐下，坐着别动！"

"那样我又会尿裤子的。"

"好吧。"她想了想，对康纳说，"陪你爸爸去洗手间，千万不能让他离开你的视线！"

我被软禁了，没办法逃跑了。毫无疑问，过不了多久我就会领到一本允许动物在成员国间不经检疫自由出行的"宠物护照"，玛凯已经在了解这方面的申请手续了。我脑海里出现了自己被装在笼子里乘飞机的画面……好吧，我放弃了。

终于，我们开始了前往日内瓦的飞行。下飞机后又乘坐了一个半小时的火车，抵达了位于阿尔卑斯山脚下日内瓦湖东北侧的度假胜地蒙特勒，它是去往洛桑的一个中转站。当列车隆隆驶过阿尔卑斯山沿线秀丽的风景时，我却独自一人坐在第二层车厢里，沉浸在安静的思考中。

蒙特勒的位置比日内瓦湖高一些，四周被森林和葡萄园围绕着，这使它可以避开从北面和东面刮来的风。在它脚下的日内瓦湖边，你可以看到无花果树、月桂树、杏树和桑树，甚至柏树、玉兰和棕榈树，它们在地中海湿润气候的滋养下长得非常茂盛。这里的建筑风格很有特色，其中最著名的是那些建于19世纪末20世纪初"美好年代"的大酒店，它们深受穿着考究的英国游客的青睐。维多利亚女王就对蒙特勒喜欢得不得了，曾到访过多次。历史上它曾接待过的名人包括：英国剧作家、作曲家、演员和歌手诺埃尔·考沃德、俄国作曲家伊戈尔·斯特拉文斯基、奥地利皇后伊莎贝拉和匈牙利女王。

蒙特勒皇宫是该地的地标性建筑，它坐落在日内瓦湖畔，有大片黄色的遮阳棚和郁郁葱葱的花园，从那里可以眺望到法国境内阿尔卑斯山区的风景。

这座皇宫装饰得非常优雅，服务也十分周到，却又很安静。因此我想，为什么不在这个欧洲的精华之地呆上几天呢？嘿，作为庞大的劳工阶层的一员，我也是有点钱的，只不过得按时还贷款罢了。

而且，蒙特勒皇宫是一个让你迷失自己的好地方。

我们的房间如同期待的一样令人满意，装潢豪华典雅又舒适，具有如博物馆一般的品质，还有一个阳台可以远眺白雪皑皑的阿尔卑斯山。旁边的克劳德—诺布斯大街繁华热闹。我很想去探索一番。

可是我妻子却像司令官一样对我说："别着急。你先呆在房间里，从阳台看看外面，读读书，写写字，或者发发呆也行。康纳和我出去看看，然后再带你出去。听见了吗？就呆在这里！"

说完，他俩走了。门在他俩身后关上了，我就像个战俘一样被囚禁起来。

"绿灯！"我突然想到，"绿灯……我遇到绿灯了。"

阿尔茨海默病人的大脑中或许有一处出现了色盲，我们会把红色的禁止标志当作绿色的行动信号。也就是说，阿尔茨海默病人一定要做某件事常常正是因为别人告诉我们不能做。我要开始大逃亡了。电影《大逃亡》里第三战俘营中的那位吉尔·希尔上尉，一定会为我感到骄傲的。阿尔茨海默病人在症状发作时常会幻觉自己置身于某个影片的场景之中——可能是奇妙的场景，可能是恐怖的场景，也可能是心理悬疑的场景。而这次瑞士之行以及随之而来的大脑短路令我的症状比以往任何时候都更严重了。

一眨眼的工夫，我就走到了门外，手里握着手机以备我的司令官查岗。出门后我向右走，避开主电梯，以防被人发现。空无一人的走廊两边挂着不少油画，描绘了一些重大历史事件。我发现远处有一个楼梯。它不可能是通往天堂的，于是我决定顺着它下到大堂。我像滑雪似的走得飞快，一次下好几个台阶，感觉自己已经获得自由了。

可是那楼梯似乎没有尽头，好像一个不断螺旋向下的深渊。终于走到底层了，可却不是大堂，而是一间又一间的空屋子以及白色床单覆盖着的家具。那地方有一股发霉的味道，好像曾经扑灭了来自地狱的火焰。我脑子里的各种念头在疯狂奔跑。我迷路了，错觉和妄想向我袭来。我跑回了上面一层——还是同样令人恐惧的场景。我的手机也打不出去，那里根本没有信号。真见鬼，竟然没有信号！我只好在那儿大叫：有人能听到吗？一瞬间，蒙特勒皇宫变成了斯坦利·库布里克的经典恐怖电影《闪灵》中那个地处偏僻的山间酒店，而我则成了影片中那个想要寻找一个隐秘幽静之处专心创作的作家杰克·托兰斯。脑海里不受控制的想象把我拖入了电影中的场景——走廊尽头冒出了洪水般汹涌的血流，还有那对像洋娃娃一样令人毛骨悚然的双胞胎幽灵在对我说，"和我们一起玩吧……"

　　"不！不！来人啊！"我大叫着，在楼梯上下狂奔起来，拼命想挣脱这恐怖的场景，回到现实中去。

　　当我第三次跑到地下室时，我渐渐触摸到了一点现实。我听到了一点人们说话的声音。用电影中杰克·托兰斯的话说，"情况会好起来的……一切都会好起来的"。终于，现实回来了。我遇见了两个穿着门卫制服的又高又瘦的男人。我不敢问他们究竟是在蒙特勒皇宫酒店还是无人的山间酒店工作，也不敢看他们的腿是不是只剩白骨。他们带我走过迷宫般阴冷的走廊，来到尽头的大门前。我差点忍不住尖叫，"千万不要摸那个门把手！"可是门已经开了。我脑子里一闪一灭的微光现在恢复马力完全亮了起来。我终于走出封闭已久的隔离区，回到了蒙特勒皇宫精致的大堂。

　　这时我的手机开始在衣服口袋里振动，是司令官打来的。

　　她在电话里大喊："见鬼了，你到底去了哪里？"

　　我回答说："我在地狱里。"

　　前台一位好心的工作人员把我带回房间，不过在那里等待我的却是脚镣。"呆在这里，哪也别想去了！"命令已经升级，变成死亡威胁了。

两天后，也就是洛桑会议召开的前两天，我大脑里的光又一次熄灭了。大约凌晨两点的时候，我突然拿着发言稿冲出房间。我尖叫着："我迟到了，我得赶快上台发言！"

玛丽·凯瑟琳和康纳同时对我喊着："快点回去睡觉。"

"别胡扯了！"我一边说，一边继续沿着走廊向外跑。当时我穿戴整齐，心里告诉自己要向左，而不是向右走。可我还是又迷路了，就像"鬼打墙"一样四处乱撞。几分钟后，我瘫坐在走廊的地板上，手里仍然攥着讲稿，迷茫地望着天花板。

康纳——正在实习的预备典狱长——终于抓住了我。"见鬼！爸爸，快点回房间……"

48 小时后，我们沿着日内瓦湖，从蒙特勒乘了半个小时的火车到达了洛桑。我仍在竭力摆脱大脑突触断开引发的症状。下火车后，我们打算找个出租车去瑞士技术会展中心附近的斯塔林酒店，它距离瑞士联邦理工学院也不远。可是没想到打车实在太费劲了，于是康纳不停地用手机查找酒店的位置。我是个非常固执的爱尔兰人，所以虽然手里拎着两个箱子，肩膀上还有一个背包，可仍试图自己寻找去酒店的路。

玛丽·凯瑟琳冲我吼道："跟我们呆在一起！"

我在心里回答她："那怎么可能。"

绿灯、绿灯。我朝过街天桥走去，道路上熙熙攘攘的人流帮我把他俩甩开了。不过他俩很快就通过手机上的定位 APP 找到了我。康纳对他妈妈说："你就呆在这儿别动，我去找爸爸。"然后他以摩西分开红海的气势穿过拥挤的人群，跑到我的面前，冲我怒目而视。我以为他要给我套上儿童防走失带，把我拖回去——现在到底谁是家长啊？

坐在去酒店的出租车里，我们三个谁也不说话。那天晚上我受邀参加一个专门为发言人安排的晚宴。晚宴在洛桑市中心豪华的洛桑宫举行，参会的都是些这个星球上最聪明的人。他们所讲的内容我只能听懂一部分，不过玛凯和康纳表现得游刃有余，他俩和那些知识精英们聊得很热烈。我也觉得很自在。可是那天晚上回到斯塔林酒店后，我又失态了。几天来的困惑、愤怒和抑郁达到了顶点，我开始口无遮拦地对玛凯发火。当我们被流放到冥王星上饱受折磨时，照料我们的人首当其冲地被牵连，成了受害者。

第二天我们都很早就起来了，好像什么也没发生过似的。对阿尔茨海默病人来说，每天都充满了不一样的考验。我穿上了一套非常时髦的蓝色西装，开始在房间里走来走去。我妻子提醒我，"把鞋穿上"。我却在心里对自己说："我没法穿啊，有人穿着它们站在那儿呢。"这样的情形以前也有过。我向幻觉中那个穿着鞋的人影走去，它立刻像烟雾一样消失了。

我在洛桑会议上的发言大获成功。我按照事先准备好的讲稿，谈了与阿尔茨海默症共处的经历和与它继续抗争的斗志。在发言结束时，我说："我一直在努力维持生活的原样，不过它还是在慢慢地改变着，我将逐渐失去自我。在状况不好的时候，我感觉到了自身的阴影。就像路易斯·卡罗尔在《爱丽丝梦游仙境》中所说的那样，'没有一样东西像它原来那样，因为每一样东西都和原来不一样'。"

我还说，"阿尔茨海默症是一个非常狡猾诡诈的杀手。海明威说得非常对，'这个世界击垮了每个人，而最终，废墟里仍有坚强者。'"

"请在废墟里保持坚强……"

我表现得不错，不过参会的人对此前发生的那些尴尬事件一无所知。即使是最聪明的人也可能只看到一些表面，而无法参透这种病深不可测的黑暗。而这一点其实与阿尔茨海默症本身一样可怕。

发言结束后，我参加了专家讨论。当天下午晚些时候，我们就离开洛桑了。我们还是先乘火车到日内瓦，打算第二天一早从那里飞回波士顿。那天晚上我们住在离火车站和日内瓦国际机场都很近的另一家斯塔林酒店。在酒店下榻后，我们都很想到日内瓦市中心转转，毕竟它是世界上拥有最多国际机构的城市，而且还有许多顶级的博物馆和世界一流的建筑。

玛凯问前台的接待员："请问我们应该怎样去市中心？"

那个人匆匆回答说："乘 5 路公共汽车。"

这样的信息对我来说显然不够，于是我接着问："我们怎样才能找到 5 号公共汽车站？"

"就在拐角，"他一边回答，一边忙着帮其他客人办理入住手续，因此头也没抬，指了指大门的左边，"离这儿不远。"

"巴黎也离这儿不远。"我不经大脑过滤地说。

我妻子瞪了我一眼。

我们出了酒店大门，向左拐，迎面是一条很安静的乡间小路，看上去更适合停高尔夫球车，而不是公共汽车。

"这就是所谓的'就在拐角'。"我忍不住说道，同时走得飞快，想找到我认为根本不存在的汽车站——我这种偏执的情绪也是阿尔茨海默症的症状之一。和经常发生的情况一样，大脑短路逐渐加重，麻木感从脖子后面往上爬，最终把我整个脑袋都裹住了。我又仿佛陷入了浓雾之中。我拼命想锁定"拐角"的具体位置，步伐不自觉地越来越快。很快，我开始奔跑，我也不知道自己为什么要这么做。我一味地越跑越快，远离了玛凯和康纳。莫名其妙的愤怒突然来袭，我嘴里不停地骂着："真他妈混蛋！真他妈混蛋！"

我脑海里有众多念头在狂飙。我觉得我们迷路了，我只想赶快摆脱这个噩梦。

我在遇到的第一个路口左转，朝着一条看似比较繁华的街道走去。路上我又遇到两名中年女士，我就问她们公共汽车站在哪里。但她们看着我的表情就好像我来自冥王星。

我艰难地发音："车——呃呃呃呃，站——安安安安……"

没有回答。她们还是不明白。她们可能认为我是个来自美国的疯子——我的确是。

于是我继续往前跑，而玛丽·凯瑟琳和康纳就像在后视镜里，越来越小。

突然间我看到了许多公共汽车，它们中有几辆就在我前面不远处。谢天谢地！我跑得更快了。康纳和玛丽·凯瑟琳在后面拼命追我，看起来他们认为地球是平的，担心我会掉下去似的。但那样的话也许他们就解脱了。一辆公共汽车来了个急刹车，停在了路旁。我迅速跑向车门，跳了上去，冲到第一排的空位坐下——终于安全了，终于安全了。美中不足的就是康纳和玛丽·凯瑟琳没能赶上这辆车。几秒钟后，车门关上了。我向四周张望，看见他俩气喘吁吁，脸紧紧贴在车门的窗户上，惊恐地望着我。

我注意到康纳转向玛丽·凯瑟琳，去看他妈妈。后来他承认自己当时在想："可能发生的最坏情况是什么？爸爸会走丢，但他一定不会有事。别人会帮助他，而妈妈和我可以休息一会儿……"

他们没有那么做，爱尔兰人的家庭责任感和本能反应不允许他们真的那么做。康纳使劲把他妈妈往门里推，直到门开了，接着他自己也跳了上来。我们一家人又在一起了。我问他们："都挺好的吧？"但他俩谁也没有搭理我，直到在市中心的一家小酒馆喝了一轮酒之后才开始跟我交谈。

干杯！

我已经把他们逼到极限了。他俩对我说，如果还有下一次出国旅行的话，必须找一队彪形大汉来看管我。我不好意思地摇了摇头，就像那种廉价的小狗玩具。

对此，电影《圣诞假期》中的克拉克·格列斯伍德大概会说："嘿，这些都是人生经历的一部分嘛。"

第二天一大早，我们一同飞回洛根机场，我们三个都意识到我的病情又有变化，但同时也对我们经历的一切充满感恩——瑞士令人赞叹的风光、洛桑对话会议上的那种优雅和才智、为大脑不短路而付出的努力，以及这一切如何影响着患者挚爱的亲人们，和患者本人。

究竟是波士顿，还是剥碎渣……

第 22 章

亲爱的艾德琳

可爱的艾德琳

我的艾德琳

亲爱的，在夜里

我为你憔悴

在我所有的梦里

都是你白皙的脸庞

你是我心中的花朵

亲爱的艾德琳

——理查德·H·杰拉德

《亲爱的艾德琳》是一首写于 19 世纪末的歌谣，1904 年它初次公开演出就一炮走红。后来它越来越流行，连约翰·菲茨杰拉德——绰号"甜心菲茨"，萝丝·肯尼迪的父亲和约翰·肯尼迪总统的外祖父——都在他在国会任职和两度出任波士顿市长期间，将此作为他的政治主题曲。他曾数十次在政治和社交场合中演唱这首歌，还曾在电台演唱过。

"艾德琳"（Adeline）起源于日耳曼语，翻译成拉丁文的意思是"高贵"。它在中世纪时是一个人们常用的名字，后来渐渐不流行了，等到 18 世纪中期哥特风格复兴时再次受到欢迎。1929 年在迪士尼的卡通片中，米老鼠还特意为米妮唱了这首歌。

我可不能忘了这些事。

我的女儿科琳在各方面都堪称高贵，而且她非常有自己的主意。几年前她毅然离开首都——她本来是国土安全部顾问委员会的一位安全分析师——前往巴尔地摩，去市中心的公立学校教家境贫困的孩子。为此，她的薪酬大大缩水，可她却对能让孩子们在爱和希望中成长兴奋不已。她嫁给了一个巴尔地摩小伙子，马特·埃弗雷特。他们家祖祖辈辈都居住在那里。现在她已经怀孕，我的第一个孙辈就要出生了。一切都是最好的安排。

　　我以前总觉得自己还年轻，不愿意太早当爷爷或外公，可现在我却找不出理由要等这么久。患上阿尔茨海默症后，我曾暗自担心自己可能没机会见到孙辈了。这在早发性阿尔茨海默病人中是一个普遍存在的担忧。2016年春，当我们得知她怀孕的消息后，我一个人静静地回忆了她婚礼上的情景。在我眼中她是个在各方面都极出色的新娘。科琳和马特的婚礼选在海边的高尔夫俱乐部度假村举行，在那里可以俯瞰整个科德角海湾的全景，因此是个非常不错的地方。那天来的客人超过了两百人。我又一次困惑不清、大脑短路。周围声音太嘈杂，我逃离了大厅，走到外面，独自一人茫然地望着海湾并试图望见遥远的冥王星。我不知道其他患上这种病的父亲在女儿大喜的这一天会怎样克服它带来的混乱。朋友和亲戚们一个个过来找我，确认我没事。也就是在那一刻，我忽然捕捉到了大厅里所有父亲的心情。我向大家读了几天前我在从葡萄园去往楠塔基特途中为女儿婚礼写下的心声，我一边读，一边止不住地流着眼泪：

　　话语是有声音的。
　　我们听到话语，而不仅仅是阅读它。
　　跑。
　　呼吸
　　触碰。

生活。

庆祝。

信仰。

宽恕。

它们的声音也都蕴含着意义，并且反映出说话人的内心世界。学者们将这种现象称为拟声——词的形成源自与它有关的声音。

今天萦绕在我脑中的词是：变化。作为一个动词，韦氏大词典对它的解释是"制造或变得不同"；作为一个名词，则是"变得不同的行为和实例"。

今天我们在这里见证变化，它的发生以及将产生的不同。

从理性的角度我同意韦氏大词典对变化的定义，但我的内心却有一番别样的感受。

我从来没有很好地应对变化。

此刻当我想到变化，脑海里浮现出的是这样一些声音和场景：在波士顿妇女医院的产房里，一个漂亮的小女孩来到这个世界的第一声啼哭；在布鲁斯特的公寓，当寄居蟹挠她的脚趾时，她忍不住咯咯发笑；当她第一次登上黄色的校车去上幼儿园时，脸上流露出期待和兴奋的表情；垒球场上，她完成了一个精彩的双杀之后激动地欢呼；许多年前，全家人在花园里一同看《冰上迪士尼》表演，场面温馨；在芬威球场，我们随着《亲爱的艾德琳》一起摇摆；在吉利体育场汤姆·布兰迪的私人包间里，我们观看比赛；当她离家去上大学时，我内心依依不舍；她第一次把马特·埃弗雷特带回家时，我立刻感到踏实安心。

今天，变化又一次发生了。我的脑子里像幻灯片一样不停地闪动着科琳从小到大的一幕幕生活片段。每切换一张幻灯片，我都能听到一声时钟的滴答声。

我无法阻止这些图像和声音向我袭来。我也不想阻止。

作为父母，我们只是孩子的看护者和照料者，我们的职责应当是养育、爱、引导和帮助他们——这些我们做的都很不足——然后就要放手。只有从心而来的爱才是完美的，我们无法凭自己的想法去实现。

放手这件事对我们所有人来说都很难，可是孩子们只有自己展开翅膀，才能在空中翱翔。

今天，科琳和马特要离开家人的怀抱自己翱翔了。希望你们比翼双飞，能飞多高就飞多高，并且在飞行中永远互相帮助、鼓励和关爱，成就一段值得回忆和纪念的人生。

从今往后，你们就要翻开自己的家庭相册了，而里面的第一张照片就是"我愿意"。

不过，应当把它换成第一人称复数，即"我们愿意"，因为你们已经合二为一了。这是一次与以往完全不同的巨大变化，我衷心希望这是一次精彩的变化。变化的风已经把画布吹拂干净了，接下来你们要在上面绘制你们自己的图画。那将是一幅出色的图画，其中包含着交流、浪漫、生儿育女、挑战、奋斗和发自内心的话语。

话语是有声音的。我们都听到了。

我爱你，科琳，我的心会永远陪伴着你……

镜头快进到科琳分娩的前夜，那是 2016 年 11 月 11 日。她在深夜发来一条短信，说她的羊水破了。当时玛凯已经上床了，读到这一消息后立即决定乘第二天最早的航班飞往巴尔地摩。我让她赶快睡觉。在此之前，我们家所有人都对我说科琳分娩时我不该去巴尔地摩，那样我将是个不受欢迎的人，因为我只会给别人添麻烦。玛凯给我下了命令，"呆在家里，别忘了去洗手间。"于是我和康纳留在了科德角，像被软禁一样。

"保持信心，轻松呼吸。"我给科琳回了条短信。但我已经记不得"羊水破了"是什么意思了。我觉得孩子会像玩滑梯那样头朝下溜出来。这没什么大不了的。

第二天上午玛丽·凯瑟琳飞到巴尔地摩后，和马特一起把科琳送到了巴尔地摩医疗中心。中午时分，我收到新短信，是我妻子发来的："没有新情况。"

没有新情况？真的吗？孩子还在滑梯上？

下午 2 点，又收到一条短信，"科琳正在努力生。"

这让我感觉不错，我给马特发短信："好好给科琳加油。"

没有回音。没人理我。

到 4 点钟的时候，我实在忍不住了，就发短信问："现在怎么样啦？"

"据我所知，没有新情况。"我妻子回复说。

"见他的大头鬼！"我大脑的过滤器又不工作了，"我需要知道最新情况。"

现在我明白，我被软禁起来是对的。

阿尔茨海默症在很多时候都会表现为患者的意识状态发生变化，被偏执的妄想所控制。阿尔茨海默症协会在其官方网站上介绍说，"痴呆症患者可能会因为错误的信念、幻觉以及疾病带来的其他症状而变得偏执。虽然缺乏现实基础，但那些妄想中的情境对于患者来说却是十分真实的。应当牢牢记住，痴呆症患者会努力用已经受损的认知功能对自己的体验进行合理解释。这方面比较典型的例子包括，指控别人在他们的食物里下毒、盗取他们的财物，或声称'我妻子（或丈夫）是个骗子'，等等。"

此时此刻我就认为玛丽·凯瑟琳是个骗子。

5 点钟的时候我又给她发了个短信。

我急切地问："有新情况吗？"

没有回音。手机死一般寂静。

我陷入了偏执，开始想着一定是出大事了。午夜时分科琳羊水就破了，而现在已经过去 18 个小时。太他妈的可怕了！难道不是吗？"他们一定对我有所隐瞒，"我越想越怕，"他们只是懒得在紧急情况下再花时间应付我。"我很生气，继而怒不可遏。我完全不记得当年玛凯在生我们的大儿子布兰登时，在波士顿的医院里折腾了大约 22 个小时。

6 点钟，我给妻子打了电话："到底什么情况？我要知道实情！"

"我没什么情况可以告诉你。"她语气冷淡，显然对我的纠缠很反感。

"我必须知道是不是科琳或者孩子出了什么事情。"我执意问道。

"我真没什么情况可以告诉你。"

"行。那我现在就飞过去自己问医生！"

"噢，不，你不能那么做！"

"我就要这么做！"

嗒。手机死掉了。

几分钟的时间里，玛丽·凯瑟琳就瞒着我召开了紧急电话会议，把刚才发生的一切告知了我所有的弟弟妹妹，让他们务必说服我打消去巴尔地摩的念头。紧接着几秒钟后，我接到了我大妹妹莫林的电话。她是位作风强硬的女士，是北韦斯特切斯特医院专门护理婴儿的护士。

"你呆在家里，"她像陆军元帅一样不容置疑地命令我，"你就呆在家里！我们都知道你对写作、政治和阿尔茨海默症非常了解，可是你对生孩子一无所知。你就呆在家里。听懂了吗？"

得到我妹妹的这番肯定之后，我问她："你还爱我吗？"

"当然，但是你他妈的必须呆在家里！"

我需要调整一下自己，就像电脑重装系统。于是我让康纳带我去健身房宣泄一下我的愤怒。我们俩并排在跑步机上跑步。大约半小时后，康纳递给我他的手机。我以为他想让我看看锻炼的各项指标，可我没戴眼镜。

我就问他："那是什么？"

他说："恭喜你，你当上外祖父了。"他给我看了刚发来的消息，里面有一张我外孙女的照片。

我哭了起来。一个特别漂亮的小女孩，肉乎乎的，很健壮。艾德琳·梅·埃弗雷特非常高贵地来到了这个世界。我之所以认为艾德琳这个名字高贵，是因为她有一半布赖恩·博鲁家族的血统。布赖恩·博鲁是古代的爱尔兰国王，在爱尔兰享有至高的权力。而梅则取自我外祖母姐姐的名字梅·克兰西，她是我们家第一代移民到美国的爱尔兰人。她婚姻非常不幸，后来进入了位于纽约州皮克斯基尔郡的一所女修道院。在进入那所如今已经废弃的圣玛丽修道院时，每个修女都会立誓保持沉默。她们在前半生里已经诉说了太多磨难。小时候，没有人对我们提起梅的过去。不过当我们这些小孩子去探望她时，那天她和其他修女是可以说话的。据我所知，家里人从来没有把这些事情泄露出去。

不过，我敢肯定，艾德琳·梅·埃弗雷特的两个肺都很健康，因此无论现在还是将来，她都不会保持沉默的。

2016 年圣诞节的前一天，我飞往巴尔地摩第一次去看艾德琳。这趟旅行对我来讲既兴奋又不安，因为——你们已经知道——我总是在机场惹祸。那里有太多的噪声、困惑不清和工作人员的大喊大叫，而且当你往安检传送带上放手提电脑、双肩背包、皮带、大衣、鞋子、曲别针、手机和硬币时，队伍后面性急的旅客发出的叹气声也会让人紧张。这种时候，我常常会忍不住说出"真该死"之类惹麻烦的话，常常引发安检人员不快的注视。

通常出现这样的情况时，我妻子只好耐心地向别人解释说："我丈夫今天情绪不太好。他生病了，正在服药。"然后她会转向我，眼神像激光一样直射过来。

那天上午的安检特别不顺畅，由于排在我前面的那几个蠢货（瞧，我又没管住自己的嘴）带了瓶装水、漱口水、洗发水和各种液体，导致传送带一直走走停停。我的脑袋已经被金属探测器发出的声音搅得混乱不堪。我也极不喜欢陌生人在我身上拍来拍去。我的情绪糟透了。过了安检，我站在传送带的另一端等我的东西。忽然，我看见一只鞋出来了——是我妻子的，一只棕褐色的平底便鞋。当时我吓得灵魂出窍，脑袋里立刻一片黑暗。我想，她的身体一定也在里面。我急忙转过身去找警察，结果看到我妻子正穿着一只鞋踮着脚走过来。你们有过这样的经历吗？当你的孩子或家人找不到了，你担心他们失踪了，或者被绑架。然后当你终于找到他们放心下来的时候，你反而会冲着他们大喊大叫。当时我就是这样的。我抓起那只鞋，朝我妻子扔去……

康纳马上给科琳发了条消息："迫不及待想看到你和宝宝！圣诞的钟声已经响起！美妙的圣诞气氛也已降临在我们身上！对了，爸爸在过安检时把一只鞋扔向妈妈。圣诞快乐！圣诞老人今天夜里几点能到家呢？"

我又做错事了。幸好我的家人们宽大为怀。

我们终于安全抵达巴尔地摩，住在市中心，离科琳和马特的家不远，而且距费尔斯角那条历史上有名的鹅卵石小道也很近。费尔斯角建于18世纪中叶，是一个典型的码头。1812年在与英国船只开战期间，人们在这里建造了几十艘武装民船，并为它们提供支持。英国人后来发起了报复，并管费尔斯角叫"海盗窝"。这彻底激怒了当地人，导致战争进一步升级。英国人攻击了整个巴尔地摩港，并且毫不留情地轰炸了麦克亨利堡。这场战斗激发弗朗西斯·斯科特·基写下了《保卫麦克亨利堡》一诗，即后来的美国国歌《星条旗》。作战期间，麦克亨利堡飘扬的是预报风暴的旗子，但从1814年9月14日清晨开始，它被美国国旗取代了，以昭示在保卫巴尔地摩的战役中，美军最终获得了胜利。

胜利的旗帜仍在飘扬，我在平安夜见到了我的第一个孙辈艾德琳·梅·埃弗雷特。我把她紧紧地抱在怀中。

新的生命。新的希望。活着有了新的意义！

第 23 章

"你们哪一个疯子有胆量？"

鹅群里面有三只，

一只往东飞，一只往西飞，

一只飞越了疯人院。

——《鹅妈妈童谣》

获奖作家、1962 年出版了著名小说《飞越疯人院》的肯·凯西曾说过："当一个人不再发出笑声时，他也就失去了自己的立场。"

凯西在他的那些佳作中从未丢掉自己的立场。他的作品以反映人对系统规则的误解和抗拒为主，并且他把自己在精神病院值夜班的经历也写入了书中。凯西不认可那些病人有精神障碍的论断，他认为是社会抛弃了他们，因为他们的行为不够循规蹈矩。凯西生于 1935 年，后就读于斯坦福大学。他曾自愿参加了美国军队的一项实验，在实验者安排下服用能改变意识状态的药物，并将效果反馈给实验者。在那个时期，心理学和精神病学领域正在发生着深刻的变化，急需大量的证据和实例。

百老汇将《飞越疯人院》改编成音乐剧。1975 年，它又被拍成了电影，由年轻的杰克·尼克尔森领衔主演。该片获得了 5 项奥斯卡大奖。18 年后，国会图书馆依然评价它"在文化、历史和美学层面都具有重要意义"，值得保存在美国国家电影记录簿中。

《飞越疯人院》与阿尔茨海默症之间有着惊人的相似之处——成见和误解只会加深观察者与受难者之间的裂痕，而有意或无意的回避，则会放大双方对彼此的错觉，从而让患者更加痛苦。

在影片中，尼克尔森扮演的人物，叛逆的兰德尔·帕特里克·麦克墨菲是一个罪犯，有着摇摆不定的性格，只希望活得轻松一些，因此在精神病院的患者中，他成了自由、勇气、信心和自尊的代表。可是他的反叛行为深深地惹恼了护士长拉契特，这是一个象征系统规则的人物，她总是用被动攻击的方式去威胁患者。当麦克墨菲教大家玩纸牌赢香烟时，拉契特的管束力度达到了顶点。对此难以忍受的麦克墨菲先是从医院偷了一辆大客车，带着部分患者逃出去抓鱼，接着他又回到病房里开了一场惊喜圣诞晚会。麦克墨菲成了他那些缺乏自信的追随者们心中的英雄，他们当中有：比利·比比特，一个31岁的男人，一天到晚担惊害怕，思维能力相当于十几岁的孩子；斯坎伦，一个患有毁灭性妄想症的病人；调皮可爱的马蒂尼；以及布罗姆登酋长，他是印第安酋长的儿子，他给人的印象是听不懂，也不能说话。

麦克墨菲向他们发出挑战："你们哪一个疯子有胆量？"

他们全都响应了这次挑战，正如许多患者对阿尔茨海默症所做的一样。

我的病友来自各行各业，他们也都很有胆量。他们勇敢地帮助那些新诊断出的病人以及照料他们的家人去除对这种病的成见和误解。他们都是了不起的英雄，即使患上这种绝症也敢于直面生活中发生的一切。他们当中有：布瑞恩·勒布朗，他曾从事过报社记者、电台主持人和会计工作；资深电信技术员迈克·贝尔维尔；波士顿金融分析师肯·苏里文——他们都曾在美国阿尔茨海默症协会建立早期的顾问委员会中承担工作。同时还有：来自波多黎各的戴茜·杜阿尔特；影片《依然爱丽丝》的制片人伊丽莎白·盖尔芬德·斯特恩斯，她还担任过阿尔茨海默症协会全国董事会成员；20世纪60年代农场工人权益运动的积极分子罗布和玛格丽特·赖斯·莫伊尔；T.贝利·布拉泽顿医生，他是世界著名的儿科医生、作家、波士顿儿童医院（哈佛医学院的教学医院）布拉泽顿触点中心的创始人；特里什·弗雷登伯格，"我们一同与阿尔茨海默症作斗争"基金会的联合创始人；爱尔兰威克斯福德镇的约翰·乔·沃恩，他抗击阿尔茨海默症的斗志堪比古维京人进攻爱尔兰时那样勇猛；还有鲍勃·伯奇兹，他是洛杉矶道奇队的前接球手，曾一口气接住了一连三个投向他的球。

凯西在《飞越疯人院》中写道："笑对那些伤害你的事情，这样才能让自己保持平衡，才能不让这个世界把你折腾成疯子。"

在与阿尔茨海默症抗争的过程中，布瑞恩·勒布朗把自己当作兰德尔·帕特里克·麦克墨菲。

他在 2014 年被确诊患上了早发性阿尔茨海默症，那时症状已经非常明显了。他与妻子香农住在佛罗里达州的彭萨科拉郡。他曾在接受采访时说："我就是兰德尔·帕特里克·麦克墨菲，只不过我没有采取任何暴力的做法。我不认为自己是个疯子，不过在一定程度上，也确实有点疯。麦克墨菲目睹了患者在疯人院里的待遇，他想用自己的方式帮助他们过得好一些，不再终日受折磨。这让我想到了痴呆症患者。不能因为我们患上了这种绝症，我们就不再好好生活，甚至干脆放弃生活。"

但是后来，他却不这么肯定了。2017 年 2 月举行超级碗比赛的那个星期天早上，勒布朗醒来后发现自己不能说话了，这显然是由于阿尔茨海默症引发的脑出血造成的。随着记忆力丧失加剧、出现幻觉、肢体失去平衡、脾气越来越坏、失去嗅觉和味觉、糖尿病和其他一些的日常症状，接着出现的就是失去言语功能。

"我早早醒来却发不出声音，"56 岁的勒布朗回忆自己只能在纸上写几个字，递给妻子香农来交流，"我蜷成一团，哭了起来。"

医生对此也无能为力。

后来，香农在查收邮件时看到从奥兰多的迪士尼乐园发来的一封促销邮件。迪士尼乐园对勒布朗来说是一个充满甜蜜回忆的地方，近四十年里他去过那里多达 25 次。正好再过不到二十天就是他俩的结婚纪念日，于是香农决定再去玩一次。勒布朗起初不愿意，但后来还是同意了。这次行程也是麻烦不断，刚到那里，他的身体就失去平衡，在地毯上绊了一跤，摔倒在楼梯上。

2 月 19 日晚，他俩在迪士尼乐园的灰姑娘城堡前欣赏焰火表演。勒布朗仰望天空，情不自禁地感叹出声："天哪！"

"你说什么？"香农激动地问，一下子热泪盈眶。

勒布朗满怀感恩地又说了一遍："天哪，太美了！"

伴随着灿烂的焰火和灯光，勒布朗又能说话了。他乐呵呵地将这称为奇迹，"医生也这么说"。

不过他的生活中仍然充满了坎坷。勒布朗的外祖父、外祖母和母亲都死于阿尔茨海默症，他的父亲则死于血管性痴呆，因此他身上带有双份的阿尔茨海默症标志基因 APOE-4。与我们其他病人一样，他现在每天都好像生活在作战指挥室里，屋里贴满了各种提醒便条，日历上也标注着圆圈、箭头等各种符号。家中的财务压力也日益沉重。勒布朗不能再工作了，依靠他妻子在当地的一个商品房开发项目中担任全职的运营经理来养家。"这种病让家里的经济条件每况愈下，给夫妻双方带来巨大压力，也改变了我们的婚姻。"勒布朗说。

此外，还有许多病友都得应对的愤怒问题。

勒布朗说："当我无法完成过去易如反掌的事情时，比如使用电视遥控器，我会马上变得怒不可遏。我真希望遥控器是橡胶而不是塑料做成的，这样当我把它砸向砖砌的壁炉时，它就不会被摔得粉碎了。"

听到诊断结果的那一刻，勒布朗仿佛陷入了黑暗抑郁的深渊。可是很快，他就决定要从里面走出来。"我问自己：你这是在干什么？"

"一场自怨自艾的聚会是很孤独的，因为只有你一位客人。我可以像个孩子似的躺在那儿哭，但我也可以爬起来试着做点有意义的事，去除人们对阿尔茨海默症的许多臆想和误解。"

勒布朗做了许多有意义的事：他是全球痴呆症联盟的倡导者；阿尔茨海默症的主旨发言人；阿拉巴马州和佛罗里达州阿尔茨海默症协会的发起人和代言人；并且在 2015 年时，和我一起担任位于芝加哥的阿尔茨海默症协会建立早期的顾问委员会成员，这是一个特别棒的组织，影响力很大。

最近，我们失去了一位共同的好友罗恩·卡索拉，他也是这个顾问委员会的成员。罗恩是在 2011 年被查出患上了早发性阿尔茨海默症的，他大部分时间呆在得克萨斯州和亚利桑那州。他也曾是圣安东尼奥市阿尔茨海默症协会的董事会成员，并且在凤凰城一带积极普及有关阿尔茨海默症的常识。罗恩在音乐方面极具天赋，他曾与凤凰城交响乐团和圣地亚哥歌剧院配合演出，担任独奏；还与著名的波士顿流行乐队在卡耐基音乐厅一同演出。罗恩一直很乐观，他坦率地谈到身患阿尔茨海默症所遇到的考验。

其实刚患病时他也耻于谈论自己的病情，但是后来他受到周围人的鼓励，勇敢地公开了病情，并且开始积极帮助他人。去世前不久，他说："我希望公众能对阿尔茨海默症持更包容的态度，能让病人获得他们所需要的帮助。"

在数百万人患上这种病并使得他们的家人也为此饱受折磨的时候，让公众对阿尔茨海默症有充分的了解是我们最需要做的事。我们当然期盼在未来某个时候它能被治愈，但对像我和勒布朗这些已经深陷其中的人而言，这样的未来恐怕不属于我们了。

"除非走进阿尔茨海默病人的世界，与这种病共生共处，否则是无法真正了解它的。过去我们让学者和医生为我们呼吁，现在到了我们自己为自己说话的时候了。在很大程度上，只有我们明白阿尔茨海默病人的所思所想，所以我们更有发言权。我们这样做时一定要坦诚、开放和朴素。"勒布朗说。

与此同时，他非常坦诚地补充道，"我问自己：你愿意随着病情的不断发展，继续这样再活二十年吗？答案是否定的……"

我的朋友迈克·贝尔维尔称自己是影片《飞越疯人院》中不爱说话的酋长，但我认为他更像天真、风趣、友善的马蒂尼，那个喜欢到处走走看看的小伙子。

　　贝尔维尔与马蒂尼一样，忍受着生活中的许多麻烦，而且现在的麻烦比以前更多，不过这些他都很明白。

　　在最近的感恩节期间，要让他的外孙们理解他的状况对他而言真是一次很痛苦的折磨。贝尔维尔今年56岁，与妻子谢丽尔住在波士顿郊外。他已经被确诊患上了早发性阿尔茨海默症。噪声对他来说是个日趋严重的问题，现在任何噪声都会让他无法忍受。因此，与我们大多数病人一样，他必须远离人群。可是感恩节是一个家人团聚的时刻，如果这时远离大家，对所有人都太残忍了。贝尔维尔非常清楚这一点。

　　于是贝尔维尔和谢丽尔与两个女儿——克里斯托和莫尼克都已成家并都有了两个孩子——商量决定，把感恩节分开来过。他俩一天去一家，否则噪声和干扰太多，贝尔维尔的身体扛不住。这对贝尔维尔以及几个外孙来说都是一个很痛苦的安排，令人憎恶的疾病就是这么残忍地把家庭大团圆聚会生生给拆散了。大家都有些难过，但也只能做出这样的妥协。

　　"我知道这都是我的错，"贝尔维尔说，"我难过极了。当我们到克里斯托家时，她的两个孩子都问我们，为什么他们那两个表兄不来和他们一起过感恩节，他们一直盼望着全家人能一起过节。当时我的心都要碎了。本来我是这个家里的大家长，可是现在我却因为不能忍受噪声而让大家被迫分开。这真的让我很不安，我觉得我剥夺了他们团聚的机会。"

　　而且即使分开过感恩节，贝尔维尔仍需要避开家人。他时不时就得到门外单独呆会儿，或者戴上耳塞。

　　结婚36年后，贝尔维尔如今成了残疾人。他只能呆在家里，而且大多数时候都像囚犯一样呆在自己的房间里。妻子谢丽尔有一份全职工作，她在一家负责数据处理的公司担任行政助理。贝尔维尔会在家中思考未来，虽然他看不到自己的未来有任何希望。"我最害怕的是我会变成一个令人讨厌的人，我最不愿意做的事就是伤害自己或者他人。"

贝尔维尔在阿尔茨海默症协会马萨诸塞州和新罕布什尔州分部非常积极和活跃，他也是全国阿尔茨海默症协会早期阶段顾问委员会的前任成员。但这些工作并不能阻止一些"看客"伤害他。他对此很愤怒。

"有时我快被逼疯了！如果阿尔茨海默病人没有倒下放弃，而是努力抗争的话，人们就会误以为我们跟正常人一样，没有问题。他们一点也不了解真实情况，要么只看表面，要么就躲着我们。那些人简直没心没肺。有时候我生起气来，真想把他们打翻在地。"

当被问到他年轻时是否曾料想到如今的生活状态时，他回答说："这是我在这个世界上最不可能预料到的，但这却是数百万人的命运。面对现实吧。可我得讲一句粗话，阿尔茨海默症真他妈是个混蛋！"

早春的时候，在波士顿南部的欣厄姆港，人们可以听到帆船上的升降索有节奏地撞击着铝制船桅。当东南风吹来时，船撞上码头的声音就像战鼓一般。港口的北部受到分散在四周的许多小岛屿的保护，东部则是一大片保护区，它是 1945 年联合国刚成立时便提出设立的。

在港口附近乡村风格的"三叉戟画廊"兼"纯酒餐厅"，我正与肯·苏里文和他的妻子米歇尔·帕洛梅拉见面。他们两位是各自所在的金融和技术领域的成功人士。乍一看，他们是堪称完美的一对夫妻。肯 51 岁，相貌英俊，身材像运动员一样健美，过早白了的头发又让他显得很有学问；米歇尔 49 岁，既漂亮又聪慧。恕我不敬，他俩的外貌简直就像著名的芭比娃娃和她的男朋友肯。但事实上，在他们看似无比幸福的生活中，战鼓正咚咚地响着。

肯在 47 岁时经过核磁共振和神经系统的检查后被诊断出患上了阿尔茨海默症，当时他和米歇尔的两个女儿艾比和利亚分别只有 8 岁和 6 岁。他的病例更加证明了阿尔茨海默症并不只属于老年人。现在的肯依然相貌堂堂、笑容迷人，可他大脑的思维能力已经近乎停摆了。他的病情发展得特别快：失去记忆、失去自我、失去时间感和方位感、无法忍受噪声以及其他许多症状都已经出现了。这也否定了阿尔茨海默症的发展进程是可预知的这一观点。2016 年，在肯 50 岁时，遵照医生的建议，他住进了有人照料并辅助生活的护理机构，叫作"世纪之桥"。他自己的家是一幢舒适的豪宅，可是魔鬼却把他从那里撵了出来。肯的护理费是每月一万美元，另外还有一些其他费用。一瞬间，家中一半的收入就没有了。但阿尔茨海默症可不管你的年龄和家境。

米歇尔轻声说："我和孩子们都对这个决定感到难过。肯因为病情严重，不明白这是怎么回事，所以反倒还能接受。但我感觉很不好，既悲伤又生气，可是我也很清楚这样对他是最好的。"

在与肯的医生协调好后，他们在隆冬时做出了最终决定。她回忆说："那个周末我独自一人在家，我是刻意这么安排的。孩子们出城了，肯在医院接受治疗。就我一个人在家，这样我可以痛痛快快地宣泄一番。我实在不能接受，为什么他会在壮年遭遇这样的事情。这对我的打击太大了。"

她有点说不下去了。停了一会儿，她说："其实现在我也还是接受不了……"

在肯被确诊后的第二年，他参加了一场在波士顿召开的阿尔茨海默症研讨会。当时他还在从事金融分析师的工作，头脑依然很敏捷。"世纪之桥"的负责人递给他一张名片，他把它转交给米歇尔并对她说："如果有一天，我到了那个地步，我希望你去看看这个地方。不过现在我还不想谈论这件事……"当时他有点难过，没有说下去。

现在，已经没什么可说的了。

肯和米歇尔是在波士顿的富达投资集团相识的，许多年前他俩都在那里工作。他俩属于一见钟情，至少米歇尔是这样说的。"我在办公室这头一眼就相中了他。当时追他的女孩很多。我们那时在波士顿贸易中心工作，全都是些二十多岁的年轻人。肯总是带着他那招牌式的微笑，说那里是'世界宝贝中心'。"

后来他们开始谈恋爱，然后结婚，调到其他地方从事分析师的工作，但始终在一起。接着肯就开始出问题了，他记数字变得很困难，工作也吃力起来。大脑的左半球负责计算，而他的左脑不再为他工作了。他感到压力很大、迷茫、焦虑，并且想远离人群。因此在被确诊前他就获准离职了。那个时候谁能理解这一切呢？可是他的上司在得知他的状况后非常支持和配合。

于是，在人到中年、孩子尚小的时候，肯开始找其他的工作，但是没有人愿意录用他。这一点也不奇怪，米歇尔完全能理解。因此45岁的米歇尔成了家里的顶梁柱和唯一的经济来源。她真是个了不起的女人，背负着丈夫和孩子的重担，但她从未抱怨过。他们的生活发生了她从未想到的变化：一方面家里的收入瞬间减少了一半；另一方面还要支付护理和辅助费用，开销越来越大，而且还得为孩子们准备上大学的钱。可是阿尔茨海默症根本不考虑你的年龄、财产、种族、肤色、喜好和性别，在它面前人人平等。

2013年，肯在经过一系列神经和心理评估以及核磁共振成像后被正式确诊。他是他们家族中患此病的第一人。米歇尔对《波士顿环球》的记者贝拉说："得知结果后，我们感到很震惊，真的吓坏了。这是一种使人与外界隔绝的疾病。"就在此时，旁边的肯说："我的任务就是要讲出自己的经历。"

肯的确是这么做的。作为阿尔茨海默症协会早期阶段顾问委员会的成员，他在国会发表演讲，同时积极参与临床试验。但现在，大多数时候他都沉默不语。

那天在"三叉戟画廊"兼"纯酒餐厅"，我们的谈话直截了当。"我很难过。"米歇尔说，"这种疾病涉及方方面面，给人的生活造成了各种影响。"说完，她的眼泪夺眶而出，但她仍拼命控制住自己的情绪，努力克服因照顾家庭和病人而产生的压力和抑郁。

肯由衷地补充道："我必须彻底放手了。"

放手也需要他人的帮助。儿童心理学家玛丽亚·特罗齐是波士顿医疗中心全国知名的丧亲安抚项目的负责人。她写作了《怎样与孩子谈丧亲》一书，并且亲自参与了9·11恐怖袭击、波士顿马拉松炸弹案、康涅狄格州杀人案后的危机干预。肯和米歇尔在告知两个孩子肯的诊断结果之前特意与特罗齐进行了沟通。现在她仍会在米歇尔和孩子们感到悲伤难过时为她们提供心理支持。

"我很感恩，"米歇尔说，"许多人的情况比我们还糟。所以我尽量活在当下，珍惜现在所拥有的。"

这时，肯轻轻握住了米歇尔的手。"亲爱的，你还好吗？我爱你。"这是他发自内心的话。

米歇尔笑了，深情而无私地注视着肯说："我也爱你……"

随后我们和肯一起回到他现在住的"世纪之桥"。肯又带我参观了一遍他的房间。我记得第一次去时，我一进去就哭了。我为我们所有患上这种病的人感到难过。当我们走过护理中心的大厅时，肯引来许多人回头张望，因为住在那里的人大多数都是八十来岁。肯姿态从容，好像没有意识到自己与别人在年龄上的明显差别。他的房间布置得男孩子气十足，到处都是体育纪念品：他的棒球手套；一张很珍贵的全美冰球联盟的海报，上面有斯坦利杯冠军队的签名；一张装在相框里的肯高中时的照片，好看得几乎有些不真实，他当时是校队的前锋，穿73号球衣；肯在护理中心画的水彩画，很有创意；还有其他一些他打橄榄球和棒球时留下的纪念品。他当过内场手、投手和接球手。

"接球手能够控制整场比赛。"米歇尔忽然说。她仍然期望肯能阻止阿尔茨海默症对他的侵蚀。

肯房间里还有一张镶在镜框里的《波士顿环球报》的头版。那上面波士顿红袜队正在庆祝他们获得了世界锦标赛冠军，那是他们首次得到这一殊荣。

肯兴奋地说："这是我自己做的！"

这时有人敲门，进来的是保罗和苏珊·博伊斯——肯和米歇尔的多年好友。他俩"领养"了肯、米歇尔和他们的两个女儿。保罗的外祖母和母亲都死于痴呆症，而他和肯认识已经有十五年了。保罗出生在伦敦郊外，1987年在美国杯帆船比赛中代表英国队击败了澳大利亚队，因此他对航行过程中急流带来的危险知之甚深。他曾对我说："如果此时你需要一个人帮你的话，那这个人就是米歇尔。她是个拥有无限能量的女人，面对肯的这种病，她一直在竭尽全力，从未表现出山穷水尽的绝望。虽然我也替她担心，但她确实非常了不起。"

保罗自己也有两个女儿，所以他非常敬佩肯与病魔的抗争。他觉得肯离开家人，一个人住在护理中心，一定很伤心。他拿自己作比较说："我每天早上都可以拥抱自己的两个女儿，可是肯却不能，这不公平。"

在肯被确诊后，他们常常在当地的小酒馆里边喝啤酒边讨论阿尔茨海默症的"公平性"。就像改编自小说《献给阿尔吉农的花束》的电影《查利》中的最后一幕，他们聊到如果有一天肯认不出保罗会是怎样的情景。

保罗对肯说："那对你不会有影响，可是对我会。"

"我明白。"肯回答说，"我会自顾自的，觉得很好玩……"

出生于波多黎各的戴茜·杜阿尔特实在太不容易了。她每周7天、每天24小时须臾不离地照料着她妈妈索尼亚·卡多纳。她妈妈患上了一种由于基因突变引起的非常罕见却致命的特殊类型的阿尔茨海默症。这种类型的阿尔茨海默症发展得特别快，患者不到65岁时病情就已经非常严重了。在妈妈被确诊并且显现出症状后，戴茜关掉了自己开的酒吧，搬到密苏里州斯普林菲尔德郡她妈妈家，把自己从一个活力四射的酒吧老板变成了一个整天守在家里的全职看护者。戴茜的父亲已经去世了，她有一个妹妹和一个弟弟，但只能依靠戴茜一个人照料母亲。如今她们两个靠她妈妈每月2000美元的教师退休金生活。这点微薄的收入需要支付房租、食物、日常用品、妈妈索尼亚每天都要使用的成人尿不湿以及一些医保范围之外的药品。

索尼亚今年 61 岁，日常行动需要轮椅。现在她总是喃喃自语，偶尔说几句话。疾病使她形容消瘦，体重只有 82 磅（约合 37 千克）。戴茜今年刚 41 岁，她以后的路非常艰难，因为她也继承了她妈妈的基因突变。但是眼下，她只能集中精力照顾她妈妈。戴茜的家族一直受到阿尔茨海默症的折磨，到她已经是第六代了。她的外祖母共有 10 个兄弟姐妹，包括她外祖母在内，全都死于这种疾病。

在纪录片《阿尔茨海默症：分秒必争》中，戴茜在接受采访时表示："我现在尽量不去考虑自己的未来。我先要全力以赴照顾好我妈妈，不过我不敢确定她是不是还能认出我，因为有时她会叫我'妈妈'。"

只要时间允许，戴茜就会参加"我们一同与阿尔茨海默症做斗争"基金会的活动，并且在相关的论坛上演讲。"这是一个特别好的宣传机构，坚持不懈并且满怀激情地为阿尔茨海默症寻求解决方案和资金援助。"戴茜说。

在"我们一同与阿尔茨海默症做斗争"基金会的鼓励下，她还参加了一项名为"戴安娜研究"的临床试验。这对于西班牙裔是很难得的，因为他们大多不愿意参加这类临床试验，可是另一方面，西班牙裔族群患上阿尔茨海默症的可能性是白种人的 1.5 倍。

戴茜全身心地投入到了这场斗争中，并且坚定地表示还将继续下去。她已经决定不把她妈妈送到护理中心。"我妈妈将在我的怀中离世，她哪儿也不会去。"

不过有时她也会感到很沮丧。一整天和妈妈孤独地呆在家里，拉着她的手，看着模糊不清的电视，就像两个囚徒。她也会害怕和担心。"如果我也开始表现出这种病的症状可怎么办？谁能料到魔鬼什么时候找上自己？"

几年前当阿尔茨海默症夺去她妈妈生命的时候，朱迪·贾菲·盖尔芬德可能已经意识到了这种疾病的严重性，但那时她什么也没说。阿尔茨海默症的发展速度非常快，但在过去人们都不愿正视和谈论它。朱迪和她妈妈生前一样，表现得非常勇敢，给了她的家人很大的激励。现在她又用自己的经历影响和激励他人，特别是那些女性患者。

具体的数字是令人震惊的，如果只说阿尔茨海默症的女性患者多于男性患者，那就太轻描淡写了。同样地，如果只说朱迪在与病魔斗争的过程中表现出了强大的勇气和坚定的信念也不足以体现出她的顽强和毅力。

朱迪是一名钢琴家、一名出色的音乐教师和一位从内到外都非常了不起的女性。她因阿尔茨海默症于 2004 年去世，在此之前她与病魔缠斗了十年——准确地说是 3652 天，87658 分钟，315360000 秒。

对阿尔茨海默症来说，无分昼夜。

朱迪的女儿，伊丽莎白·盖尔芬德·斯特恩斯是奥斯卡获奖影片《依然爱丽丝》的联合制片人。她说："就像百老汇音乐剧《吉屋出租》里提出的，'你怎样衡量一年的长度？在白天、在日落、在午夜、在喝咖啡时、按英里、按英寸、在开心的时候、或者在争吵中？'"

恐怕应当在所有这些时刻。

和丽莎·吉诺瓦的畅销小说《依然爱丽丝》中的女主人公哈佛大学的教授爱丽丝·豪兰一样，朱迪·盖尔芬德作为茱莉亚音乐学院的钢琴家，患上了阿尔茨海默症。事实上，女性是这种疾病攻击的主要对象。在这方面，阿尔茨海默症协会发布了权威数据：

- 在美国已经被确诊的 500 多万阿尔茨海默病人中，2/3 是 65 岁以上的女性。
- 65 岁时，每 6 位女性中就有一位可能患上阿尔茨海默症；而在男性当中，在这个年龄患上阿尔茨海默症的比例是 1/11。

- 在美国，阿尔茨海默症及其他痴呆症患者的护理人员有 1500 万，其中 63% 是女性。他们没有任何报酬，并且常年承受着高强度的压力，处在抑郁之中。
- 女性在 60 岁时患上阿尔茨海默症的概率是患上乳腺癌的两倍。

伊丽莎白是我的同事和好友。她说："虽然这是个悲剧，不过阿尔茨海默症选上我母亲朱迪也算选对人了。那些年我们眼看着她日渐衰弱，家里人的心都碎了。但是在精神上，她始终在顽强斗争。"

朱迪基金会的精神带给患者巨大希望，也唤起了许多阿尔茨海默症的女性患者。自十四年前成立以来，朱迪基金会已经与阿尔茨海默症协会合作筹集到了 800 多万美元，用于阿尔茨海默症的研究和宣传。

阿尔茨海默症协会前首席战略执行官安吉拉·盖革说："朱迪基金会是一个家庭如何将丧亲之痛转化为积极行动的极好榜样。在纪念朱迪的同时，它也致力于改变数百万其他患者的境况。这些年来，它为阿尔茨海默症协会组织的各项工作做出了巨大贡献，包括研究、护理和宣传。最近它又将重点放在了认识和了解为什么女性更容易受到阿尔茨海默症侵袭的工作上。"

这个基金会是朱迪的丈夫马歇尔·盖尔芬德创立的，但现在由伊丽莎白负责。为此，2004 年她辞去了环球影业战略营销高级副总裁的职务。伊丽莎白也曾在国家阿尔茨海默症协会董事会任职。朱迪基金会是阿尔茨海默症协会项下历史上发展最快的家庭基金会。

伊丽莎白说："妈妈身上的美德继续在我们家中传承着，她仍然活在我们心中，是我们的榜样。直到临终的那一刻，无论外表还是内心她都依然很美。患上阿尔茨海默症后，她仍凭借难以想象的能力坚持自我，即使在沉默不语的时候。这也是电影《依然爱丽丝》想传达的精神。"

"现在应当对这类患者做出比我妈妈和外祖母那时更好的安置。但遗憾的是，她们似乎仍未得到这样的安置。我们确实没投入多少时间和精力去思考应当怎样做，科学和临床试验也忽视了女性面临的特殊状况。"

迄今为止，有关阿尔茨海默症的大多数研究都是针对男性患者展开的，这实在有些匪夷所思。女性患者的比例远高于男性，可是却没有对女性的大脑以及患病后的症状进行系统全面的研究。伊丽莎白指出了一个特别值得关注的现象，即在美国的阿尔茨海默病人中，有 66% 的患者是女性。而女性身上都存在着一个共同的现象——更年期后雌激素迅速减少。如果加以研究的话，也许会发现雌激素与大脑代谢以及阿尔茨海默症之间的联系。

伊丽莎白有三个孩子，她和她丈夫理查德对她的将来忧虑吗？他们会不会担心她也因遗传的原因患上这种病？

对此她回答说："我担心吗？我当然担心了，因为我确实有患病的基因。不过我认为自己还有很多可以做。在遏制阿尔茨海默症方面，我们都可以做很多事。这样想的时候我就没那么恐惧了。我实在不希望自己也患上这种病，所以我们要制订计划，采取行动，筹集资金进行研究，争取找到治愈这一疾病的办法。对阿尔茨海默症的恐惧恰恰成为我不懈努力的驱动力，因为我不会就坐在那里听之任之，让它肆无忌惮地发展！"

朱迪会在天堂里微笑的，女儿伊丽莎白一定让她深感骄傲。

罗布·莫伊尔的生活轨迹在他那代人里十分典型。20 世纪 60 年代，他是为农场工人争取权益的积极分子，同时也是越南战争的抗议者。他是位资深的历史教师，从教近四十年，还担任过新泽西州拉姆森地区高中教师联合会主席。罗布为了捍卫真理在所不惜，而且他总是讲真话、讲实话，因而在这个离曼哈顿不远的地区显得特立独行，受到了一些人的抨击和嘲笑。

"一直有人攻击我。"罗布说。这让我不禁想起《飞越疯人院》中的戴尔·哈丁，他是那些精神病人中教育水平最高的，并且担任患者委员会的主席。哈丁在电影里一本正经地说："我以前从未意识到患上精神疾病后还能享有权力。"

罗布认为自己能够应对这一切，这一信念至今仍支撑着他。"我总能找到战胜攻击的方法，并且继续为人们应得的权利和社会正义而斗争。"

罗布在一次集会上就美国农场工人争取合法权益发表演讲时认识了他的妻子玛格丽特，当时她正在附近的蒙茅斯大学教书。玛格丽特后来回忆说："当时我觉得这个家伙真有点让人难以置信，因此最初我装出一副对农场工人的议题很感兴趣的样子。"

"假装"产生了意想不到的结果，她本人迅速投身到罗布倡导的运动中，而且义无反顾。用她自己的话说："我简直着魔了。"

现在，当这对夫妻再回溯那段经历时，看法却大不一样了。大约八年前，罗布这个出色的马拉松选手开始有一些失态的表现，不是在跑步方面，而是在认知上。他仍会发表一些很有见地的想法，但却常常没有用对场合。同时他有了迷惑不清、记忆力减退和忘记自己身在何处等症状。尽管他依然温柔和有活力，可动作却越来越迟缓。最初人们没有觉察到，但这些症状很快就变得非常明显。玛格丽特吓坏了。2012年，罗布被诊断为患有轻度认知障碍；2015年，他被确诊为患上了阿尔茨海默症。

在科德角一家装潢时髦的咖啡店里，罗布对我说："你不能在舞会上把自己蜷起来。虽然我很清楚自己确实出了很大的问题，但我要与疾病抗争，尽我最大的努力能坚持多久就坚持多久。"

玛格丽特的感觉也一样。罗布刚出现那些病症时，她以为是他们的婚姻出了问题，还曾打算接受婚姻咨询。"罗布那时常常疏远我和其他人，总是一副心不在焉的样子。"

然而情况越来越糟。

"我让他去看医生，"玛格丽特回忆说，"可他站在电话前一动不动。我气疯了，我以为他不想看医生，但实际情况是他不知道该怎么打电话了。而且他会让我在去见医生的途中下车，结果自己又把车开到另一个地方去了。他对自己的这些表现感到很焦虑，而我由于不了解情况，也对他越来越生气。我能感觉到他出了大问题，可我不知道到底是什么问题。有一天他在去看医生的途中迷路了，尽管他使用了导航系统。他打电话给我，人完全崩溃了，在电话里嚎啕大哭。他忽然不知道自己在什么地方了，这令他非常不安。"

随着罗布病情的发展，他们接下来的生活充满了曲折和意外。但是在荆棘丛生的征途中，罗布表现得非常顽强，可以说是寸步不让。而且当他自我意识清楚的时候，他会感到非常高兴。罗布还患有前列腺癌，但他没有采取治疗措施，打算听天由命。但为了让大脑继续工作，罗布现在每天都去健身房锻炼，我俩常并排在跑步机上跑步。我告诫他千万不要迷路，否则我们都会遇到麻烦。因为如果他迷路了我肯定要帮他，可那么做的结果是我俩都会迷路。

罗布现在越来越游离，无论在社交互动方面还是思考问题方面。玛格丽特对他的爱仍和他们初次见面时一样，丝毫未减。她做出了很大的牺牲，全力以赴地照顾罗布，并且在很多时候成了他的代言人。

"罗布已经接纳了患病的现实，他知道这是他要走的路，他决心让自己走得优雅一些。我现在是在为他战斗，因为我希望他今后的生活能尽可能充实和有品质。我对我们一起走过的岁月充满感恩。对现在的生活和现在的罗布，我依然心怀爱意，但有时我的确期盼我们能再回到从前。不过我现在做的事情也是很有意义的，因为在这条路上我们结识了许多其他患者，我从他们那里也获得了力量。虽然阿尔茨海默症会剥夺生活中许多精彩的内容，但只要你愿意，你也可以留住很多珍贵的财富。困扰不断，不过仍有快乐的瞬间。"

玛格丽特现在开始从事写作，试图在困境中找到诗意。

"想象一下，眼看着心爱的人开始在你面前渐渐消失。起初它不显眼，因此你以为只是你的想象。可是后来你发现自己变得不耐烦，而且感到不安。这时你害怕起来，害怕这种疾病降临到你所爱的人身上——那个你与之共同构筑梦想的伴侣。"

"对我来说，让我完全理解和接受正在经历的一切仍有难度。有时我觉得，面对当下与以前全然不同的生活，自己既是观众，又是演员。"

如果要找出一个对从摇篮到坟墓的全过程都极为了解的人，那非 T. 贝利·布拉泽顿医生莫属。布拉泽顿医生今年 99 岁了，从小在得克萨斯州的乡村长大，曾经在普林斯顿大学、哥伦比亚大学和哈佛大学就读。现在他仍被认为是全球儿科和儿童发展方面最重要的专家之一。他从 20 世纪 50 年代开始从事儿童早期发展领域的研究，迄今六十多年，取得了杰出的成就，在世界范围内产生了很大的影响。当婴儿还被认为仅仅是一张白纸，不具备任何先天能力时，他就开始为他们发声了。

我很幸运能够成为他长达四十多年的朋友。

布拉泽顿是哈佛大学终身教授、波士顿马萨诸塞州总医院的儿童健康专家、哈佛大学认知研究中心的前研究员、波士顿儿童医院精英儿童发展机构的创办人，他曾多次就重大的医疗问题在国会委员会作证。1996 年他又成立了布拉泽顿触点中心，为年龄提供了新的研究视角，并且确保专家们能够把对儿童及其家庭的观察结果转化为相应的临床实践和政府政策。位于波士顿的布拉泽顿触点中心力求在促进儿童健康发展，加强家庭、父母、看护人员和社区间的协作关系方面，确立一整套灵活、可持续、低成本、技术需求低的干预措施。

布拉泽顿著有 30 本书，并且它们被翻译成 20 种外国文字。此外他还发表了 200 多篇学术论文。围绕他的传记中是这样介绍他的："他是儿童医疗保健革命的主导力量，他为儿童的父母打开了医院的大门，使他们能够成为儿童护理方面的积极参与者。"2013 年，在他 95 岁生日之际，他荣获了总统公民奖章。这一奖章的重要性在美国公民能够获得的奖项中列居第二。

现在，布拉泽顿医生仍在将其无限的精力投入到引导正在步入老年的婴儿潮一代。他本人也在一天天老去，可他还是像父亲一样不知疲倦地给我们指点。2015 年，他失去了自己一生的挚爱——他美丽的妻子克莉丝汀·洛厄尔·布拉泽顿，他更愿意叫她克里茜。她是因痴呆症引起的并发症去世的。

我前面说了，如果一个人想了解从摇篮到坟墓的旅程，并且找到自己的人生之路的话，他应当来请教布拉泽顿医生。

著名的尼斯游艇俱乐部坚固的橡木门位于楠塔基特海峡路易斯湾的上方，就在肯尼迪大院的拐角处，但想进去是需要知道密码的。那是一个风和日丽的春日，布拉泽顿医生邀请我和玛丽·凯瑟琳去那里午餐，我唯一需要做的就是记住开门的密码。

可是没戏！我们比布拉泽顿医生早到了那里，我在门口认出一个红头发的门卫。我向他保证我们是布拉泽顿医生邀请的客人，于是他很负责地把我们领了进去。过了大概十五分钟，我听到地板上响起熟悉的声音——那是布拉泽顿医生坐的助步车发出来的。

他用他那略带得克萨斯州口音温柔地说："嗨，格雷格，我加入了这个俱乐部，好多认识几个新朋友。"

从 1954 年开始，他就一直在科德角结交新朋友。因为他夏天时常会来这里，住在巴恩斯特布山上的一座古宅里，俯瞰海湾。从布拉泽顿在剑桥的家到这里度周末交通很方便。

遥望宁静的路易斯海岸，很显然，他的妻子克丽茜从未离开过他的记忆。他时常谈起她，深情而开放。

布拉泽顿说："克里茜总是直来直去的，这就是我为什么爱她。在我们66 年的婚姻生活中，我们经常会争吵，但我总是让她赢。我们的那种拌嘴让生活充满生气。如果没有她，我不可能取得那些成就。"

不过，布拉泽顿补充说，他们的初次见面并不顺利。那时他正在儿童医院接受培训。有一次一位室友邀请他与著名的洛厄尔家族一起吃饭。他正好被安排坐在克里茜旁边，可她几乎没怎么讲话。当时布拉泽顿误以为她很势利，但后来他才知道其实那天晚上她生病了。在朋友们的鼓励下，他对她展开了攻势。很快他就发现克里茜虽然有些腼腆，但她对说出自己真实的想法绝不会犹豫。

布拉泽顿吃了一些炸鱼和薯条，看着港口的海景，继续说："我非常喜欢她聪明的头脑，而且她那么可爱和漂亮，所以我们第三次约会时我就向她求婚。但是她总坚持认为她没有接受我的求婚，可最终我们有了四个孩子。"

克里茜在波士顿的名流聚集区长大。从拉德克利夫学院毕业后，因为她非常喜爱艺术，便开始在剑桥经营一家美术馆，并且同时在波士顿的几个非盈利机构任职，包括小流浪者之家和当代艺术协会。到了养育孩子的阶段，克里茜摈弃了所有那些有关育儿的理论，包括她丈夫的理论。要知道，那时布拉泽顿已经在这一领域小有名气了。可是她常对他说："我不需要你的那些建议。"

布拉泽顿现在讲到这段经历时还会开怀大笑，而且他曾饶有兴致地把它写进了他 1969 年出版的第一本著作《婴儿与母亲：差异化发展》里。后来《纽约时报》的一位书评家给布拉泽顿打电话，告诉他这是她在这一领域里读过的最好的一本书。布拉泽顿在电话里回答："抱歉我听不清，你能大点声再说一遍吗？"接着他招呼妻子到电话机旁，亲耳听听来自《纽约时报》的赞美。

克里茜听后，白了丈夫一眼，说："他们懂什么……"

正是这样的勇气帮助她在晚年与痴呆症顽强作战，当然还有布拉泽顿对她始终如一、毫不动摇的爱。布拉泽顿一心一意地照顾妻子，直至她在 94 岁时去世。他们夫妇把家从巴恩斯特布山上的大宅搬到了附近只有一层的小屋里，以便布拉泽顿更好地照顾克里茜，同时也减少她的困扰。她去世后，孩子们在悼词中写道："虽然痴呆削弱了她的思考能力，但她有时仍会表达独到的见解。这看似偶然，其实并非如此。作为她的亲人，我们可能需要很长时间才能适应没有她的生活。不过这一挑战也让我们意识到，她对我们的影响是永久的，我们会永远记住她给我们的指引。”

克里茜说话从来都是发自内心的。她去世前两天，布拉泽顿请他的好友、亲戚塞思为她弹奏她最喜欢听的班卓琴。那时她已经有相当长一段时间不能讲话了。

但是音乐让克里茜又焕发了精神，她非常清晰地说："塞思，真好听！"

克里茜·洛厄尔·布拉泽顿是坚毅、勇气和美丽的化身。她留下的精神遗产每天都在激励着她丈夫探寻新领域。他正在写一本新书，涉及老龄化、阿尔茨海默症及痴呆、孤独、最后的触点、接纳以及怎样面对生命的尽头。他在书中写道："目睹与我结婚66年的妻子因痴呆症日渐衰弱，是我在失去父母之后第一次遭受这么严重的创伤。她去世后，我意识到我必须面对今后独自生活的现实，同时我还要放弃工作，并卖掉房子来支付她的医药费以及雇人在家里看护她的费用。最终，我离开了朋友和同事，开始了一个人的生活……不过，另一方面，我也清楚自己是幸运的。我非常感恩自己能遇到这样一位妻子，她充分信任我做的每件事，并且能够忍受我对事业狂热的投入。而且我们的四个孩子也很关心我，现在他们对我来说就更重要了，是我生命中最后的触点。"

布拉泽顿对"触点"的解释是"某些学习的机会"，它们能引发身体、情绪和认知方面质的飞跃，也能带给人在老化和衰退过程中的改变。

"随着我们步入老年，记忆力减退是不可避免的。但是通过一些简单的方法，比如列出清单、把要做的事情记下来并且贴在醒目的地方、将每天的日程固定下来等，都可以减少衰老对我们生活造成的影响……可是对于阿尔茨海默病人和其他痴呆症患者来说，情况完全不同。在这些疾病的早期阶段，患者或许还可以意识到自己在走向衰退，但很快他们就失去了记忆中最珍贵的部分，比如配偶、孩子或其他所爱之人的名字以及自身的经历……因此我们要尽情拥抱生命中最后的触点，这样我们才有可能在人生的夕阳岁月里继续保持信念和希望，同时对过去美好生活感到满足和骄傲，并接纳生命的终结。"

午餐后，布拉泽顿小心翼翼地驾驶着助步车离开了尼斯游艇俱乐部。对我来说，这是与一位挚友尽情回忆和思考的一天。我能感觉到克里茜留下的精神财富，使布拉泽顿能够从容地生活下去，并且带着对过往幸福生活深深的满足和骄傲。

在与阿尔茨海默症作战的过程中，有士兵、战地指挥官，也有受害者。特里什·勒纳·弗雷登伯格面对患者时总是无微不至，就像一个无所畏惧的指挥官，可是在她强悍的外表下，内心却是伤痕累累。她一生义无反顾地投身于对抗痴呆症的事业，并且总是通过她的创造力和才华带给人鼓舞和激励。她年轻时写过多部电视剧，包括《设计淑女》《家庭关系》《凯特和爱丽丝》等。她写的小说《解放了的女人》入选文学协会和双日读书俱乐部的推荐名单，并被翻译成了三种外语。她还经常为《纽约每日新闻》《波士顿环球报》《华盛顿邮报》《妇女家庭杂志》《赫芬顿邮报》和《妇女日报》等报刊撰稿。她的自传体话剧《幸存的格瑞丝》讲述了她对妈妈的爱以及照料她的经历，该剧曾在肯尼迪艺术中心演出，也在全国各地的社区剧院里长期演出，甚至还被翻译成葡萄牙文在巴西公演。

特里什热衷政治并且无所畏惧，她丈夫乔治则是美国外交关系委员会成员，曾在哥伦比亚广播公司、福克斯广播公司、美国在线和时代华纳等媒体公司担任高级行政职务。可以说，弗雷登伯格夫妇是首都华盛顿特区的"明星夫妻"。而特里什的妈妈比伊·勒纳曾于1960年在新泽西州发表演说，帮助约翰·肯尼迪赢得了总统职位。但痴呆症的战场是没有边界的。在母亲比伊表现出明显的症状后，特里什和乔治暂停了他们自己的工作，全力以赴照顾她。1992年，比伊死于阿尔茨海默症的并发症。

"我对阿尔茨海默症最初的近距离体验来自我的岳母。"乔治说，"一天她凌晨三点打来电话，抱怨说有一个陌生人在她的房间里。特里什和我立即赶了过去，结果发现房间里是有一个人，可那人是她丈夫。当我们问她陌生人在哪里时，她把我们拉到一边，紧张兮兮地指着她丈夫说，'就是那个人，他挺和善的，可是我不认识他。'从那天起，阿尔茨海默症一刻未停地折磨着她，她的状况越来越糟糕。几年后，我岳母在护理中心去世。那时她已经不能说话，不能走动，连自己女儿也认不出来了。这种病实在是一个凶残的恶魔。"

于是，乔治和特里什决定将他们的财富、创意和精力用于成立"我们一同与阿尔茨海默症作斗争"基金会。这是一个设在首都华盛顿特区的全国性机构，致力于尽可能用最快的速度和最人道的方法消除阿尔茨海默症。数百万家庭受到这种病的摧残，这对基金会的触动很大，因此它不遗余力地采取一切措施，敦促政府、业界和科研机构更加重视这一疾病，为其筹措资金，并找到治愈的方法。弗雷登伯格夫妇像长跑运动员一样，常年奔走在国会。他们筹集到了数百万美元，并且利用他们在政界、学术界和娱乐界的关系，促使领导者向以结果为导向的研究投入所需的资源；同时改革现有的药物开发体系，因为它不利于有希望的治疗方法的投入应用。他们的这些举措实现了"在全国范围内确立预防和治疗阿尔茨海默症的意愿"，而这正是"我们一同与阿尔茨海默症作斗争"基金会成立时的宗旨。

在整个过程中，特里什一直很担心自己可能因为遗传而患上阿尔茨海默症。她一方面密切注意自己身上出现的迹象，另一方面仍步履不停地奔走着。巨大的压力、内心的恐惧、繁重的工作量以及无数令人心碎的患者家庭终于把她累垮了。2017年4月，她因突发心脏病去世。

"一盏灯熄灭了，我一下子觉得全宇宙黯淡无光。"乔治在她去世后说。

在国会大厅，来自马萨诸塞州的参议员埃德·马基高度评价了特里什为抗击阿尔茨海默症所做出的贡献。他是弗雷登伯格夫妇的好友，同时也是"我们一同与阿尔茨海默症作斗争"基金会的忠实支持者。

马基还是美国参议院外交关系委员会的成员。他说："特里什具备超强的创造力、爱心和同情心。她堪称一位杰出的外交家。因为她非常幽默，但同时她又从来不闪烁其词，总是将要表达的内容直言不讳地说出来。我们非常遗憾失去了这样一位伟大的女性、一位为治愈阿尔茨海默症大声疾呼的积极推动者。但我对自己今天能在参议院向全国民众讲述她的事迹深感荣幸。"

马基自己的母亲许多年前也是因阿尔茨海默症去世的。他的亲身经历让他非常清楚想打赢这场战役所需要的勇气。

坚定不移的毅力是特里什生活的基石。我们失去了一位英雄、一位勇士、一位作家和诗人、一位非凡的女性。她在许多方面和母亲如出一辙，特别是她表现出的无私的爱和从未间断的关怀。特里什曾这样描述自己的母亲："我妈妈不是一个普通人，她优雅又满怀激情地拥抱生活。只要她一走进房间，所有人都会立即被她吸引住……没有人像她那样无条件地爱我。虽然母亲对孩子可能都是这样的，可是我认为没有人比她做得更好。但是后来我只能眼看着她的思维、尊严、灵魂以及身体都一点点地被这种病吞噬，却完全无能为力。"

2016 年秋，鉴于我在与阿尔茨海默症抗争过程中的勇敢表现，特里什和乔治提名我为年度比伊·勒纳奖的获得者。我是第一个受此殊荣的人，因此我既深感荣幸，又觉得受之有愧。颁奖仪式在首都华盛顿特区的里根图书馆举行，前第一夫人劳拉·布什和众议院少数党领袖南希·佩洛西都来出席。应特里什和乔治的请求，我当着五百多位华盛顿精英人士做了发言。我感觉自己就像《绿野仙踪》里的稻草人。

据说，当一个人患上阿尔茨海默症后，全家人都会跟着受到折磨；而当一位受人爱戴的人去世后，大家都会感受到损失。

的确，由于特里什的去世，乔治和我们所有人都感受到了损失。但是，如同特里什每次在敦促国会议员关注阿尔茨海默症的疗法时所说的："当阿尔茨海默症消失了，我们就不再纠缠你们了。"

所以，特里什并未离我们远去……

几年前，我去爱尔兰海兜了一整圈。我只要去那里，无论如何都要见一下约翰·乔·沃恩——我们这两个爱尔兰人隔得那么远，又都很傲慢，却有点惺惺相惜。

　　我第一次遇见约翰·乔是在洛根机场，当时我在爱尔兰参加完一年一次的家庭聚会后从都柏林回波士顿。他则是刚刚与家人抵达美国，探望他住在新罕布什尔州的女儿丽娜。当我拿着手机回复一大堆的语音留言时，丽娜开始和我打招呼，因为她读过初版《一个阿尔茨海默病人的回忆录》，根据照片认出了我。

　　她对我说："我希望你能见见我爸爸。"她告诉我，她爸爸也被诊断出患上了阿尔茨海默症，起初他很不愿意谈论自己的病情，直到他看了丽娜给他的《一个阿尔茨海默病人的回忆录》。

　　我有点不好意思，但这仅仅是个开始。

　　命运总是很奇妙的。

　　约翰·乔 79 岁，笑容非常灿烂，握手却像重量级拳王那么有力。他和我拥抱，然后目不转睛地盯着我，我看到泪水顺着他那张满是皱纹的脸流了下来。我们两个都在与病魔斗争。

　　我也哭了起来。

　　他对我说："我知道它带来的滋味，现在就让我们像兄弟一样与它战斗好吗？"

　　"好！"

　　于是我们成了兄弟，共同加入抗击阿尔茨海默症的战役，从科德角到爱尔兰海。9 月 21 日是世界阿尔茨海默症日，而且整月都会安排各种活动，以增强世界各地的人们对这种病的认识和了解。可以说，战号已经吹响了。

　　如果约翰·乔和我的行为有一定的代表性，如果全世界致力于消除这种疾病的相关方、护理人员和患者能够携起手来，齐心协力，那么我们有理由相信，在不久的将来可以消灭阿尔茨海默症。

我和约翰·乔的情谊没有止步于这次短暂的邂逅——他和他挚爱的妻子佩吉共有 8 个孩子，他们还有 17 个孙辈。他是位退休的教师兼校长，但他小时候是在没有通电，甚至没有平整道路的农村长大的。他邀请我夏天去他在爱尔兰海的避暑别墅住上一个星期，一边写作，一边陪他喝酒聊天。别墅位于爱尔兰三姐妹河河口处的半岛上，从那里可以俯瞰有 800 年历史的钩头灯塔——世界上最古老但仍在使用的灯塔。据传说，公元 5 世纪时附近修道院的僧侣们负责给灯塔点火，警告过往的船只注意险恶的礁石。现在灯塔上的菲涅耳透镜每三秒闪烁一次，每天晚上我躺在床上无法入睡的时候就看着它数数。就是在这个地方，17 世纪中期英国的军事家奥利弗·克伦威尔承担起在爱尔兰击败反叛联盟的使命。当时他发誓要不惜一切代价挽救国家，这一誓言一直流传至今。

约翰·乔的妈妈死于阿尔茨海默症，他的哥哥也正饱受这种病的折磨，已经认不出他来了。约翰担心自己可能很快也会这样。

但命运总是很奇妙的。

在约翰的家威克斯福德镇，我俩在喝了一点酒后，他首次袒露了自己对阿尔茨海默症的恐惧。这种病正在世界各地肆虐，平均每分钟就有一个人被查出患上了痴呆症。"我的情绪受它的影响很大，我无法控制自己。拿到这样一张牌，我该怎么打？我拒绝屈服，我必须与它斗争。可是我在孤军奋战，这让我很恐慌，我很害怕面对病情的不断恶化。"

约翰·乔年轻时很有才华，反应敏捷，但现在迟钝了许多，不过他仍能用幽默来应付自己记忆力减退的现实。阿尔茨海默病人每天都在结交"新"朋友，他也一样。在他的孩子和学生眼里，他是一位非常出色、了不起的老师。他热爱生活，热爱这个世界。他总是鼓励身边的每个人敞开心扉，拓展视野，拥抱新事物。现在他的世界在缩小，这让他感到很不快，但他仍坚持锻炼记忆力，努力把发生过的事情都记下来。

约翰·乔一直是一位勇士，但他也有充满艺术气息的柔软一面。他希望他的右脑仍能工作，让他保持对艺术的热爱。这样即使病魔让他失去了自我，他仍能设法帮助自己。因此现在他会花大量的时间画油画，这对他来讲既是爱好，也是挑战，因为他必须记住自己打算在哪个地方使用什么颜色。于是他给自己设计了一种选择适当油彩颜色的方法，和地毯样品陈列簿有点相似，他在上面标明应当选用的颜色。这种办法还挺管用的。

艺术——无论是绘画、音乐还是写作——都会对大脑产生刺激作用，激发记忆力，并且减轻阿尔茨海默症造成的困扰。我选择跑步，约翰·乔选择画画。他虽然不是米开朗基罗，但他的这种坚持仍能带给许多其他患者鼓舞和激励。当我去避暑别墅探访他时，他给我看了一幅他画的钩头灯塔，非常震撼。现在它就挂在我家里。

他又喝了一杯酒后。"这种病让我感到害怕的地方是丧失记忆和无法与他人交流。大脑不运转了，僵在那里，实在令人尴尬，所以现在我尽量回避与别人谈话。我只能躲在自己的世界里。有时我真生气。了解我的人都说，'他变化很大'。"

我完全能够理解。我告诉他两年前的夏天我在参加女儿婚礼时，也必须时不时远离家人和朋友，单独呆一会儿，好让大脑重新启动。我告诉他："以前我的脑子也特别好使，我的朋友们都称我是'科德角的参议员'。那再也不可能了。我已经辞了职。一切都变了。"

对约翰·乔来说，没有变的是他的内心和他与生俱来的幽默感。阿尔茨海默症会让一个人从关注思考转向关注心灵。"我的眼睛会流泪，但我不是因为难过而哭泣。我很感恩拥有一个幸福的家庭，家人都给予我力量，因此我没有理由抱怨。"

"一想到这样的记忆还能维持多久，我就会发笑——和你一样。"

我把阿尔茨海默症比喻成家中安放洗衣机和烘干机的地下室。我问约翰·乔："你有没有过这样的经历，就是晚上当你正在地下室洗衣服时，突然厨房里的人把地下室的灯关了？你肯定会大喊大叫，甚至可能会骂人，直到楼上的人把灯又打开了。阿尔茨海默症就是这样。灯熄灭了，你会因为黑暗而愤怒。到了某个时候，灯也许再也不会亮了。"

约翰·乔笑了。他说："我感觉治愈的方法有一天会找到的。到了那天，我希望你能给我打电话，对我说，'约翰·乔，我要给你一粒药片……'"

"我一定第一个给你打电话。"

两个男人本来远隔万里，却因患上同一种会要他们命的疾病而在日落时分相聚于爱尔兰海岸边的酒吧——这实在是件值得庆幸的好事。

今天是个哭泣的日子。

鲍勃·伯奇兹享年 78 岁。他年轻时是洛杉矶道奇队的接球手，身材瘦长，总是蹲伏在本垒的位置，穿戴着"傻子用的"护具。

"傻子用的"这一叫法可能是马迪·鲁埃尔或者比尔·狄奇发明的。前者20 世纪 20 年代时在纽约洋基队和波士顿红袜队效力；后者是洋基队明星阵容里的接球手，曾与著名球员贝比·鲁斯和卢·格里格一起效力。它的意思是聪明人不会戴着这种装置，也不会去当接球手，因为棒球会以飓风般的速度掷向他们。而像场上队长那样指挥和布署比赛所需的智慧，傻子们是不具备的。

但我们这些充当接球手的球员很团结，大家结下了兄弟般的情谊。在谈到我们早年比赛的经历时，有一件事令鲍勃和我至今耿耿于怀，无法忘却。在我们当接球手的那个年代，我们几乎得不到练习击球的机会，因为我们总是忙着把球从球场的土地里挖出来，所以我们的击球能力普遍很弱。我们通常会花好几个小时耐心地陪队里其他球员练习掷高球、弧线球和快球，接着教练进行总结，之后训练就结束了。接球手们对此都很生气，因为我们永远处于防守的位置，从来没有机会进攻。在道奇队时，有一次鲍勃在训练结束时提出让他也练习一下击球，那时他只有 19 岁，所以表现得有些鲁莽。他当时跟教练说，为了节省时间，他可以继续穿着接球手笨重的装备。可他的请求还是被拒绝了。他告诉我，他气坏了，嘴里一直骂个不停。我也同他讲了我在比赛中当接球手的一次经历。那天裁判对我们很不公平，而且他尤其不喜欢我们队的击球手。于是我告诉我在投球区的队友把球往地上扔，然后我蹲下来，假装去挡球却闪到了左边，结果球弹了起来，击中了裁判的腹股沟。他疼得大叫一声，弯下了腰。我直视着他说："完蛋了吧！"此后我们就再也没有遇到麻烦了。不过我事后感到很羞愧，或许我不应当那么做……

鲍勃听后笑得前仰后合。

鲍勃和我是非常要好的哥们儿，我们现在仍然穿戴着傻子的工具，不过是另外一种，而且我们也仍然处于防守的位置，无法进攻——我俩都患上了阿尔茨海默症，并且在与它战斗。鲍勃还患有帕金森症和路易小体痴呆症。后者是另一种形式的渐进性痴呆症，其症状包括：一时警醒一时迷糊、出现幻觉、动作迟缓、行走困难、情绪变化无常、抑郁等。

鲍勃出生在马萨诸塞州的多佛。他妈妈以前给家附近的少年棒球联合会缝制队服，他爸爸是个校监和图书管理员。鲍勃年轻时获得了波士顿大学工商管理博士学位。他的性格中既有勇敢的一面，也有温柔的一面。多年来，他一直在缅因州巴斯郡的海德学校教化学和表演艺术，这是一所私立的大学预科寄宿学校，非常注重培养学生的勇气、正义感、领导能力、好奇心和友爱互助的精神。在海德学校，鲍勃也教学生橄榄球、篮球、足球、曲棍球和网球，还给孩子们编舞，他们的舞蹈登上了百老汇和肯尼迪艺术中心的舞台。鲍勃做任何一件事都非常努力，他 40 岁时开始学画油画和水彩画，62 岁时开始学小提琴。同时，他也总是鼓励身边的人要有恒心和毅力，百折不回。鲍勃在海德学校时拯救过许多人的生命，后来他的学生们也想努力挽救他的生命。如果能实现就太好了，但遗憾的是，他还是去了冥王星。

鲍勃一直是个高尚的人，他看问题的视野也比别人深邃得多。可是患病以后，由于幻觉，他常常会认为家里有一些其实并不存在的东西或陌生人。他的高尔夫球包平时放在房间的角落，上面盖着厚厚的羊毛罩。有一天他冲妻子帕特大喊："那里有一群小矮人在盯着我！他们到底想干什么？"帕特赶紧揭开球杆上的罩子，轻声安慰他说"那些小矮人"其实是他的球杆。

几个星期前，又一位入侵者不期而至。鲍勃被查出患上了胃癌，并且已经到了晚期。他的身体因为癌症的折磨变得非常虚弱，无法通过手术除去的肿瘤占据了他的整个胃，而且还扩散进了食道。如果用 1 到 10 来衡量疼痛程度的话，他那时的痛感已经达到了 20。波士顿最好的肿瘤医生起初想通过保守疗法使肿瘤缩小，以便鲍勃可以吞咽。可是鲍勃打心里排斥这种治标不治本的方案，因此一直没有采用医生给出的建议——接球手想控制比赛，直到比赛结束。于是，死亡成了鲍勃唯一的选择。他住进了临终关怀医院，靠吗啡缓解疼痛，熬完最后的征途。

阿尔茨海默症到了后期也会出现吞咽困难，患者要拼命协调和控制咀嚼和吞咽，非常吃力。晚期患者可能在吞咽时咳嗽、呛住，或干脆拒绝吞咽，这些都是阿尔茨海默症让人"一点一点死掉"的一部分。

对鲍勃来说，除此之外，他还要忍受肿瘤对食道的入侵。所谓地狱，大概也不过如此。

最近鲍勃的危险情况是接连两次发生血管中风。它算是痴呆并发症，是由于血管损伤和血液渗漏导致的脑部出血，也可能是脑组织受到外伤所致。这些年来，鲍勃和我都经历过多次这样的危机。大脑是人体内血液流动最活跃地方，对阿尔茨海默病人来说则是最脆弱的部位，因为这种病很容易导致中风或者医生所称的短暂性脑缺血——也就是俗称的小中风。我自己已经有过两次这样的经历了，我妈妈在死于阿尔茨海默症之前也出现过这种情况。

鲍勃在世上的时间不多了，对此他很清楚。有一次我们一起喝咖啡，他谈到了对现状的恐惧和对未来的平静。他说他需要应对的挑战就是从恐惧走向平静，这是我们所有人从生到死都要经历的一个考验。在谈到自己的恐惧时，他对我似乎比对其他人更愿意敞开心扉，可能是与我同病相怜。还有一次，我告诉他，我竟然连衣服都不会穿了，而且是那种没有钮扣的套头衫。我把头钻进了右边的袖子里，就像一个蒙住脸的银行抢劫犯。我大喊大叫，让我妻子来帮我。几天后，我又告诉他，我差点把剃须刀当成牙刷刷牙酿成大祸。我担心或许有一天我真会那么做。看着鲍勃现在的状态，我心如刀绞。但他自己并没有难过，而是关切着妻子和家人。他身上具备与阿尔茨海默症战斗的所有关键品质：现实、悲伤、恐惧、感恩和充满爱心。

鲍勃以前一直比较矜持，但现在当他到了生命的最后时刻时，他向我们这些他最要好的哥们儿坦言，他很爱我们。这样的话他在过去是说不出口的。

鲍勃发自内心地说："我爱你们。"他这样说的时候多少有点难为情和尴尬，但他还是决心说出来。

阿尔茨海默症教会了我们完美的爱。

天空阴郁的一天，我收到了帕特发给全体家人和朋友的邮件。她在邮件里告诉大家，鲍勃又看了一次波士顿的肿瘤专家。这位专家认为放射疗法不会使他的肿瘤萎缩以帮助他吞咽，反而可能增加他的痛苦。专家对鲍勃说，如果是他自己的话，他会选择回家，把最后的时光留在家里，看日落、听音乐和享受宁静。"你有权利选择不再过痛苦的日子。"鲍勃接受了医生的建议。在看了几天日落后，他坐在帕特旁边，拉着她的手，平静地走了。这正是鲍勃希望的结束方式。鲍勃在最后一场比赛中表现得很出色，把家人保护得很好。在天堂，他可以卸下"傻子的工具"了……

完美的爱有多种表达方式。我在鲍勃去世前不久见了他最后一面，当时我们都很清楚这此见面对我们来说意味着什么。无法回避的事情就要发生了，鲍勃说他很高兴彼此在真相面前告别。我们最后一次久久地拥抱。我知道他希望能看到我的笑容，就在他重新坐到沙发上后笑着说："鲍勃，今晚咱们一起去跳舞吧，再喝点啤酒。"

他也笑了起来。他缓慢地抬起右手，伸出食指，向门口点了点。我相信他在天堂一切安好，我们这些接球手将来还会在一起的……

但今天是个哭泣的日子。

清晨在科德角湾附近，阳光洒向西布鲁斯特潘恩的溪地，沼泽包围着历史上著名的翼岛。溪地上有茂盛的干草、穗草、芦苇、黑草和海边的黄花。翼岛的名字则取自约翰·翼，他是镇子上第一个从英国来的定居者。岛上有条长长的小径，穿过岛屿通向海湾，沿途布满蓝莓、野樱桃、熏衣草、滨梅、野生覆盆子和箭木。箭木长长的枝丫过去常常被印第安人用来装饰他们的箭和矛。岛上的文物有些已经有 8000 年的历史了，那时印第安人刚刚在这里安家。

鲍勃去世几天后，在一家咖啡馆里，我与他的遗孀帕特见了一次面。我非常不喜欢"遗孀、寡妇"这样的词，好像她们是需要人照料的，但那天是帕特在照料我。

她问我："你的情况怎么样？"

"不好。"我回答说，"我无法想象你此刻的哀伤、失落和痛苦。"

她的眼泪夺眶而出，止不住地往下流。

这就是护理阿尔茨海默病人的家人的境况。他们成天战战兢兢，可最终至爱的人还是去了冥王星，留下他们承受丧亲之痛，而他们曾经的身份——监护人、看护人、帮助者——也随着亲人的离去而瞬间消失。阿尔茨海默病人曾经历过的孤独感仿佛循环播放的录像带一样在护理他们的家人的脑海中不停地环绕着。没有人能阻止这样的循环。接下来呢？接下来怎么办？没有荣誉和称颂可以授予他们，只剩下强烈的孤独感。使命结束了，可是他们永远无法忘记这段经历。他们也是这场战争的英雄。

那天我们谈到了鲍勃对死亡的恐惧和他谢幕的勇气。帕特握着我的手，感谢我和其他人帮助鲍勃在生前做好了迎接死亡的准备。鲍勃走了，我们还活着，这不仅令我难过，还让我感到内疚。帕特感觉到了。

她也读了《飞越疯人院》，因此她对我说："现在我非常能理解你扮演的角色。你为他人打开大门，踢开窗户，让他们的灵魂获得自由。你就是书中的酋长！"

我们在后来的谈话中一直引用这个比喻。

在《飞越疯人院》中，酋长是个印第安人，在医院里呆的时间最长。起初主要出于恐惧，他选择了不说话，以此作为回避现实的策略——这也是我以前照顾生病的父母以及我自己刚患病时采取的策略。但是这位酋长最终选择了自由之路。这本书的书名就取自酋长小时候的一首儿歌。

后来，酋长又开始说话。他说："我觉得自己飞起来了。我自由了。我离开天空太久了……"

"你现在也自由地飞翔吧。"帕特安慰我说。

在凯西的这本书中，酋长一直在与一种被他称为"烟雾机"的幻觉斗争。他拒绝服用拉契特护士长给他的红色小红片，那是一种麻痹患者的药物。我告诉帕特，无论正确与否，我也一直拒绝服用大剂量的抗抑郁药和其他镇静药去控制我的愤怒和沮丧——我管它们叫"晕丸"。

我同帕特讲了许多我自己遇到的"烟雾机"。最近一天夜里，我睡在客厅的沙发上，靠电视上播放的世界各地稀奇古怪的新闻来助眠。几个小时后，我醒来看到一个魔鬼，它就坐在沙发旁边的茶几上。我告诉帕特："它很小，皮肤是绿色的，样子非常吓人。"帕特点点头，看来这样的故事她已经听了许多。

我能感觉到帕特的情绪很低落，不过在谈及鲍勃离世前最后那段日子时还比较平静。这里涉及书中提出的一个主题，即人尽可能保持自我、活在当下并且做出理智选择的重要性。她提醒我，书中的酋长在设法帮助一些患者获得自由后，自己也逃脱了。一天深夜，他撬起病房角落里一块很厚的地板砖，高举着它快步冲过房间，砸碎了病房的窗户。在其他患者的掌声中，他趁着夜色跑掉了。

我时常会想象这样的逃脱，离开这个星球，去往冥王星，像"新视野号"那样，去追寻隧道尽头的光亮。我脑中常出现一个幻象：我站在莫赫悬崖上告别人世。莫赫悬崖位于爱尔兰克莱尔郡西南边缘，从悬崖顶上可以看到天堂般的景色，呼吸到空气中大西洋的海水弥散出的咸味，狂风从身边呼啸而过，四周笼罩着从古老岩石里升起的浓雾。大自然呈现出最纯粹、最原始的状态。

在它的北部就是奥布莱恩塔，一个多利安式的石柱，顶部是瓮的形状。它是我们家族的一位祖先科尼利厄斯·奥布莱恩爵士修建的。他生于 1782 年。

在这样一个地方告别人世应该是个不错的选择。在我科德角的办公室里，挂着一张莫赫悬崖的照片，非常美。我每天都会盯着它看。凯西在《飞越疯人院》中写道："你要做出选择。你可以拼命去看清前面浓雾里有什么，但那样也许很痛苦；也可以轻松一些，彻底放弃自我。"

但是，遥远的冥王星告诉我，我还没有到彻底放弃自我的时候。而且，我的第一个孙辈、我亲爱的艾德琳对这一切都还一无所知。因此，现在我还需要接过鲍勃·伯奇兹、特里什·弗雷登伯格、比伊·勒纳、肯·苏里文、布瑞恩·勒布朗、迈克·贝尔维尔、索尼娅·杜阿尔特、约翰·乔·沃恩、朱迪·贾菲·盖尔芬德、罗布·莫伊尔、克里茜·布拉泽顿以及其他数百万阿尔茨海默病人手中的火炬，继续斗争下去。

时光飞逝。为更好地看护患者并且最终找到治愈这种病的方法，需要更多的火炬手。你愿意为我们，也为你自己的子子孙孙与我们并肩作战吗？请加入进来吧！

"你们哪一个疯子有胆量？"

第 3 部分

来自家人的思考

第 24 章

"路在何方"

玛丽·凯瑟琳·麦乔治·奥布莱恩

离家 2615 英里（约合 4200 千米）是很远的。特别是如果你出生在上世纪 50 年代，并且成长在亚利桑那州一个乡村农场的话。

1979 年，我跟着自己世界一流的记者丈夫搬到了波士顿，当时他刚结束在《亚利桑那共和》报社调查记者的工作，他在那里负责报道白领犯罪、墨西哥黑手党和雅利安兄弟会这类事件。那时我清楚地意识到我们将开启全新的生活。这里冬天会下雪，特别冷；雨水很多，六月初才进入春天；夏天我们所有人最喜欢的季节。在那之前，格雷格生活在我的世界里；从那以后，我生活在他的世界里。而现在，情况变得更加复杂。

当我遵守婚礼上的誓言，并在格雷格的保护下向东迁移时，我发现自己进入的是密西西比河最东边那片我一无所知的地方。我当农场主的父亲以前就告诉过我，密西西比河是区分普通老百姓与权势集团的分界线。可以说，我和我丈夫来自两个完全不同的星球。他出生在纽约州韦斯特切斯特郡的拉伊区，与曼哈顿近在咫尺。我俩在养育孩子、宗教信仰、生活期待和公益慈善方面的想法和做法都很一致，可是说到成长环境，我们两个毫无共同之处。

我渴望有一天能回到故乡凤凰城。那里有我六个相亲相爱的兄弟姐妹以及他们的孩子。那里景色壮美，简直像天堂一样。尤其是在目前的处境下——我与之生活了四十年的丈夫患上了阿尔茨海默症，而且病情日渐严重。他的生命正在被一个黑洞逐渐吞噬，而这一切别人通常不会注意到。但现在凤凰城对我来说遥远得不切实际——除非我丈夫住进护理中心或者升上天堂，否则我肯定不可能回到故乡。照料者的生活充满了未知，也许变好，也许变糟……

像我这样一个一直以来柔顺听话的女人现在该怎么办啊？

我想起凯特·斯蒂文斯在上世纪 70 年代唱过的一首歌。作为阿尔茨海默病人的照料者，我觉得自己就像歌中所说的"路在何方"。给舵手来杯茶或许是很和善的举动，但现在家中舵手的位置已经要我来承担了。在茫茫大海上，我根本看不到岸在哪里。

里奇菲尔德公园位于凤凰城西北边崎岖的怀特山脉间，它像油画一样美。这里是麦乔治家族的栖息之地。1923 年，第一次世界大战中的英雄戴尔·巴姆斯特德上校和他的妻子伊娃买下了里奇菲尔德公园外 1100 英亩（约合 4.5 平方千米）的柑橘园和枣树园，打算将它改造成一个世界知名的农场。巴姆斯特德上校给农场取名为"塔维维"（Tal-Wi-Wi），这是印第安语，翻译成英语的意思就是"太阳首先照耀到的肥沃的土地"。后来这个名字对我来说有了新的意味。

起初富有远见的巴姆斯特德上校后来并没有在这块土地上投入太多，直到 1946 年他聘用了我父亲肯。我父亲也是位战争英雄，第二次世界大战时他在乔治·珀顿将军麾下担任陆军少尉。这是父亲退役后的第一份工作，是我祖父威廉姆推荐给他的。我爷爷威廉姆是巴姆斯特德上校的密友，当时是亚利桑那大学农业化学与土壤系知名的农业化学专家。其实我父亲以前并没有任何在农场工作的经验，但巴姆斯特德上校想找一个踏实肯干、吃苦耐劳的退伍军人。他真是找对人了！

于是，我从小生活在广阔美丽的塔维维，还有我勤劳的妈妈玛丽·艾伦以及我的六个兄弟姐妹：玛莎、托米、路易、巴巴拉·安、南希和罗伯特。

我在家中排行老四。我们共同生活在这片神奇的沙漠绿洲里，周围到处都是葡萄园和种着橘子、柚子和橙子的果园，我们经常在上学之前到这里来采摘一些水果当午餐。农场的门口种着巨大的椰枣树和美丽的桉树，它们把整个农场包围了起来。我们还有玫瑰园和种着金鱼草、栀子花、山茶花以及其他各种花的花园，它们都经得住亚利桑那州的干燥天气和烈日。

多年以来，塔维维因其种植的鲜美水果和曾获奖的肉牛、枣和葡萄吸引了世界的关注。当时纽约市场对它充满期待，而我作为亚利桑那农场里一个不谙世事的女孩，万万没有想到未来有一天我的人生会与美国东部紧紧联系在一起。

随着塔维维越来越声名远扬，它也吸引了世界各地的名人。1949 年 12 月 2 日，伊朗国王，当时只有三十岁的穆罕默德·礼萨·巴列维来到这里。他应杜鲁门总统的邀请来这里见证干旱的沙漠通过灌溉改造成生产用地的奇迹。杜鲁门总统年轻时在密苏里州长大，与我的祖母凯瑟琳·麦基·佐登是多年好友。

国王来塔维维的那天，款待他的既有阿拉伯菜肴，也有烤麋鹿肉、野火鸡和羚羊。据说那些都是巴姆斯特德上校亲自打的猎物。那是一次绝对适合国王的盛宴。我漂亮的姐姐玛莎当时只有三岁，但也有幸参加了。当时的报道是这样描述的："当她（玛莎）向国王献上一大束玫瑰花时，她被国王举起，并被这个世界上最富有的钻石王老五热烈拥抱。"

现在能看出我和我丈夫来自完全不同的星球了吧？

与许多人的婚姻一样，格雷格和我也经历了这样的过程：彼此吸引、结婚、生育孩子，在此期间我们拥有许多属于自己的美好时刻。由于我在亚利桑那大学学习新闻，所以格雷格是名出色的记者这点深深吸引了我，而且他长得也很英俊。他不算太浪漫，但非常聪明，又特别容易相处，而我很看重这两点。可是真正和一位记者在一起后你会发现生活中一丁点浪漫也没有，因此有时我也会后悔当初没有听我母亲的建议。

在我刚开始和格雷格谈恋爱时，我妈妈曾问我："格雷格靠什么为生？"

"他是个作家。"

"我知道，"我妈妈对家庭的经济情况太有经验了，"可是他靠什么挣钱？"

在孩子们成长中的那些年，我们相亲相爱。可是等他们长大，并且有了自己的生活后，我们之间却出现了疏离，就像许多年前格雷格自己的父母那样。孩子们也发现了，但这并不是我们哪一方的过错。有时我们会说些互相伤害的话，有时则长时间互不理睬，有时甚至想到过分居，因为我们在完成做父母的义务后都想开始一种"新生活"。彼此间的亲密关系没有了。格雷格经常会睡在沙发上，而当我一个人睡在卧室的床上时，我会很怀念塔维维。

好几年前，情况变得更加糟糕，因为格雷格母亲的阿尔茨海默症已经很严重了，我们需要担负起看护她的任务。我亲眼目睹了这种疾病的可怕之处：与外界隔绝、身体走向衰弱、情绪变得充满敌意。但更令我感到恐惧的是，后来我在自己丈夫身上也发现了这些。起初症状还不那么明显，发展得也很慢，可后来就恶化得越来越快了。他开始动不动就发脾气、恍惚、丧失短期记忆、遇到事情无法思考和判断、身体失去平衡、自言自语和反复问同一个问题。我差点被他折磨疯了。我拒绝接受现实，认为这些都是他追求完美导致的，因为格雷格确实非常追求完美。可是后来症状越来越明显。特别是在他父母去世后，他不再需要照顾他们了。从那时开始，他不得不直面自己患上的疾病并与之斗争。

但在格雷格的父母去世前，我注意到他们的关系发生了变化，变得柔软了。他们越来越互相依靠。他们老两口都患有痴呆类疾病，此外他父亲还患有癌症和循环系统的疾病，最后不得不坐上了轮椅。他们渐渐融为一个人，共同走完了一生。目睹这一变化让我十分震惊。他们又开始需要彼此。阿尔茨海默症竟然治愈了他们的婚姻。

英国小说家 E.M. 福斯特曾这样写道："为了拥抱未来的生活，你得愿意放弃自己规划好的生活。"

可是我未来的生活只会越来越糟，我一点也不想要。当格雷格经过一系列的检查、脑部扫描和基因测试后被正式确诊为阿尔茨海默症时，我除了知道他的父母也患有这类病外，对它可以说是一无所知。以前我只记得他母亲对他态度恶劣，常对这个家中主要照料她的格雷格说一些很伤人的话。那时我没有意识到这是因病导致的。现在该轮到我了，我将遭遇格雷格各种令人无法忍受的行为。我觉得我应该可以试试看对阿尔茨海默症表现得不那么畏惧，可这并不是件容易的事情。我不知道应当在哪些方面给予他帮助和鼓励，我甚至都不知道该怎样将这一消息告知家人、朋友和同事。我迷失了方向，只想把自己包裹起来。没有一本书或者手册能清楚地告诉你该如何准备。专家会告诉你，没有两个病人的情形是完全一样的，因此每个人前方的道路也不可能一致。

我在凤凰城的家人首先做出了反应，我那些可爱的兄弟姐妹们在格雷格二十多岁时就认识他了，因此他们给予了我们许多鼓励，也反复告诉我，我不会孤单。可他们毕竟与我相隔千里。与此形成对比的是格雷格的兄弟姐妹的反应。他们虽然住得离我们不远，但却表现得十分克制。这点我很能理解，因为当某种病频繁光顾一个家庭时，拒绝承认其存在是人的求生本能。

后来我们家发生的事情被拍成了一个纪录短片《一个叫作冥王星的地方》。它是在"治愈阿尔茨海默症"基金会倡议下拍摄的《与阿尔茨海默症共存》系列纪录片中的一部，由著名的电影制片人史蒂夫·詹姆斯（《篮球梦》、《生活本身》等获奖影片的制作人）负责制作。这个系列的纪录片介绍和描述了阿尔茨海默症在不同阶段的发展状况（可在 livingwithalz.org 网站观看）。该纪录片在全国各地的知名电影节上放映，包括在纽约和华盛顿举行的电影节，并在曼哈顿的现代艺术博物馆放映片花。片子上映后，格雷格患病的消息才被更多的人知晓。

但是我仍不能直接面对它。我拒绝接受这一现实，也不想接受他人的帮助。尽管科德角和波士顿的许多好友都给予了我们大量的鼓励，为我们打气，可我还是没有做好心理准备。住在波士顿附近的莱斯利和保罗·德金夫妇非常有爱心，他们在自己家的院子里安排了野餐，邀请作为照料者的我以及患上乳腺癌的贝基·史密斯、南希·索德参加，为的是安慰我们，给我们鼓劲。这样的聚会虽然有点尴尬，但还是非常给人慰藉的。谢谢你们，德金夫妇！

再后来，波士顿的一个电视栏目《纪事》——这个节目获得了艾美奖和全国头条金奖——将我们家发生的情况制作成了一个长达半小时的节目，引起了强烈的反响。我本人是《纪事》杂志的忠实读者，因为我认为它是美国最好的新闻杂志，所以每天晚上我也会看这个电视节目。可是我一点没有料到在科德角这么小的一个地方也会有那么多人看了这期节目。后来我才知道，这期节目在互联网上的观看人次迅速达到了几十万。节目播出后的第二天上午，当我到达我担任助教的瑙塞特中学时，我得到近百人含泪的拥抱、鼓励和鲜花，三位极具爱心的指导顾问都对我说，"我们的家门永远对你敞开"。真的非常感谢《纪事》栏目和主持人安东尼·埃弗雷特！由于他们的节目，科德角的人们都了解了格雷格患病的情况，那么我也必须接受这一事实了。

几个月后，弗兰克·康奈尔出现在我家门口。他是本地的油漆工，也是个天使。我想把家里的主卧、主卫、楼梯和走廊都重新刷一遍，所以让他来亲自看一下并报一下价格——按照现在的标准，这份活儿怎么也需要几千美元。

康奈尔看过后问我："你打算让我什么时候开始干？我开到门口才知道这是你们家。"弗兰克刚刚埋葬了他母亲，她死于阿尔茨海默症，而且他也看了《纪事》的那期节目。

"弗兰克，我得先了解一下价格才能做决定。"我知道我们账户上的钱剩的不多了。

"放心，"弗兰克立刻打断了我，"我不收钱。我免费给你们漆！"

我一下子哭了出来："不，你不可以这么做。"

弗兰克拥抱着我说："你不需要为这点事掉眼泪，以后你哭的时候还多着呢。你现在要做的就是照顾好格雷格。"

可我还是止不住地哭。后来当我把这事告诉格雷格时，他也哭了。

几周后，当格雷格和我在凤凰城和图森的文学社发表演讲时，弗兰克和其他一些人在我们家制造了奇迹，这次来了更多的天使，其中有：贾德·贝格，他是格雷格的老朋友，他帮我们清理了家里的柴炉烟囱；园艺师琳赛·斯特罗德帮我们修剪了草坪，我们自己的机器坏了，又不舍得花钱修；他童年时的玩伴马克·马西森替我们换了那些朽坏的壁板；我们的邻居查理·萨姆纳，人称布鲁斯特退休的"市长"，把他所有能想到的家庭工具都借给我们，并且仔细地告诉格雷格怎么使用它们；我们的好友迪克·科赫，布鲁斯特警察局长，则成为了格雷格的守护天使。此外还有莱斯利和保罗·德金夫妇；格雷格的导师彼得·波尔希默斯，他指导格雷格怎样理财，并总对格雷格那些蹩脚的笑话十分捧场；波士顿的律师约翰·土西格，他是格雷格的代理律师，开车带我们去楠塔基特港湾优雅的白象度假村过周末，还请我们品尝那里的美食。我们还得到了数十家机构的关心和帮助，比如首都华盛顿特区的"我们一同与阿尔茨海默症作斗争"基金会（UsAgainstAlzheimers.org）、芝加哥的阿尔茨海默症协会（alz.org）及其在马萨诸塞州和新罕布什尔州的分会、波士顿的"治愈阿尔茨海默症"基金会（curealz.org）、科德角的"健康希望规划"（hopehealthco.org）中的痴呆和阿尔茨海默症服务机构以及位于布鲁斯特的科德角阿尔茨海默症家庭援助中心（alzheimerscapecod.com），它由我们的好友莫莉·珀杜和梅兰妮·布雷弗曼负责运营。

作家C.S.路易斯曾这样写道："让你倒下的不是你所肩负的重担，而是你肩负重担时的方法。"

我需要学习怎样担此重担，我也需要学习如何接受别人的关照。

这几年里我们从各方面都得到了关照。在和格雷格共同与疾病抗争的过程中，有一点既令我感恩，也让我受到挑战。在与阿尔茨海默症共存的境况下，他凭借坚韧、勇气和努力赢得了尊重。起初，我觉得自己被遗忘了。格雷格得到了大家的关注，而我只是在背后默默收拾乱局，尤其是他失去自控力的时候。

　　人们见到我总是问："格雷格最近怎么样？"

　　我必须承认，有时这让我感到有些沮丧。有人关心我吗？以及所有无私地照料着患者的家人们？他们中许多人看护的痴呆症患者比我丈夫的病情更加严重。我们需要应对患者出现的各种症状，我们还得克服自己的抑郁情绪，我们自身的免疫系统也在出问题。我们已经快崩溃了！我们该怎么办？

　　不过，现在情况开始发生变化了，人们已经意识到当一个人患上阿尔茨海默症后，全家人的生活都要受到影响。最近我们参加了一个在瑞士洛桑召开的有关阿尔茨海默症的国际会议，在格雷格发言后，会议主持人乔治·弗雷登伯格突然说："我们想了解一下玛丽·凯瑟琳有怎样的感受？"这真让我大吃一惊。于是我向大家讲述了我的孤独、愤怒和恐惧。那些阿尔茨海默病人无疑是感到孤独的，但我们这些护理人员也一样孤独。如果说他们有时在冥王星上，那我们可能就在冥王星的一个卫星上。比如卡戎，它是太阳系里最大的一颗卫星，科学界的一些人士将其和冥王星称为"双矮行星"。我丈夫和我担心同样的事情，也都在寻找宣泄的方式。和格雷格一样，我也会哭、大声叫喊和感到麻木，而且我们还会相撞。

　　阿尔茨海默症协会在亚利桑那州的图森开会时，我也受邀对大约 500 名参会代表讲话。当时我激动地哭了。我不是个感情外露的人，在那样的场合讲自己的经历其实挺难的。但我非常感动，因为人们开始关注到我们这些照料者了……

　　人们总爱问我："那么你今后打算怎么办？"这个问题让我非常恼火，我甚至连下周会发生什么事情都无法预料，又怎么能知道今后该怎么办呢？我的一个朋友也是阿尔茨海默病人的护理者，她说："我只知道我每天都在一点一点地失去他。"

如果经济状况不太让我们担心的话，那这个问题还好回答一些。但现实是，格雷格无法再像以前那样挣钱，而且我们本来就为数不多的退休金也已经用完了。我们两个又都来自兄弟姐妹很多的大家庭，除了自己的一点零用，没有可从家族继承的遗产。未来我们很有可能会破产。当你未来的财务状况都不能确定的话，哪还有把握去回答"你今后打算怎么办？"这样的问题呢？有时候我丈夫开玩笑说："我们有许多钱，只不过它们都是债务！"

如果大家能够接受，请允许我发泄一下。我是个清单女人，我喜欢把清单上那些已经完成的事项按天、按月、按年划掉的感觉！可是自从格雷格患上阿尔茨海默症后，清单的长度就没有止尽了，永远不可能全部划掉。这是令清单女人非常恼火的现象。我只能拼命地让自己学会接受未知，并不断重温我们的结婚誓言："不论是好是坏……直到死亡把我们分开。"

我现在正在逐渐步入最糟糕的阶段。我们结婚马上就四十年了，因此我们拥有着四十年共同的记忆，但是这些格雷格正在渐渐忘掉。我六十多年的人生中有四十年都和这个人在一起，可他很快就会不记得我们在大学相识、在夏威夷度蜜月、一同去爱尔兰旅行。当我垂垂老矣，所有这些珍贵的记忆将无人与我分享，一想到这我就感到非常难过和害怕。当然，也有一些记忆我希望他能忘掉，因此在一定程度上，我也应当感恩。但人在老去之后却不能与自己生命中最重要的人分享经历过的最重要的事情，这有多么痛苦啊！现在我越来越频繁地问他"你还记得吗？"这样的问题，他大多数都回答不上来了。这让我们两个都越发伤心，也越发愤怒了。

阿尔茨海默病人外出时会尽量表现得很友好，但在家里你必须学会适应与他们日益残缺的关系。虽然越来越力不从心，但格雷格出门在外时一直努力保持善良、温柔和幽默的形象。可在家里他不会全副武装，因此动不动就大发脾气。比如，他给我一张单子，让我去商店给他买些东西。我把他要的三盒水果、桶装奶酪饼干、沙拉和大黄蜂牌的金枪鱼罐头（他最近痴迷于这种食品）都买回家，但忘了买花生酱。这下糟了——他怒不可遏，大发雷霆，十足就是一个混蛋！

任何时候如果我忘记了一件事，他都会大喊大叫："我们明明说过这件事！"我只能一遍又一遍地听他在那里吵嚷。而且他不只冲我吼，也会对着他那可怜的电脑吼。不过我确定电脑的忍受能力比我强多了。要是我也是台机器，感受不到这种火药味就好了。

技术产品现在已经成了格雷格离不开的朋友——他的手提电脑、苹果手机以及去年圣诞节时我给他买的谷歌智能音箱。这是一个智能家居装置，它的诸多功能可以在他感到沮丧和愤怒时帮助他镇静下来。比如，他在写作过程中想不起应该用哪个词或不记得某个词的意思，或者当他冲我大吼"我不明白，我糊涂了"时，只要对着那个白色的圆锥形音箱提问，它就会做出回应。

你们已经在书中看到他在机场时因为迷惑和愤怒而朝我扔鞋那段经历了吧。我知道事后他感到非常懊悔。出于开玩笑，也出于真心抱歉，最近他问智能音箱朝自己的妻子扔鞋可不可以。音箱回答说："那不是正常人的行为！"现在，智能音箱也成了我最好的朋友。

最近又发生了一件事：他一天中第四十次找不到他的手机。于是他又对我和康纳大喊大叫。虽然我理解他是因为失去记忆而生气，可我真的担心他在盛怒之下会伤到自己。康纳立刻提议去车里找一下，同时会给他的手机打个电话。在车里，格雷格听到了手机铃声，却分辨不出来声音来自哪里。他的大脑丧失了判断能力，铃声对他来说出现在车里的每个地方：地上、前座、后坐……

后来他告诉我，他像个盲人一样在车里到处摸索，最后终于找到了。照理说这时他应当感到高兴，可是他对自己在一天时间里这么多次找不到手机而感到愤怒不已，所以他又忍不住要摔东西。他抓起车里的一个咖啡杯，那是有一次我们和女儿科琳周末去曼哈顿玩时买的一件有意义的纪念品，也是我的最爱。格雷格愤怒地把它朝附近的石墙上掷去——堪称一个漂亮的快球，并且是用左手完成的，而他平时都用右手。我当时正好在前院。格雷格面朝天空，痛苦地大声咒骂："如果你想要我死，你现在就可以把我带走！"我知道他在对阿尔茨海默症喊话。接着他从我身边走过，重重地摔上了家门。几秒钟后，他恢复了清醒，意识到了刚才发生的一切。他打开门，当时我正在外面哭泣。我走进屋里，拥抱着他，安慰他说："我知道你不是有意的，都是因为这该死的病。"

格雷格对我说，他会马上回来。紧接着他走到外面，望着天空，再次大叫："阿尔茨海默症，我告诉你，你今天不能把我带走！"

讽刺的是，阿尔茨海默症开始医治我们的婚姻了，就像当年它对待格雷格的父母那样。它拉近了我们之间的距离，让我们忘记过去，一起面对未来。

现在我与此类病人的照料者联系得越来越多。对我来说，他们比其他人更真实。这其中我非常喜欢的一位女士是玛格丽特·赖斯·莫伊尔，她是位漂亮的作家。她的丈夫罗布正在与阿尔茨海默症战斗，格雷格在这本书里也写到了。他们住的离我们很近。我总能从玛格丽特针对这种病所写的作品中找到平静和力量。

她这样写道："我们许多人都了解阿尔茨海默症的发展症状。当我们半夜醒来时，会产生一种刺透内心的恐惧，担心接下来会发生什么、经济方面的压力以及家中角色的变化。家中出现一位阿尔茨海默病人肯定会带来许多变化，不仅仅是对患者本人，对其照料者也是。爱变得很复杂，亲密关系受到挑战，耐心越来越经历考验……我们知道，现在时间对我们非常珍贵，无论好与坏，它都是我们唯一拥有的了。于是，我们这些家中的护理者就在爱人、母亲、保姆、唠叨不停的烦人鬼等许多常常互相冲突的角色间转换，甚至迷失了自己……在这些时候，爱遇到了前所未有的挑战，但同时它也可能变得更丰富、更深厚、更成熟。我们的生活中仍会有快乐，那是我们感觉最美好的时刻。抚摸变成了我们之间的语言。"

夜里，当我躺在床上无法入睡时，我常会想起以前在塔维维那些宁静纯真的日子。那个时候生活和承诺都还没有开始，我被那片"太阳首先照耀到的肥沃的土地"怀抱着。那时我常常会带着敬畏的心情看着太阳从亚利桑那州的群山上喷薄升起，而如今我在富饶的瑙塞特海滩看日出，日落则是在科德角。对我来说，观察这样的自然现象总会带来一种追问灵魂的感觉。但现在"日落"却被赋予新的含义。因为每当太阳下山，光线变得黯淡，格雷格的迷惑不清就会加重，情绪会更糟，耐心和理智减弱，紧接着说话也就越来越无礼。

因此这个时候，我需要变得更加小心翼翼。这本来是我最喜欢的时刻，现在我对它却充满了忐忑。我的朋友玛格丽特说："这不是任何人的错。一切都是疾病造成的。我的丈夫曾经拯救过我，现在由我来拯救他。"

路在何方……

后记：我写作本文时，我丈夫格雷格帮助我进行了编辑。我花了数月才写完，因为我想写得深入些。这里的文字，无论好坏，全都是我发自内心的话、我的真情实感。现在，我俩成就着彼此的语言……

第 25 章

好与坏

康纳·迈克尔·奥布莱恩

阿尔茨海默病人并不是唯一会遗忘的人。

我们都会遗忘，而且，很多时候我们想要忘记。

我爸爸告诉我，当我还是个婴儿时患过疝气。他说，他小时候也有过这个毛病。27 年前，他曾在《波士顿杂志》上写过一篇与此相关的文章。现在回想起来，他觉得那篇文章写得有点幽默。

最近我第一次读他写的那篇文章。我想象那会儿他和我妈妈每天日日夜夜都得忍受我震耳欲聋的哭声，心里难过极了。一想到三十年前我没完没了的哭声会给他的日常工作造成多么严重的干扰，我就忍不住掉下眼泪。那篇文章写得很好——和他现在的写作风格差不多。他至今没有丧失这方面的能力和才华，虽然他在其他方面已经表现得越来越吃力。现在我很想为自己刚出生时给他们添的麻烦表达歉意，可是看着他今天正面对的挑战，我马上意识到那段日子对爸爸来说实在算不上什么。亲眼目睹他努力肩负起生活给予他的重担并奋力拼搏的情形，让我深受鼓舞。

就像爸爸在那篇文章中所写的那样，我和数百万疝气痛的婴儿一道，每天都会哭上好几个小时，这是一种正常现象。当时给我看病的儿科医生对我父母说，婴儿就是"一堆神经没有连接好的土豆"。

但显然，我的疝气让我爸爸紧张到极点。有一天他在自己工作的编辑部楼上突然听到楼下大厅传来婴儿的哭声，他吓坏了。他在文章中写道："当时我想，天哪！康纳追到这儿来了，他竟然知道我在这里工作！"

于是他抓起电话，打给《波士顿杂志》的编辑，提议针对这个问题写一篇文章，并借机采访一下 T. 贝利·布拉泽顿医生——世界顶级儿科专家之一，我爸爸称他是"80 年代的斯波克博士"。在采访中，布拉泽顿医生安慰我爸爸说，疝气对婴儿来说很正常，让他和我妈妈不必大惊小怪。他还说，根据对患过疝气的婴儿的跟踪调查，发现他们长大后"特别聪明机警"。

这一说法让我感觉很好。我对现在自己与爸爸的关系也感觉很好。我们有许多相似之处——长相、情绪以及思考问题的方式。在某些方面，我俩简直一模一样，对此我很自豪。许多年来，与所有的好爸爸一样，他为了照顾我和我哥哥布兰登、我姐姐科琳做出了不少牺牲。他人生的方方面面都一直令我敬佩，因为他对自己所做的事总是全力以赴，想方设法实现目标——即使身边有个哭闹不停的新生儿。他在壮年时取得的成就给我留下了很深的印象，而如今他抗争阿尔茨海默症的表现也同样令人赞叹。

几年前，当爸爸告诉我们他患上了阿尔茨海默症时，我们一方面非常害怕出现最坏的情况，但另一方面也深知他一定会奋力拼搏，尽最大可能不被疾病打垮。原本我们一家人就很亲密，现在我们比以前更紧密地站在一起。因此，我在相关的责任文件上签了名。就像新英格兰爱国者队的教练贝里提克每当看到有队员倒下时就会大喊："下一个人站出来！"在爸爸照顾了我这么多年后，现在该轮到我照顾他了。我成了他的日常助理，协助他工作，替他做许多的调查研究，帮他编辑文字，有时也会参与一些采访和演讲；我为他开车，陪他一起外出，每天几十次地帮他找手机、电脑和车钥匙。家人开玩笑说，我的工作就是努力保证爸爸"别捅娄子"。

在这一过程中，爸爸和我都在成长，我们互相学习，比以前更亲近了。我觉得这是一件非常值得感恩的事。我和爸爸一同在路上旅行，前往世界各地，接受全国公共广播电台、美国公共广播电视公司、福克斯新闻等几十家报纸、电台和电视台的访问，参加多达千人的演讲，去疗养院与患者见面。

这期间我们有过各种或好或坏的经历。现在爸爸状态不好的时间已经超过了状态好的时间，因此我非常珍惜那些他状态不错的时刻，他的一个笑容都能让我回想很久。

以前爸爸总是会用他的微笑、魅力、幽默，甚至他的出现去感染他人，现在依然如此，他保留了他的肌肉记忆。每到一处，他立刻就能凭借个人魅力或几句妙语使自己受到关注，演讲时他也很快就可以抓住听众。现在对他来说，状况不好的日子就像太阳每天早上会升起一样正常，但他仍在努力应对、保持微笑并继续前行。

但是由于他的身体每况愈下，我们遇到了许多困难，要克服和适应的东西也越来越多了。前段时间我和爸爸去首都华盛顿特区参加"我们一同与阿尔茨海默症作斗争"基金会举办的年度峰会，他要在国会发言。发言的前一天晚上，我去我们住的酒店的健身房锻炼。爸爸说他觉得有点迷糊，想休息，就留在房间里。大约一个半小时后我回到房间，发现他又在冥王星上了。他弄不清自己在哪里，而且有一瞬间他甚至连我都认不出来。我当时真吓坏了。虽然我以前也目睹过他在冥王星上的状况，可这次严重多了。后来爸爸告诉我，这实际上就是一次小中风，医生称之为短暂性脑缺血发作。它在阿尔茨海默病人和其他类型的痴呆症患者身上很常见。我查阅了资料，专家认为，短暂性脑缺血发作时是脑中风，随后会减轻，不会留下明显的症状或造成更多损伤。但它是一个警告，说明患者已经处于遭遇更严重中风的危险当中。爸爸从冥王星回来后，我们谈论了他的这种现象。他说这种现象以前也出现过，然后就不愿多说了。

前不久，我又一次经历了爸爸的异常反应——这一次更加剧烈，是我见过的阿尔茨海默病人表现出的症状中最严重的一种。那次我父母被邀请去波士顿电视台参加一个关于阿尔茨海默症的论坛并发言。当天我和父母从波士顿的酒店乘出租车前往电视台，途中爸爸又犯病了，变得格外暴躁，这次很可能是由于疾病导致的偏执妄想引起的。当时我们在车上，我用手机导航，给司机指点路线，可是出租车司机还是在快到电视台时拐错了方向。爸爸立刻就失去了控制，大吼大叫，还不停地骂人，简直要把车顶都掀翻。我和妈妈控制不了他，因为痴呆症患者偏执起来劲儿很大。爸爸认为出租车司机是故意走错路，骗我们的钱，甚至可能是想把他送去监狱。他就像从外星人那里获得了超能力似的，力大无比，我们拿他一点办法也没有。司机急速拐了几个弯后终于回到了正确的道路上，我和妈妈下车前不停地向司机道歉。而爸爸仍然处于愤怒中，他怒气冲冲地在车水马龙的道路上走着，完全不顾周围的车辆，万幸没有出现事故。

进入电视台后，过了几分钟，爸爸终于恢复了平静。一小时后，他出现在演播厅的几百名观众面前，像个明星一样。没有人知道刚才发生的一切。直到他被问到这种病会带给患者怎样的愤怒时，他转向我妈妈，向她伸出手，告诉她他爱她——他哭了。

几个月后，在曼哈顿，我们也是乘出租车去百老汇广场酒店。爸爸在途中又有一次类似的爆发。那次我们是去参加第二天作家大卫·申克在西区第26街的工作室为阿尔茨海默症播客录音。那天的出租车司机英语不太好，他在百老汇大街上费劲地寻找我们要去的酒店。爸爸认为司机迷路了，或是要"绑架我们当人质"。这想法听起来真吓人，我真不知道他为什么会这么想。爸爸本是一个和蔼可亲的人，但是我发现患上阿尔茨海默症后，偏执妄想常常让他失去理智。他又开始大声咒骂司机，更糟糕的是，这次他真的发起疯来。

他冲出租司机吼道："你知道你在往哪开吗？你这个混蛋！你到底要把我们带到哪里？停车，混蛋，马上停车！"

盛怒之下，爸爸从出租车上跳了下来，我赶紧跟着他下车。司机看出我爸爸的情绪有些问题，就极力安抚他。他的话起了一点作用。

爸爸问他："我应该付你多少钱？"车上计价器显示的是 10.25 美元。

司机回答他说："不用，你不用付钱了。对不起。"

爸爸有时可以很快从冥王星上回来。这时，他忽然意识到自己刚才又做出了不妥的行为。爸爸递给司机20美元，并对他说："我不是个坏人，我应该向你道歉。我的身体出了一些问题。对不起。"

随后爸爸与仍处于惊愕中的司机握了握手，还拥抱了他一下。司机或许还是没有搞明白到底发生了什么，但也只好把车开走了。于是我们在交通最拥堵的时段，拿着行李，站在百老汇大街上。我向爸爸提议再叫一辆出租车，但他显然对刚才发生的状况心有余悸，因此一听就又生气了。他抓过自己硕大的行李袋，递给我一些打车用的零钱，然后就消失在了人群中。

离开前，他嘴里连声说着："我受够了，我真的受够了……"

我们家的人都已懂得，一旦爸爸陷入阿尔茨海默症的愤怒状态，就如同离弦的箭，拉不回来了。当时我根本阻止不了他，就是枪林弹雨可能也无法阻拦他，所以虽然极不甘愿，但我只能让他走。可是几秒钟后，我就意识到现实情况其实很可怕：爸爸拿着一个那么大、那么重的行李袋，思维混乱，举止怪异，如果在纽约街头走丢可怎么办？想到这，我吓坏了。唯一让我感到安慰的是，他口袋里装着酒店的地址。

后来爸爸告诉我，当时他非常生气，又提着沉重的行李，所以他希望——事实上他在暗暗祷告——遇到一群流氓找他的茬，这样他就可以把自己的愤怒发泄出来。他甚至想好了如果流氓侵犯他的话，他会对他们说："你们算赶上了，你们今天不会好过的！"

爸爸说他走了几个街区，心里一直在练习这句话。

我打到一辆出租车去酒店，但我实在放心不下爸爸，一上车就给他手机打电话，可是他没接。出租司机碰巧是位非常友善的爱尔兰裔——我很少在纽约遇到爱尔兰出租司机——所以我们一路上一直在交谈。我渐渐平静下来了，直觉告诉我爸爸不会有事。我跟司机聊了在爸爸六十岁生日时我们全家去爱尔兰旅行的经过。我一边和他聊天，一边继续给爸爸打电话，可他始终不接。我又开始紧张起来，无奈之下我给妈妈打了个电话。

我对她说："你得赶快给爸爸打个电话，他不接我的电话。现在就打！"

"他在哪？"我能听出来妈妈一下子惶恐起来。

"他在百老汇大街走丢了……"

"什么？"

估计你们都能想象出我们两人通话时的情景。

于是妈妈飞速给爸爸打电话，可是他仍然不接听。他还在设想怎样对可能攻击他的人宣战。我到达酒店大堂时，又给他拨了个电话，这次他终于接了。接着我看到他拖着行李，就像拖着个大垃圾袋似的，从远处朝酒店走来。他告诉我·他一路上至少拦了 15 个陌生人问路。我松了口气，又暗暗敬佩。爸爸挺过来了。

不过也不是每次去往冥王星的经历都这样惊心动魄。有一次在缅因州的波特兰，他面对参加阿尔茨海默症协会年会的 500 名听众发表了演讲后，离开礼堂，独自一人低着头坐在大厅里。他感到很疲倦。爸爸不希望别人同情他，相反，他想带给其他患者鼓舞和坚持下去的勇气。过了一会儿，当他抬起头时，他发现大厅里有一百多人排着队想与他交流。他们不想和爸爸谈论他本人有哪些感受，他们想谈的是他们的家庭和他们各自的经历。爸爸像蜡烛一样照亮了别人。

每一天，他在唤起人们对这种病的重视方面都做出了非凡的努力，而他对其他患者的爱也是无穷无尽的。他的措辞总是非常有力量，那些听了他演讲的人无论之前是否认识他都和他产生了不同程度的共鸣。

有时候爸爸让我也做个发言，可我有点不知道自己该说些什么。我只能像他以前教我的那样，把心里话说出来。我会讲出我观察到的他目前的症状，比如愤怒、迷惑和神经系统的紊乱；他每天面临的近期记忆丧失的问题，比如他可能手里拿着钥匙，同时问我们他的钥匙在哪里；我们家那只宠物狗还活着时，他会大声呼唤它，而其实它就趴在他的脚边。我不知道在那些时候，爸爸脑子里是怎么想的，但他那茫然的注视是平和的。他很冷静，没什么压力，而且似乎对这个世界并不在意。这是阿尔茨海默病人的一线希望：你可以学着应对它。

对于爸爸我有说不完的内容，因为他身上具备太多人们渴慕的品质。我真的非常想替他分担一点疾病的折磨，我妈妈和布兰登、科琳也有同样的愿望。爸爸其实不光患有阿尔茨海默症，他还身患多种疾病。但是唯有面对阿尔茨海默症时，他有一种使命感，为了活下去，他将不顾一切地与之抗争。

爸爸身上有上百个令我欣赏和喜爱的地方，其中最重要的一点就是他的幽默感。时至今日，他仍保持着这种幽默。他可以开自己的玩笑，也完全经得起别人开他的玩笑。我甚至认为，如果人们真的想了解自嘲式幽默的意思，字典里应当标注一条：参见对格雷格·奥布莱恩的介绍。爸爸确实很擅长讥刺和模仿。幽默、激情和对家人及朋友的爱就是当下他所需要的一切。虽然现在他的症状越来越严重，然而作为他的家人我们并不清楚接下来该怎么办。但我相信爸爸不会让我们感到泄气和绝望的。无论他是否还具备思考的能力，他都仍是家里的主心骨。即使爸爸前一刻还怒气冲天，但下一秒他却有可能依然与家人和朋友谈笑风生。只要看到他的笑容，我就会备感温暖。他的幽默和微笑也是他对抗阿尔茨海默症的有力武器。每天早上他醒来时都会感到自豪，并对阿尔茨海默症发出轻蔑的笑声。

爸爸说，人要笑对生活，蔑视魔鬼。我们都应当这样做：笑、哭、爱、注视和思考。我知道，或许我与还拥有自我意识的爸爸在一起的时间不多了，但我也知道，我与他在一起的这段旅程将陪伴我一生。无论好的时候还是坏的时候，爸爸都一样可爱可亲。他将永远保有一个能够温暖人心的灵魂。

第 26 章

无法忘却

布兰登·麦乔治·奥布莱恩

阿尔茨海默症是可怕的，但并不是因为我害怕这种病本身，虽然我知道我以后很可能也会患上它。我对它最大的恐惧是它在发展过程中会把患者的认知一点点吞噬掉。我爸爸现在日渐丧失的记忆有一天会让他不知道我是谁、他是谁，并且彻底忘掉我们曾在一起的那些时刻。如今"无法忘却"这个词对我来说有了新的含义。其实生活中无法忘却的时刻并不多，但是由于有了这样的恐惧，现在的我对每个这样的时刻都非常珍惜。

科德角浩瀚的海岸会被浪涛瞬间吞没，这一场景爸爸曾教育我永远不要忘记。在我看来，现在我爸爸的记忆能力被快速吞噬的情形，就如同这一自然景观，同样让我难以忘掉。爸爸曾将海岸边耸立的陡峭的悬崖称为我们家的"后院"。作为他的长子，过去我常有幸和他一道去探索那里的壮观。可是昔日与高岩同样伟岸的爸爸却正在变得越来越衰弱。

以前有过无数个周末，特别是在夏去秋来旅客渐渐减少时，我们会带着午餐和渔具，拖着我们的独木舟去布鲁斯特的池塘。我那时还很小，连挂饵钩都不会，可我仍很开心地对妈妈说："我们要去做男人该做的事了！"

爸爸一直是我心目中的英雄、导师，也是我最好的朋友。

在大约 25000 年前，那个池塘只是一个毫无生机的坑洞，被广袤的冰原遗弃在外。但历经数千年岁月的打磨后，它变成了一个非常美丽的栖息地，是科德角最有名的池塘之一。童年时代，它是我的避难所，在那里我感受到大自然无法阻挡的威力和它神奇的创造力。爸爸总是对我说："虽然得花些时间，但大自然总能以自己的方式去创造，一天又一天。"

爸爸被确诊后不久，我们又一次去了那个池塘。出门之前，家里客厅的桌子上铺满了各种委托书，需要我在上面签字。爸爸曾经给予了我生活中所需要的一切，现在还不得不把他本人所拥有的也签字交托出去。这太不公平了，我一点都不想要。我们这两个爱尔兰男人都不爱谈论自己的内心感受，所以我们像处理公务一样签了字，并试着插进几个玩笑，然后决定一起出去走走。

那一次距离我俩第一次去那个池塘已经快二十年了，但是无需商量，我们很默契地走到了我们最熟悉的那条路的尽头。那里的一切都没什么变化：游客离开了、空气清新、冬天快到了。唯一不同的是，这次没有独木舟、钓具和准备好的午餐——四周一片寂静。

在池塘边一块巨型花岗岩石的顶端，我俩并肩坐了下来，茫然地望着远方。成为他的委托人是我俩都不愿意面对和接受的一件事。那一刻我们身处的环境显得非常荒芜、黯淡和缺乏生气，与我们当时的心情很吻合。

过了一会儿，泪水顺着爸爸的脸颊流了下来。他鼓起勇气对我说："我真他妈的害怕。我不知道自己会怎么样。"

在这以前，我从未见过他哭。我很想安慰他说不会有事的，可是我做不到。我明白未来不可能会好。我俩拥抱在一起，把脸埋在对方肩膀上，等待悲伤的洪峰过去。当我们把眼泪洒进池塘，心中早已没有了当年"做男人该做的事"的那种豪迈。

阿尔茨海默症带给人的折磨不是进入护理中心之后才开始的，它远早于此。事实上，它是一段无法预知方向的不断消耗人身心的苦旅，而且在你尚未做好准备时就已经开始了。

二十多岁的时候，我开始对爸爸变得不耐烦。他那些曾经在我眼里惹人喜爱的才华和灵气都成了老套的、令人不爽的性格缺陷。作为他的家人，我们认为忽视他表现出的阿尔茨海默症症状对他更有益，而且我们也不想去考虑那个我们无法回避的未来。

我从未想过一个人能够不失去点什么，圆满地度过三十多岁这个阶段。但爸爸的阿尔茨海默症却让我每天都体会到失去带给人的痛苦，而且我知道它不会停下来。

没有人愿意接受这样的境遇，但理智告诫我们必须面对并继续前行，同时重新理解丧失，思考它对我们生活造成的影响。接下来，我们还得直面无法回避的伦理困境：我们应该让这种疾病主宰我们的生活吗？我们会为它做出怎样的牺牲？付上怎样的代价？

无论我们将它视为十字架还是勋章，只要勇于做出选择，坚持前行就会感到内心的平静。在我得知他患上阿尔茨海默症的那一刻，我曾自私地想，这来的可真不是时候。我正打算开始自己的写作和制片事业，有许多闪着光的梦想等着我去实现。可是一下子全完了，仅仅由于爸爸得了阿尔茨海默症！我觉得自己就像电影《美好人生》中的乔治·贝里，我想开始自己的新生活，可是却被困住，动弹不得。

现实从不理会我们的时间安排。我知道或许有一天阿尔茨海默症也会改变我，不过我绝不允许它掌控我。因此，虽然我对爸爸病情的发展无能为力，但我尽力引领我的父母进入对我来说同样陌生的领域，帮他们制订财务规划，将家中的财产聚拢在一起进行合理安排。当然这一切都只是开始，生活中没有一样东西能够确保我们的未来。

爸爸说，与阿尔茨海默症抗争就如同冲浪运动员面对汹涌的波涛。爸爸应对的第一个巨浪袭击就是出席我妹妹科琳的婚礼。与大多数家庭一样，这是我们全家人都梦寐以求的一天。我们像放飞萤火虫一样让她离开了我们，与爱她的人共同去追逐每一个梦想，享受每一个幸福的瞬间。

可是阿尔茨海默症却无情地破坏着人生的这一重要时刻。爸爸和科琳共舞时的情景令人心碎，我忍不住低声哭了起来。

我现在也已经与美丽的莱克恩·费雷里亚订婚了，她是我生命中的挚爱。我一直祈祷着，爸爸能在我们的婚礼上致祝酒词。我相信他留给我们的精神遗产会永远存在我们的心中，可是想到他将渐渐忘记我们共同经历的那些时刻，还是令人感到伤心欲绝。有一天他终将遗忘所有那些难忘的瞬间。我们需要一遍又一遍地提醒他，帮助他回忆，没有什么比这更让人难过了。

我花了很长一段时间才走出这种伤痛。我不得不努力放开现实。阿尔茨海默症夺去了患者的记忆，破坏了他们正常的家庭生活，也让人无法面对现实。

丽莎·吉诺瓦是畅销书《依然爱丽丝》的作者，也是我们家人的好友。她用一句话对这一切做了最恰当的概括。"如果有一天你爸爸认为天空是紫色的，就让它是紫色的吧。"虽然想到有一天他会认不出我依然让我感到心中悲凉，但我已经不再为此寻求安慰了。当爸爸遗忘了某件事时，他会明白是自己忘了。这个时候他需要的只是一个拥抱，而不必一再提醒他：你病了。

应对阿尔茨海默症是一场我们必须共同努力的战争，而赢得战争的第一步就是勇敢地把它讲出来，将它公之于众，就像我们曾经对待癌症和艾滋病那样。目前全球患上这种疾病的患者已近 5000 万，而且这一数字未来还会继续增长。阿尔茨海默病人应当把它当作一枚胸针佩戴出来，而不要让这个魔鬼羞辱你的打算得逞。我曾听到畅销书作家、爸爸的好友大卫·申克这样评价他："阿尔茨海默症真是找错了人……"

只有全国各地的民众和政府公开直面这种疾病，我们才可能做好规划，一步步找到治愈它的办法。阿尔茨海默症不分男女、肤色、学历、财富、地区、党派……是所有人共同的敌人。大家应当留心倾听那些患者们的遭遇，才能对这种病有充分的了解。唯有从我们脆弱之处发现的真相，能够推动我们进步。

我们全家与阿尔茨海默症抗争的苦旅当中，既充满了挑战、辛酸和战火，但同时也不乏机会——分享彼此的体验，增进彼此的关系，从而更加珍惜相互陪伴的时光。

那天在池塘的宣泄和对话让我们打破了沉寂和逃避，全家人又开始正常交流了。25000 年前冰川留下的坑口慢慢又充满了美和生机，我们也在那里找到了平静。

也许爸爸再也不能陪我分享那些无法忘却的时刻了，但我爱的每一个人都知道他曾带给别人多少希望，而且有一天我还会把这一切告诉我的后代。爸爸妈妈，我会永远与你们在一起，尽我所能陪伴你们走过这段苦旅。你们给予我的，将世代流传下去，因为它们是这个世界上任何其他东西都无法换取的。我们之间的爱是无法忘却的，无论此时此刻还是在冥王星上……

第 27 章

向着光前行

科琳·奥布莱恩·埃弗雷特

希望究竟是什么？有时你会坚信看不见的证据，或者不顾一切地去抓住不存在的东西。希望是世界上唯一能够战胜恐惧的东西。

我爸爸一直都是一个坚强的人。他承认自己有很多缺点，但他在投入工作、拼命思考的时候，我走进房间他根本听不见。但那会儿我还太小，无法理解他心中的焦灼。但等我长大后，我逐渐认识到任何一个人在残酷的生活面前都应当像我爸爸那样顽强坚持。

无论童年时还是成年后，我都很少恐惧，因为我从爸爸眼中看到了光。它让我坚信，不管生活中发生了什么，命运都自有安排，只要向前行进就好了。

可是现在我对降临到我爸爸身上的命运感到无比愤怒。不过我仍在努力不要去抱怨，而是望向隧道尽头的光。

回首过去，我真的不记得他曾有过大声吼叫的时候，他以前从来都表现得镇定自若。我小时候，他辅导我参加垒球队，总是特别温柔地提醒我要把注意力放在别人掷过来的球上，而不要总想着与我的小伙伴去摘场地里的蒲公英。当我们队因对手失误而欢呼雀跃时，爸爸却只是淡淡地笑笑。在布兰登、康纳和我的童年时代，每个星期六上午我们都会去爸爸工作的报社玩捉迷藏，玩着玩着我们就会突破约定好的规矩，这时爸爸就会拿着麦克风大声说："布兰登、科琳和康纳，到校长办公室来！布兰登、科琳和康纳，到校长办公室来！"

后来我开始和男孩子约会。对于那些冒冒失失跑来我家的男孩子，爸爸总是热情地拥抱他们，而不是用审视的目光威慑他们，结果，只好由我的哥哥布兰登承担起吓跑那些死缠烂打的男孩子的责任。那时爸爸很少在我们面前骂人，他对每个人都非常尊重。他总能看到人好的一面——无论是他们的经历、长相还是曾经做过的事情——现在依然如此。对于有需要的人，他会在第一时间给予帮助和指点，而且也不愿意宣扬。

　　但是自从他患上阿尔茨海默症后，情况就完全不同了。现在他动不动就大发脾气，还有暴力倾向。他常常会陷入混乱迷惘，这时他就会骂人、扔东西——通常都是对着我们这些最爱他的人。事实上，现在与他外出已经成了一件令人尴尬和痛苦的事情。有时候我真想拉住服务员、出租车司机以及任何一位他对其大喊大叫的人解释，让他们明白这不是他们的错，也不是我爸爸的错，这是阿尔茨海默症造成的。

　　几年前，爸爸应邀去旧金山发表演讲。当时正好赶上我工作的学校放春假，于是我就答应作为看护人陪他一起去——他已经不能独自出行了。我记得当时妈妈问我对此有没有把握，因为我离家已经很久，还没有亲眼目睹过爸爸患病后发生的变化。当我们短暂相聚时，爸爸总是拼命让自己表现得像正常人一样，因此我不太清楚他发病时的状况。直到那次与他在外相处了一周，我才知道阿尔茨海默症已经把爸爸摧残得不成样子了。

　　在机场过安检时，我不假思索地脱掉鞋，把包放在传送带上，然后走过安检通道。但紧接着我就听到身后有人在骂粗话，吓了我一跳。回头一看，我发现爸爸不知道该怎样解下皮带，因此负责安检的工作人员执意不让他通过。在那一刻，爸爸失去了正常的思维和意识，他知道自己是可以把皮带解下来的，可他就是做不到。站在距离他几步之遥的地方，我看到这个把我养育长大，教育我要善良、教会我无数技能的人，现在竟因为解皮带而崩溃。周围的人都莫名其妙地朝他看。一瞬间我们之间的角色发生了互换，我成了他的母亲。我望着爸爸，就像我教我的学生那样，耐心地指导他应该怎么做。

我觉得有些尴尬，但接着就为自己产生这样的感觉而羞愧。这是阿尔茨海默症导致的，不能责怪爸爸。阿尔茨海默症就是这样，它把我们所爱之人身上原本属于他们的东西一点一点地全部啃噬掉。爸爸曾经是位专一的丈夫、忠实的朋友、可爱的父亲、狂热的体育迷和倔强的爱尔兰男人。阿尔茨海默症并非他原本拥有的东西，可现在它却闯进来，把所有那些能够定义他的身份，那些使格雷格·奥布莱恩成为格雷格·奥布莱恩的特征，一一砍伐。

爸爸现在越来越像一个小孩子，这对于生命即将走到尽头的人来说或许是件好事。我们这些成人整天忙于各种事务，已经失去了孩子的纯真无邪。这一点在我做了母亲后体会得特别深。而爸爸在患病后，却重新找回了这种平衡。

现在，爸爸在许多方面就是一个小孩子了。

如今每过一个父亲节，我都会忍不住想我还能和爸爸过几个父亲节。我指的不只是物质的存在，也包括智力和精神层面——爸爸还能记住我和我的女儿艾德琳多长时间？这样的想法叫人瑟瑟发抖，可它在我的脑中挥之不去。眼看着爸爸一天天地退化和衰弱，是迄今我经历过的最痛苦的事情。

虽然我无法阻止这些令人心如刀绞的想法涌入我的脑海，但与此同时，我也会时常想起和爸爸在一起的许多难忘时光：在家中的院子里练习垒球、一同去芬威公园玩、一起吃冰淇淋以及夏天在布鲁斯特散步。爸爸指导过我小时候参加的少年垒球队；他也是学校顾问委员会的主席，在我高中毕业典礼上发表了演讲，并亲自给我颁发了毕业证书；在我十六岁生日时送给我一只黄色的小狗，令我喜出望外；在我人生中最重要的那一天陪伴我走过婚礼的步道。阿尔茨海默症让我们这个家庭失去了许多，但我永远不会让它把这些无法忘怀的时刻从我的记忆中抹去。

爸爸与我刚出生的女儿在一起的情景令人十分感动。之前我一直不敢肯定会不会有这样的时刻。我在有关的书中读到，孩子可以直达饱受阿尔茨海默症折磨的患者的内心最深处，大多数成年人反而做不到这一点。这是艾德琳的幸运，也是爸爸的幸运。我从艾德琳看我爸爸的神情中就能知道的确如此。她完全不在意他发脾气或者陷入混沌中，只是用喜爱的目光看着他。当她感到愉快时，她满脸都是笑容，而只要与爸爸在一起，她就会止不住地笑。

艾德琳敬畏着他，就像我一样。

爸爸现在的办公室离家很近。从我们家后院通往他办公室的小路两旁满是碎蛤壳。它们使得那条路看上去就像机场跑道两边的灯光，确保他能安全到家，不会迷路。

在小路途中大约一半的地方有一棵老橡树。树根处有一辆黄色的玩具卡车，它是康纳和我小时候经常玩的玩具。卡车轮子已经掉了，塑料车身孤单地停在树下快二十年了。爸爸把它放在那儿，作为我们童年的回忆。它距离被爸爸叫作"圣诞树天堂"的地方不远。那是我们家的一小块林地，堆满了我们小时候每年装饰圣诞树的小零碎和树枝。

黄色是天使的颜色，是他生命的动力，能带给他最大的安慰。卡车将他带回到过去，他的童年时代和他刚当上父亲的那些年。在去办公室的路上，他会摸摸那辆玩具车，仿佛在宽慰自己，他也有过美好的过去。他这么做的时候，我们常常在家中的后院默默地望着他。

我丈夫马特和我大约在一年多前惊喜地发现"我们"怀孕了——我怀着孩子，马特照料着我。一直以来我都渴望当妈妈，这可以说是我一生梦寐以求的希望。可是，当我们家新来的黄色小狗克罗斯比陪伴我坐在地板上等候验孕结果时，一种莫名的焦虑感向我席卷而来。我对不能完整地教完我那些6岁的学生感到不安；我担心自己不能成为一个好妈妈；我害怕我没法把学生、丈夫、孩子和小狗都照顾好；我更恐惧的是，我会把阿尔茨海默症的基因传给我们的孩子；当然我也怕自己带有阿尔茨海默症的基因，那样我很可能早早就得离开我的孩子了。

怀孕大约 12 周的一个星期六早上，我醒的特别早。我决定起来去跑步——自从搬到巴尔地摩后我就常常这样锻炼。我们家附近有一户人家，他们有三个很小的孩子，总是在门前草坪上玩游戏。当我跑步或者遛狗经过这户人家时，小宝贝们都喜欢和我打招呼。那天当我跑步经过他们家时，小宝贝们还没有起来，可是有一样东西引起了我的注意。在他们家门前的一棵大树下出现了一辆黄色的玩具卡车——和我们小时候玩的那辆非常像。我情不自禁停下脚步，伸手摸摸它。

在刚刚过去的圣诞夜，爸爸第一次见到了健康的小艾德琳。他把我的小天使轻轻抱在怀里，外祖父和外孙女慢慢地舞动起来。那一刻，一切都是那么美好；以前我总担心这一刻会不会出现。我不知道未来等待着我们的会是什么，但我已经认定，向着光前行就好。

后记

大卫·申克

你现在不可能回去了。你不可能再装作不知道格雷格·奥布莱恩的无畏和他家人的悲伤。阿尔茨海默病人中又多了一张年轻的面孔，和一个位于科德角的温馨家庭。他有一位温柔的妻子和三个可爱的孩子，他们还没有做好准备与自己的父亲告别。你，还有我，都再也无法忘掉他们的经历——除非有一天我们也得了阿尔茨海默症。

这是一个简单明了的事实。

那么现在怎么办呢？你在了解这些情况后打算做点什么吗？在这篇后记中，我的朋友格雷格建议我告诉读者们可以或者应当采取哪些具体的行动。你已经让格雷格走进了你的心中——这是最重要的，那么，此外你还能做点什么吗？

我们必须战胜阿尔茨海默症这种疾病，我们一定要这么做。这是格雷格写这本书并且允许制片人到他家中拍摄纪录片的目的。他为此亲自到全美各地发表演讲，即便有几次在录制节目期间出现了短暂的失忆而令自己很难堪。他付出勇气，就是希望能激发人们的行动，攻克这一该死的疾病。就从现在开始！

我们能够做到。阿尔茨海默症之所以到处肆虐就是因为我们还没有付出足够的努力去设法战胜它。一些非常聪明的研究人员已经对这一疾病进行了几十年的研究，但是我们为他们提供的资源太少，远远达不到需要。

这种疾病历史悠久，希腊人在公元前 500 年就对它进行了记录。但是直到近几十年来，随着人类的寿命普遍提高，阿尔茨海默症才真正成为影响全社会的健康灾难。由于现代营养和医疗条件的改善，人们活得要比以前长很多，可是与此同时，罹患阿尔茨海默症的风险也增加了。

目前，美国有 550 万人受到此病的侵袭，每年消耗的费用超过了 2000 亿美元，而且到 2050 年，这些数字很可能会增加 3 倍。全球的情况也差不多：世界各地患上阿尔茨海默症或其他相关痴呆症的人数已达到 3400 万。如果不加以控制的话，它很可能会使各国的医疗系统都陷入破产的境地。这绝不是耸人听闻。

更重要的是，除非你打算年纪轻轻就主动结束自己的生命，否则你患上这种病的危险极大。即使不是你本人，也可能是你的配偶，或者你最好的朋友受到它的攻击。

因此，哪怕出于最自私的原因，我们也应当立即采取措施制止这一疾病的发展。

近来研究人员在这方面取得了重大进展，但是我们的速度还不够快，因为政府投入远不足以覆盖需求。因此，请为你认可的阿尔茨海默症研究机构捐款，为早日攻克这一疾病出一份力。

如果你想帮助那些看护阿尔茨海默病人的护理人员，可以花些时间在阿尔茨海默症协会做义工。他们在美国每个州都有分支机构，而且他们干得非常出色。

这就是我们现在可以做的，你和我。

了解阿尔茨海默症

统计数据

- Alzheimer's Disease, National Center for Health Statistics http://www.cdc. gov/nchs/fastats/alzheimr.htm
- Statistics About Alzheimer's Disease, Alzheimer's Association http://www. alz.org/AboutAD/statistics.asp
- The Silver Book, Alliance for Aging Research http://www.silverbook.org

临床实验

- ADEAR Clinical Trials Database, National Institute on Aging http://www. nia.nih.gov/Alzheimers/ResearchInformation/ClinicalTrials/
- Clinical Trials, The Alzheimer's Information Site http://www.alzinfo.org/ treatment/clinicaltrial/default.aspx

预防

- Maintain Your Brain, Alzheimer's Association http://www.alz.org/ maintainyourbrain/overview.asp

治疗选项

- Alzheimer's Disease Medications Fact Sheet, National Institute on Aging http://www.nia.nih.gov/Alzheimers/Publications/ medicationsfs.htm
- Alzheimer's Disease: Treatment Overview, WebMD http://www.webmd. com/content/article/71/81399.htm
- Medications for Memory Loss, Alzheimer's Association http://www.alz.

org/AboutAD/Treatment/Standard.asp

- Alternative Treatments for Alzheimer's http://www.alz.org/AboutAD/ Treatment/Alternative.asp

护理资料

- Caregiving strategies http://www.alzfdn.org/EducationandCare/ strategiesforsuccess.html
- Find an in-person support group in your area http://www.alz.org/apps/we_ can_help/support_groups.asp
- Online support groups http://www.alzconnected.org/discussion.aspx
- Live contact: phone, chat, or skype with a licensed social worker http:// carecrossroads.org/cms/index.php?option=com_ content&view=article&id= 58&Itemid=19

作者简介

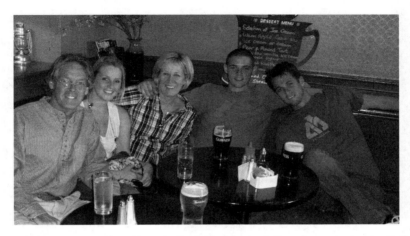

从左至右：作者格雷格·奥布莱恩、女儿科琳、妻子玛丽·凯瑟琳、儿子康纳、儿子布兰登。2010年8月，于爱尔兰西海岸。

格雷格·奥布莱恩作为调查记者、作家、编辑和出版人，有着超过35年的行业经验。这些年来，他先后供职于美联社、国际社等数十家新闻机构和报刊。他是总部位于波士顿的社会报业公司的创始人之一。他也担任着石溪公司的总裁，这是一家政治与公关策略咨询公司。目前他与妻子玛丽·凯瑟琳住在科德角的布鲁斯特。

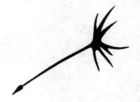